消毒与灭菌基础 1000 问

北京国医械华光认证有限公司
中国医学装备协会医疗复用管理分会　编著

李元春　王　瑾　张喜维　主编

中国质量标准出版传媒有限公司
中国标准出版社
北　京

图书在版编目（CIP）数据

消毒与灭菌基础 1000 问 / 北京国医械华光认证有限公司，中国医学装备协会医疗复用管理分会编著. —北京：中国质量标准出版传媒有限公司，2023.6

ISBN 978 - 7 - 5026 - 5158 - 9

Ⅰ.①消⋯　Ⅱ.①北⋯　②中⋯　Ⅲ.①医院 - 消毒 - 问题解答　Ⅳ.①R187 - 44

中国国家版本馆 CIP 数据核字（2023）第 063466 号

内容提要

本书依据近年来我国颁布的法规、技术规范和相关标准，采用问答形式详细介绍了医疗器械生产、复用、清洁、消毒和灭菌等方面的基础理论知识、基本操作技术和相关规范。本书主要内容包括临床微生物、环境卫生要求、常用消毒、灭菌方法、消毒剂应用中的质量控制、复用医疗器械清洗、消毒与灭菌、最终灭菌医疗器械包装、常用数据统计与分析、《中华人民共和国药典》（2020 年版）相关要求等。

本书编委为医疗机构一线专家和管理者、医疗器械生产企业专家及骨干。本书内容丰富、框架清晰、形式新颖、实用性强，适用于各医疗机构、医疗器械生产企业从业人员、检测人员及监管人员阅读。

中国质量标准出版传媒有限公司
中国标准出版社　出版发行
北京市朝阳区和平里西街甲 2 号（100029）
北京市西城区三里河北街 16 号（100045）

网址：www.spc.net.cn
总编室：（010）68533533　发行中心：（010）51780238
读者服务部：（010）68523946
中国标准出版社秦皇岛印刷厂印刷
各地新华书店经销

*

开本 787×1092　1/16　印张 21.25　字数 409 千字
2023 年 6 月第一版　　2023 年 6 月第一次印刷

*

定价 108.00 元

本书编委会

主　编：李元春　王　瑾　张喜维

副主编：董　旭　颜秋雨　秦　蕾　陈　敏　宋笠勤
　　　　钱　军　卫志刚　黄培灿

编　者：李艳艳　汪友琼　胡　琼　康　洁　袁桂英
　　　　张　荷　张望龙　张　婷　赵春花　卫　笑
　　　　陆元丞　姚　龙　王长信　孙　远　李　文
　　　　李　欣　吕连生　贺孟萍　索　娜

序 一

《中华人民共和国国民经济和社会发展第十四个五年规划和 2035 年远景目标纲要》（简称"十四五"规划）将构建强大的公共卫生体系置于全面推进健康中国战略的首位。"十四五"规划提出改革疾病预防控制体系、建立稳定的公共卫生事业投入机制、落实医疗机构公共卫生责任等重要发展方向，与之相关的行业和部门被赋予了重要责任。

医疗质量安全管理是医院管理的核心和永恒主题，是深化医疗卫生体制改革和促进医疗卫生发展的重要内容。预防和控制医院感染是保证医疗质量和患者安全的一项非常重要的工作。随着医学技术的发展，整个医疗系统愈加庞大和复杂，医院感染防控工作面临越来越多的挑战：新的病原体、多重耐药菌感染不断增多，侵入性诊疗技术广泛应用，由慢性非传染性疾病患者、老年人以及儿童构成的易感人群队伍迅速增加，导致医院感染的传染源、传播途径和易感人群都发生了很大改变。我国政府高度重视医院感染防控和医疗安全工作，采取一系列措施加强医院感染防控工作，尤其是在新型冠状病毒肺炎疫情爆发之后，出台了一系列法规、标准，针对医院感染管理的重点部门、医疗器械的生产使用、复用医疗器械的清洗消毒给予技术性的指导和规范，契合了时代、专业和管理的要求。

北京国医械华光认证有限公司和中国医学装备协会医疗复用管理分会携手致力于医疗器械生产、研发、安全应用、复用医疗器械再处理等感染控制关键领域的专家学者，结合我国近年来发布的标准、法规和技术规范，共同编著了《消毒与灭菌基础 1000 问》一书。他们辛勤耕耘、锐意进取的职业风范，以及为保障患者安全、持续改进医疗质量所做出的不懈努力，值得广大医院管理者、医院感染管理专业人员和医务工作者不断传承学习。

我衷心祝贺本书顺利出版！衷心希望所有为医疗安全、患者安全做出不懈努力的专家学者不忘初心，奋勇前行，以崇高的责任感和使命感，继续引领医疗质量安全事业筑梦远航，再创辉煌，为实现健康中国战略的目标做出积极的贡献！

中国医学装备协会医疗复用管理分会会长
首都医科大学附属北京安贞医院院长

2023 年 4 月

序 二

消毒与灭菌是大家熟悉的术语，是人类与危害公众生命安全健康的细菌、病毒等微生物作斗争的重要手段和技术。消毒是杀灭或清除传播媒介上的病原微生物，使其达到无害化的处理。消毒可以使物品上存活微生物的数量减少到预先规定的水平，以满足下一步处理和使用的需要。灭菌是杀灭或消除医疗器械、器具和物品上一切微生物的处理，灭菌过程应当经过确认。

人类和微生物共同组成生态系统，相互依存、相互作用。微生物是人类发展必不可少的生态伙伴，是人类生命演化、迭代发展的重要驱动力量。但是病原微生物对人类生命安全健康造成了危害，人类进步的历史也是人类与病原微生物引发的传染病作斗争的历程。

我国党和政府一贯高度重视健康产业的消毒与灭菌产品的监管和发展，发布了一系列法规、标准、规章以及规范性文件和技术作业指导文件，要求生产企业建立规范的质量管理体系，并按照质量管理体系要求和适用的法规要求进行消毒与灭菌产品的设计和开发、生产、贮存、流通、安装或服务和最终停用与处置以及相关的活动，实施全生命周期管理。医疗器械生产企业质量管理体系的有效运行确保了消毒与灭菌产品安全有效、质量可控。国家在对消毒与灭菌产品实施最严格监管的同时，还从战略发展的高度发布了一系列产业政策，促进包括消毒与灭菌产品在内的健康产业高质量发展，更好地维护和保障人民群众生命安全健康。

为了助推生产企业和医疗卫生机构等依据法规、标准等要求，进一步理解和应用消毒与灭菌的基础理论知识和相关技术及技能，解决医疗器械生产和应用实践中出现的各种问题，促进企业提升质量管理水平，提高消毒与灭菌产品质量和应用的有效性，李元春、王瑾和张喜维主编以及编委会的各位专家，依照多年以来耕耘消毒与灭菌领域的丰富实践经验，有的放矢地汇集了生产企业、医疗卫生机构等在消毒与灭菌实践中需要关注和解决的具体问题，以一问一答的编排形式，精心编写了《消毒与灭菌基础1000问》。本书针对消毒与灭菌实践中需要解决的各类实际问题答疑解惑，指点迷津，为企业指出解决问题的路径和方法，实现为生产企业和医疗卫生机构等排忧解难、提升质量认知和能力的宗旨。读者可通过章节目录查询相关的问题及其答案，易于检索、使用方便，充分体现了本书的基础性和实用性。正如本书编者李欣所言：

> 消毒灭菌疑难多，
>
> 一知半解容易错。
>
> 专家坐镇书中说，
>
> 千问千答解人忧。

本书适用于医疗器械生产企业、医疗卫生机构、监督管理机构以及相关方的工作人员，也可用于社会各界使用消毒与灭菌产品的组织和个人。本书有助于共同构建消毒与灭菌安全有效的防线，节约资源、保护生态，促进消毒与灭菌产业高质量发展。

这里要说明的是李元春主编已至耄耋之年，于 2019 年启动策划编写本书，历经三年，克服了各种各样的困难，付出了很多心血和辛劳，与王瑾和张喜维主编及编委会的多位专家一起共同努力，终促成本书出版发行，将工作成果奉献于社会。在此向他们表示衷心的感谢和崇高的敬意。

本书在编写过程中得到中国医疗器械行业协会医疗器械包装专业委员会、上海建中医疗器械包装股份有限公司、北京中科信源科技有限公司、河南省医疗器械商会、河南驼人医疗器械集团有限公司、北京弘润清和医疗技术服务有限公司等单位的支持和指导，在此表示衷心的感谢。本书由北京国医械华光认证有限公司和中国医学装备协会医疗复用管理分会共同编著，在此向中国医学装备协会医疗复用管理分会表示衷心感谢。

《消毒与灭菌基础 1000 问》是千问之书，消毒与灭菌领域发展过程中将会有更多需要探索和解决的问题，让我们一起共同努力完善！

北京国医械华光认证有限公司董事长

2023 年 4 月

前　言

　　消毒、灭菌不仅是一门科学，也是人类与疾病作斗争的武器。近年来，我国颁布了一系列消毒、灭菌标准和法规，高等医学院校也出版了相应的教材，但在实践中，医疗机构、医疗器械生产企业仍会出现一些问题。为解决这些实际问题，北京国医械华光认证有限公司、中国医学装备协会医疗复用管理分会组织各方专家编著了《消毒与灭菌基础 1000 问》一书。本书着眼于我国颁布的有关消毒、灭菌的标准和法规，紧密结合医疗机构、医疗器械生产企业亟待解决的问题进行解答，希望与读者共同学习，为患者和医者提供安全、有效的医疗器械及安全的医疗环境，节约资源，保护生态，满足社会发展的需要。

　　本书编委结合各自的工作经验，收集总结了国内外消毒、灭菌的新知识和新动态，供同行参考。为方便读者解决实际问题，编委会专家经多次讨论，决定采用问答方式编写本书。本书内容丰富，涵盖了临床微生物、环境卫生要求、常用消毒、灭菌方法、消毒剂应用中的质量控制、复用医疗器械清洗、消毒与灭菌、最终灭菌医疗器械包装、常用数据统计与分析等实际工作中的问题。为了准确无误地向读者介绍解决问题的方法，我们在编写过程中多次征集专家及相关岗位从业人员的意见，力求解答准确、实用。

　　本书面向医疗器械生产企业相关人员、医疗机构人员、防疫检测人员和监管人员，为其解决工作中遇到的问题提供方案和依据，提高从业人员的合规意识、水平，推动我国相关标准和法规的实施。

　　本书编委为医疗机构一线专家和管理者、医疗器械生产企业专家及骨干，书中每个问题都凝聚了编者的智慧，体现了他们认真、严谨、负责的态度，在此深表感谢。

　　感谢北京国医械华光认证有限公司和中国医学装备协会医疗复用管理分会（领导）自 2019 年本书筹备撰写至正式出版期间给予的大力支持和鼓励。

　　真诚盼望和欢迎来自各方面专家的不同意见和批评，本书编者将虚心接纳，促使本书更加完善，更具生命力和持久力。

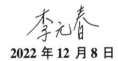

2022 年 12 月 8 日

目　录

本书常用术语和定义 ………………………………………………………… 1

第一章　临床微生物 …………………………………………………………… 5

第二章　环境卫生要求 ………………………………………………………… 21

　第一节　医疗机构环境卫生要求 …………………………………………… 21

　第二节　医疗器械生产环境卫生要求 ……………………………………… 29

第三章　常用消毒方法 ………………………………………………………… 37

　第一节　湿热消毒 …………………………………………………………… 37

　第二节　紫外线消毒 ………………………………………………………… 39

　第三节　臭氧消毒 …………………………………………………………… 42

　第四节　常用化学消毒剂的应用 …………………………………………… 45

　第五节　空气消毒剂通用要求 ……………………………………………… 66

　第六节　黏膜消毒剂通用要求 ……………………………………………… 69

　第七节　手消毒剂通用要求 ………………………………………………… 72

　第八节　普通物体表面消毒剂通用要求 …………………………………… 76

　第九节　医疗器械消毒剂通用要求 ………………………………………… 82

　第十节　疫源地消毒剂通用要求 …………………………………………… 87

　第十一节　紫外线消毒器卫生要求 ………………………………………… 91

　第十二节　次氯酸钠发生器卫生要求 ……………………………………… 99

　第十三节　酸性电解水生成器卫生要求 …………………………………… 103

　第十四节　臭氧消毒器卫生要求 …………………………………………… 112

第四章　常用灭菌方法 ………………………………………………………… 124

　第一节　干热灭菌 …………………………………………………………… 124

　第二节　蒸汽灭菌 …………………………………………………………… 126

第三节　环氧乙烷灭菌 ································· 130

第四节　过氧化氢灭菌 ································· 143

第五节　过氧化氢气体等离子体低温灭菌器卫生要求 ··········· 146

第六节　低温蒸汽甲醛灭菌 ······························ 153

第七节　辐射灭菌 ··································· 159

第五章　消毒剂应用中的质量控制 ···················· 167

第一节　喷雾消毒效果评价方法 ························· 167

第二节　消毒剂稳定性评价方法 ························· 171

第三节　消毒剂金属腐蚀性评价方法 ····················· 176

第四节　工艺用水及其质量控制 ························· 181

第五节　内镜消毒效果评价方法 ························· 200

第六节　消毒剂实验室杀菌效果检验方法 ··················· 204

第六章　复用医疗器械清洗、消毒与灭菌 ················ 217

第七章　最终灭菌医疗器械包装 ····················· 240

第一节　医疗机构最终灭菌医疗器械包装 ··················· 240

第二节　最终灭菌医疗器械包装 ························· 249

第三节　有关杜邦 Tyvek®特卫强®医疗包装的常见问题 ·········· 265

第四节　医用透气包装涂胶材料常见问题 ··················· 270

第八章　常用数据统计与分析 ······················ 279

第九章　《中华人民共和国药典》（2020 年版）相关要求 ········ 307

第一节　无菌检查法 ································· 307

第二节　热原检查法 ································· 312

第三节　细菌内毒素检查法 ···························· 316

主要参考文献 ······························· 323

本书常用术语和定义

近年来我国发布的法规和标准涉及诸多医疗器械消毒、灭菌的术语和定义，为了方便读者对本书内容的理解，特将常用术语和定义列出。

1. 抑菌 bacteriostasis

采用化学或物理方法抑制或妨碍细菌生长繁殖及其活性的过程。

［来源：消毒技术规范（2002），1.3.31］

2. 生物负载 bioburden

被测试的一个单位物品上承载活微生物的总数。

［来源：消毒技术规范（2002），1.3.26］

3. 生物指示物 biological indicator

含有活微生物，对特定灭菌过程提供特定的抗力的测试系统。

［来源：WS/T 367—2012，3.21］

4. 载体 carrier

试验微生物的支持物。

［来源：消毒技术规范（2002），1.3.29］

5. 化学指示物 chemical indicator

利用某些化学物质对某一杀菌因子的敏感性，使其发生颜色或形态改变，以指示杀菌因子的强度（或浓度）和/或作用时间是否符合消毒或灭菌处理要求的制品。

［来源：消毒技术规范（2002），1.3.3］

6. 洁净室（区） clean room（area）

需要对尘粒及微生物含量进行控制的房间（区域），其建筑结构、装备及其作用均具有减少对该房间（区域）内污染源的介入、产生和滞留的功能。

［来源：YY/T 0033—2000，3.9］

7. 洁净度 cleanliness

洁净环境内单位体积空气中含大于或等于某一粒径的悬浮粒子的允许统计数。

［来源：YY/T 0033—2000，3.10］

8. D值 D value

D$_{10}$值 D$_{10}$ value

在设定的条件下，灭活90%的试验菌所需的时间。

［来源：WS/T 367—2012，3.27］

9. 消毒 disinfection

清除或杀灭传播媒介上病原微生物，使其达到无害化的处理。

［来源：WS/T 367—2012，3.4］

10. 消毒剂 disinfectant

用于杀灭传播媒介上的微生物，使其达到消毒或灭菌要求的制剂。

注：消毒剂既包括由化学成分、生物成分和金属离子配制成的制剂，也包括由专门的发生器或生成器产生的次氯酸钠、臭氧气体、臭氧水、酸性氧化电位水、微酸性电解水和二氧化氯等。

［来源：GB 38850—2020，3.1］

11. 医疗器械 medical device

用于人类的仪器、设备、工具、机械、器具、植入物、体外使用试剂、软件、材料或其他类似/相关物品，其预期使用由制造商确定，不论单独使用或组合使用，以达到下列一个或多个特定的医疗目的：

——疾病的诊断、预防、监护、治疗或缓解；

——损伤的诊断、监护、治疗、缓解或补偿；

——生理结构或生理过程的查验、替代、调节或支持；

——生命的支持或维持；

——妊娠控制；

——医疗器械的消毒；

——通过对取自人体的样本进行体外检查的方式来提供信息；并且其在人体内或人体上的主要预期效用不是通过药理学、免疫学或代谢的方式实现，但这些方式可辅助实现预期功能。

注1：在一些管辖区可能认为是医疗器械，但在另一些管辖区不认为是医疗器械的产品包括但不限于：

——消毒物；

——残障人士的辅助器具；

——包含动物和/或人体组织的器械；

——用于体外受精或辅助生殖技术的器械。

注2：我国法规《医疗器械监督管理条例》（国务院令第739号）中医疗器械的定义如下。

医疗器械是指直接或者间接用于人体的仪器、设备、器具、体外诊断试剂及校准物、材料以及其他类似或者相关的物品，包括所需要的计算机软件；其效用主要通过物理等方式获得，不是通过药理学、免疫学或者代谢的方式获得，或者虽然有这些方式参与但是只起辅助作用；其目的是：

（1）疾病的诊断、预防、监护、治疗或者缓解；

（2）损伤的诊断、监护、治疗、缓解或者功能补偿；

（3）生理结构或者生理过程的检验、替代、调节或者支持；

（4）生命的支持或者维持；

（5）妊娠控制；

（6）通过对来自人体的样本进行检查，为医疗或者诊断目的提供信息。

注3：医疗器械也称为医疗器材，是用于诊断、治疗、护理、支持、替代的器械、器具和物品的总称。根据使用中造成感染的危险程度，分为高度危险性医疗器材、中度危险性医疗器材和低度危险性医疗器材。

［来源：GB/T 42061—2022，3.11，有修改］

12. 中和剂　neutralizer

在微生物杀灭试验中，用以消除试验微生物与消毒剂混悬液中和微生物表面上残留的消毒剂，使其失去对微生物抑制和杀灭作用的试剂。

［来源：WS/T 367—2012，3.22］

13. 中和产物　product of neutralization

中和剂与消毒剂作用后的产物。

［来源：消毒技术规范（2002），1.3.12］

14. 无菌　sterility

无微生物存活的状态。

［来源：GB/T 19971—2015，2.45］

15. 灭菌　sterilization

杀灭或清除医疗器械、器具和物品上一切微生物的处理。

［来源：WS/T 367—2012，3.9］

16. 无菌医疗器械　sterile medical devices

预期满足无菌要求的医疗器械。

注：对医疗器械无菌的要求，能按照适用的法规要求或标准执行。

［来源：GB/T 42061—2022，3.20］

17. 预防性消毒　preventive disinfection

对可能受到病原微生物污染的物品和场所进行的消毒。

[来源：消毒技术规范（2002），1.3.24]

18. 无菌检验　test for sterility

产品经过灭菌处理后，按药典上的规定对产品进行技术操作。

[来源：GB/T 19971—2015，2.53]

19. 无菌检查　test of sterility

为确定单元产品或其部分上有或没有活微生物而进行的技术操作，是开发、确认或再鉴定的一部分。

[来源：GB/T 19971—2015，2.54]

第一章 临床微生物

一、何谓微生物？

答：微生物是自然界中的有生命物质，体积微小，结构简单，具有一定形态结构和生理功能，必须借助于光学显微镜或电子显微镜将其放大几百倍至几万倍才能观察到，包括细菌、病毒、真菌等。

二、何谓医学微生物学？

答：医学微生物学是研究病原微生物的形态、结构、生命活动规律以及与机体相互关系的一门学科，为人们学习临床各科的感染性疾病、传染病、超敏反应性疾病和肿瘤等奠定重要的理论基础。

三、微生物包括哪几类？

答：微生物的种类繁多，至少在十万种以上，按其结构组成等差异可分为三大类：
（1）非细胞型微生物，如病毒、亚病毒；
（2）原核细胞型微生物，如细菌；
（3）真核细胞型微生物，如真菌。
生物按分类系统被分为六个界：病毒界、真菌界、原核生物界、原生生物界、植物界和动物界。微生物按细胞结构特点属于以下三个界：以病毒为代表的非细胞型微生物，属于病毒界；以细菌为代表的原核细胞型微生物，属于原核生物界；以真菌为代表的真核细胞型微生物，属于真菌界。

四、微生物与人体的关系如何？

答：自然界中的微生物常以种群形式出现，各种不同的微生物种群与周围环境或人体共同形成生态系统。人体体表及胃肠道、呼吸道等与外界相通的腔道黏膜表面栖居的细菌数量相当于人体细胞数量的 10 倍，与人形成共生关系。许多微生物对人不仅无害，而且有益，通常把这些在人体寄居的无害的细菌称为正常菌群。某类微生物只是在人抵抗力低下时才导致疾病，称为条件致病菌或机会致病菌。能引起人类和动植物发生疾病的微生物称为病原微生物。

五、微生物与环境有何关系？

答：环境的污染防治已成为科学界、公众、立法机构关注的焦点之一，微生物可能造成环境污染，同时微生物在控制环境污染方面也发挥重要作用。

（1）微生物对环境的污染主要是指对空气和水源的污染

空气中不存在固定的微生物群系，在空气中存在的微生物的种类和数量取决于环境中的污染源，其可通过多种途径进入空气，主要是含有细菌细胞和芽孢的菌尘、飞沫、飞沫核等气溶胶，由灰尘和液滴携带的微生物可被传播到数米甚至数千米远。有的微生物进入空气后几秒内死亡，有的可存活周、数月或更长时间。

（2）微生物可作为环境污染的指示剂

许多微生物对空气污染物是敏感的，利用这种特性可以测定空气污染是否造成细胞破坏以及破坏的程度。

六、何谓细菌？细菌的特点是什么？

答：细菌（bacterium）是一类能够独立生活的，具有细胞壁的单细胞微生物。细菌的特点是体积小，结构简单，无典型的细胞核，即无核膜和核仁，只有核质；不进行有丝分裂，没有复杂的内膜系统和各种细胞器，有细胞壁；可独立进行生命活动；某些细菌可借助鞭毛运动。

七、细菌的表面结构包括哪些？

答：细菌表面存在一组极其复杂的结构包围着细菌细胞膜，其中许多结构与外界环境相接触，被称为细菌的表面结构，包括细胞壁、鞭毛、荚膜以及革兰氏阴性菌的菌毛。这些结构由不同的化学成分组成，发挥着各自不同的生物学功能。

八、细菌的基本形态有哪几种？

答：细菌属于原核细胞型微生物。细菌按其外形分为球形（球菌）、杆形（杆菌）和螺旋形（螺旋菌）三种。不同种类的细菌大小形态不一；同一种细菌的大小和形态也可因菌龄和环境因素的影响而改变。

九、细菌的基本结构包括哪些？

答：细菌的基本结构包括细胞壁、细胞膜、细胞质、核质。某些细菌具有特殊结构，如荚膜、微荚膜、鞭毛、菌毛、芽孢、异染颗粒等。

十、细菌生长繁殖的主要条件有哪些？

答：细菌的种类繁多，代谢过程多样。根据需要的营养物质不同，细菌分为两种营养类型。

（1）以简单的无机物为原料，通过无机物氧化或光合作用获得能量，合成菌体成分的，称为自养菌。

（2）需要利用多种蛋白质、糖类等有机物质作为营养和能量，合成菌体成分的，称为异养菌。

细菌生长繁殖的主要条件是营养物质、能源和适宜的环境（酸碱度、温度、气体环境）。

（1）营养物质：一般细菌所需的营养物质有水分、无机盐、蛋白胨（或氨基酸）和糖等。

（2）能源：维持细菌生命活动需要的能量，主要来自从外界摄取的有机化合物，特别是糖类和氨基酸，只有个别种类可从无机物中获得。生物体能量代谢的基本生化反应是生物氧化，各种细菌的生物氧化过程、代谢产物和产生能量的多少有所不同。病原菌合成细胞组分和获得能量的基质主要是糖类，通过糖的氧化或酵解释放能量，并以高能磷酸键的形式储存能量。

（3）酸碱度：营养物质的吸收、分解及能量的产生都需要酶来参与。酶必须在适宜的酸碱度和温度下才能发挥作用。

（4）温度：细菌生长的最适宜温度随细菌的种类不同而不同。大多数病原菌生长的最适宜温度与人体体温相同，也是37℃。但是也有例外，如耶尔森菌最适宜的生长温度为28℃。

（5）气体环境：与细菌生长密切相关的气体是氧气（O_2）和二氧化碳（CO_2）。大部分细菌需要氧气（O_2）来氧化营养物质，产生能量，供生长繁殖之用。但厌氧菌必须在无氧环境中才能生长。根据细菌代谢时对氧气的需要与否，将其分为专性需氧菌、微需氧菌、兼性厌氧菌和专性厌氧菌四类。

十一、何谓细菌细胞壁？细菌细胞壁的主要功能有哪些？

答：细菌细胞膜外层被黏液层包围的一层无色透明、比较坚硬、具有高度弹性的膜称为细胞壁。在普通光学显微镜下看不到，可用特殊染色法把胞浆分离，或用超薄切片电镜检查法观察。细胞壁的厚度因菌种不同而异，主要功能如下：

（1）维护菌体固有外形，保护细胞膜不受破坏，抵抗环境低渗及理化因素的侵害，起屏障作用。

（2）与细胞膜共同完成细胞内、外物质的交换，并能影响细菌的抗原性及细菌与外界的相互作用。

（3）携带多种抗原决定簇，可与免疫血清中的相应抗体结合。

（4）革兰氏阴性菌（G⁻）细胞壁上的脂多糖具有内毒素作用，与其致病性有关。

（5）参与细菌细胞分裂。

十二、细菌细胞壁的主要化学成分有哪些？

答：细菌细胞壁的化学组成比较复杂，主要化学成分为肽聚糖，又称黏肽。

十三、革兰氏阳性菌细胞壁的主要化学成分有哪些？

答：革兰氏阳性菌（G⁺）细胞壁较厚，约 15nm～50nm，个别细菌（乳酸杆菌）可达 80nm，主要成分为肽聚糖、磷壁酸。肽聚糖约 15 层～50 层，占细胞壁干重的 50%～80%。磷壁酸在细胞壁最外层，占细胞壁干重的 20%～40%。根据磷壁酸在细胞壁上的结合部位，其可分为壁磷壁酸和膜磷壁酸。

十四、革兰氏阴性菌细胞壁的主要化学成分有哪些？

答：G⁻细胞壁较薄，约 10nm～15nm，其肽聚糖含量较少，只有 1 层～3 层，占细胞壁干重的 10%～20%。G⁻细胞壁除肽聚糖外还有以下三层结构：

（1）脂多糖。G⁻细胞壁特殊成分之一，由类脂 A、多糖核、O⁻特异性多糖链三部分组成。

（2）外膜。细胞膜和肽聚糖的外侧有一层膜，包围整个细菌。

（3）脂蛋白。

十五、何谓细菌细胞膜？细菌细胞膜有哪些功能？

答：细菌细胞膜也称胞膜，是位于细胞壁内层，紧紧围绕在细胞质外面，厚度为 5nm～13nm 的一层薄而柔软、具有弹性的膜。主要功能如下：

（1）维持细胞渗透压梯度和进行细胞内外的物质交换；

（2）进行细菌的电子转运与氧化磷酸化；

（3）细菌某些成分进行生物合成的场所；

（4）细菌鞭毛的基础颗粒存在的部位；

（5）核酸复制的附着部位。

十六、细菌细胞膜的基本结构及其化学组成是什么？

答：细胞膜不是固态的，而是"液态镶嵌型"，由脂质双层夹着可移动的蛋白质构成。脂质双层多为磷脂，少数为糖脂。脂类分子亲水性的极性基团朝向膜的两侧，疏水性的非极性基团朝向膜内。细胞膜占细胞壁干重的 10%，其中蛋白质占 60% ~ 70%，分为外周蛋白和固有蛋白，脂类占 20% ~ 30%，由磷脂、甘油、脂肪酸和胆碱组成，多糖占 2% 左右。

十七、何谓鞭毛？

答：鞭毛是一种长在某些细菌菌体上细长而弯曲的具有运动功能的蛋白质附属丝状物。

十八、何谓菌毛？

答：某些细菌（主要是革兰氏阴性菌）菌体上有与鞭毛不同的、与运动无关的、细而短的丝状物称为菌毛，分为普通菌毛和性菌毛。

十九、何谓荚膜？

答：在某些细菌细胞壁外包绕着一层厚度在 $0.2\mu m$ 以上的，在普通光学显微镜下可见的，与四周有分明界线的黏液性物质，称为荚膜。

二十、何谓微荚膜？

答：某些细菌细胞壁外有一层类似荚膜的、厚度小于 0.2nm 的、很薄的、用普通光学显微镜看不见的黏液性物质，称为微荚膜。

二十一、球菌主要分为哪几类？

答：球菌主要分为双球菌、链球菌、葡萄球菌、四联球菌及八叠球菌等。

二十二、杆菌主要分为哪几类？

答：杆菌主要分为球杆菌、双杆菌、链杆菌、分枝杆菌和棒状杆菌等。

二十三、螺旋菌主要分为哪几类？

答：螺旋菌主要分为孤菌和螺菌。

二十四、测量细菌大小的单位是什么？

答：通常以微米（μm）作为测量细菌大小的单位。同一类细菌在不同情况下，其形状和大小也有差别。

二十五、何谓细胞浆？

答：细胞浆（cytoplasm）又称细胞质，即细菌的原生质，是包在细胞膜内的（除核质外）细胞物质。

二十六、细胞浆的基本化学组成是什么？

答：细胞浆的基本化学组成包括水、蛋白质、核酸、脂类、盐类和糖等。

二十七、细菌细胞浆有哪些重要结构？

答：（1）核蛋白体；
（2）中介体，即中间体；
（3）内含物：气泡、颗粒状内含物（异染颗粒、聚 β 羟丁酸、肝糖粒、淀粉粒、脂肪小滴、硫滴）；
（4）质粒。

二十八、细菌细胞浆有哪些功能？

答：细胞浆是细菌营养的储藏库和新陈代谢的主要场所，也是细菌合成蛋白质、核糖核酸的场所，使细菌的内部结构和成分不断地更新。

二十九、何谓核质？细菌核质有哪些功能？

答：因细菌属原核细胞型微生物，不具有典型的核结构，无核仁和核膜，其遗传物质称为核质或拟核。核质具有细胞核的功能，控制细菌的各种遗传性状。

三十、何谓质粒？质粒有哪些共同特性？

答：质粒是细菌染色体外的具有独立复制能力的遗传因子，质粒的共同特性如下：

（1）具有自我复制能力；

（2）决定宿主细菌的某些生物学特性；

（3）可以从一个细菌转移到另一个细菌；

（4）几种质粒可以共存于一个细菌体内；

（5）可以自行丢失或人工处理消失。

三十一、细菌以何分裂法进行繁殖？多长时间分裂一次？

答：细菌通常以简单的无性二分裂法进行繁殖。在适宜条件下一般 15min ~ 30min 分裂一次，最慢的（如结核杆菌）需 18h ~ 20h 才分裂一次。

三十二、细菌的群体生长繁殖一般分为几期？

答：细菌的群体生长繁殖一般分为迟缓期、对数生长期、稳定期和衰亡期四期。

三十三、组成细菌的主要化学元素有哪些？

答：组成细菌的主要化学元素有碳、氢、氧、氮、硫、磷、钾、钠、钙和镁。

三十四、组成细菌的主要化合物包括哪些？

答：组成细菌的主要化合物包括水、蛋白质、糖、脂类、无机盐、核酸和色素等。

三十五、细菌特有的化学物质有哪些？

答：细菌特有的化学物质有肽聚糖、磷壁酸、胞壁酸、D 型氨基酸、二氨基庚二酸和吡啶二羧酸等。

三十六、细菌代谢的调节主要通过哪两种方式？

答：细菌代谢的调节主要通过酶活性调节和酶合成调节。

三十七、何谓菌落？

答：菌落是指一个细菌在固定点上生长繁殖所形成的肉眼可见的细菌集团。

三十八、何谓菌落形成单位？

答：在活菌培养计数时，由单个菌体或聚集成团的多个菌体在固体培养基上生长繁殖所形成的集落，称为菌落形成单位（CFU），以其表达活菌的数量。

注：CFU/mL 指的是每毫升样品中含有的细菌群落总数，固体培养基也有用 CFU/g 表示的。

三十九、根据性状不同，菌落通常可分为哪几大类型？

答：菌落通常分为光滑型菌落、粗糙型菌落和黏液型菌落三大类型。

四十、细菌在流体中培养时，有几种不同的生长现象？

答：（1）混浊：细菌向四处弥漫扩散，有不同程度的混浊生长。

（2）沉淀：细菌由于重力而下沉。

（3）形成菌膜：某些细菌易在液面生长，形成肉眼可见的菌膜。

四十一、何谓真菌？

答：真菌是一种真核细胞微生物。细胞结构比较完整，有细胞壁和完整的细胞核，不含叶绿素，无根、茎、叶的分化。少数为单细胞，大多为多细胞，由丝状体和孢子组成。

四十二、真菌分为几类？

答：真菌分为单细胞与多细胞两类。单细胞真菌呈圆形或卵圆形，称为酵母菌（yeast）。多细胞真菌大多长出菌丝与孢子，交织成团，称为丝状真菌（filamentous fungus）或霉菌（mold）。

四十三、何谓真菌孢子？

答：孢子（spore）是真菌的繁殖器官，一条菌丝上可长出多个孢子。在环境条件适宜时，孢子又可发芽伸出芽管，发育成菌丝体。

四十四、真菌孢子可分为哪两大类？

答：真菌孢子分为有性孢子和无性孢子两类。有性孢子是由同一菌体或不同菌体上的两个细胞融合形成。无性孢子是由菌丝上的细胞分化生成的，并不发生细胞融合。大部分真菌既能形成有性孢子也能形成无性孢子。

四十五、何谓芽孢？

答：某些细菌繁殖体在一定环境条件下，由于胞浆脱水浓缩，在菌体内形成一个折光性强的圆形或卵圆形小体，称为芽孢，由于在菌体内部形成，也叫作内芽孢。

芽孢是细菌的特殊存在形式，在某种不利于细菌生长繁殖的条件下形成。形成芽孢是细菌赖以生存的一种本能。形成芽孢是某些细菌生长周期中的一个环节，其处于休眠状态，不显现任何代谢活性，经过数年或数十年仍保持生命力。一旦条件适宜，芽孢由休眠状态变成细菌繁殖体，要经过活化作用、发芽和生长三个阶段。

四十六、细菌芽孢有哪些特点？

答：折光性强，壁厚而致密，应用特殊的染色法才能着色，对热和干燥有强大的抵抗力，对辐射等抵抗力强，酸、碱、有机溶剂和许多化学消毒剂不易透入。

四十七、何谓细菌毒素？

答：细菌毒素是某些细菌在其生长繁殖过程中合成的分泌产物、代谢产物、细菌裂解产物，这些产物包括能够对机体产生毒性反应的菌体蛋白、某些酶类、多糖及菌体其他成分等。

四十八、细菌毒素可分为哪两类？

答：细菌毒素（toxin）按其来源、性质和作用等不同分为外毒素和内毒素两类。

四十九、何谓外毒素，外毒素主要有哪些？

答：外毒素是由某些革兰氏阳性菌和少数革兰氏阴性杆菌在代谢过程中合成分泌的蛋白质物质，根据其致病特性分为以下几种：

（1）神经毒素：主要表现出亲组织性、特别是对神经细胞组织具有极强的亲合力，如肉毒杆菌毒素和破伤风杆菌毒素等。

（2）细胞毒素：能使细胞因子失去活性，损害某些部位的组织，导致细胞坏死，如白喉毒素等。

（3）肠毒素：能选择性地作用于肠黏膜上皮细胞，引起肠道一系列病理改变，如葡萄球菌肠毒素、霍乱肠毒素及其他肠道致病菌产生的肠毒素。

（4）其他外毒素。

五十、何谓内毒素？内毒素主要有哪些致病现象？

答：细菌内毒素又称致热源，是某些革兰氏阴性菌的菌体成分，如菌体胞壁脂多糖（LPS）。细菌内毒素是在细菌菌体破坏之后释放出来的，进入机体引起发热反应和其他病变。细菌内毒素主要有以下几种：

（1）致热性毒素：这类毒素进入机体可引起发热反应，临床涉及的致热性毒素主要是细菌内毒素，但亦有一些非内毒素性物质，如糖类、异体蛋白及其他有机物都可成为致热源，大剂量可导致死亡。

（2）致休克性毒素：毒素侵入人体引起机体循环量减少、血压下降，发生中毒性休克。

（3）凝血性毒素（DIC）：某些内毒素引起弥漫性血管内凝血，导致微循环障碍，组织缺氧，甚至引起组织器官坏死。

（4）临床涉及的其他致热源。

五十一、皮肤和黏膜上的微生物有几种?

答：皮肤和黏膜上存在的微生物常分为常居菌和暂居菌。

五十二、何谓常居菌?

答：常居菌是能从大部分人体皮肤上分离出来的微生物，是皮肤上持久的固有寄居菌，不易被机械的摩擦清除，如凝固酶阴性葡萄球菌、棒状杆菌、丙酸菌属、不动杆菌属等，一般情况下不致病。

五十三、何谓暂居菌?

答：暂居菌是寄居在皮肤表层，常规洗手容易被清除的微生物，直接接触患者或被污染的物体表面时可获得，可随时通过手传播，与医院感染密切相关。

五十四、何谓厌氧菌? 厌氧性细菌可分为哪两类?

答：厌氧菌指在有氧条件下绝大多数不能生长繁殖，必须在无氧环境中才能生长的细菌，可分为如下两类：

（1）革兰氏染色阳性有芽孢的厌氧芽孢梭菌，其抵抗力最强，能耐受恶劣的环境条件，在适宜环境即可出芽繁殖，产生外毒素引起严重疾病。

（2）无芽孢的革兰氏阳性及革兰氏阴性球菌与杆菌。一般为正常菌群，可与需氧菌、兼性厌氧菌共同存在于口腔、肠道、皮肤、上呼吸道、泌尿道及阴道。临床标本中分离到的厌氧菌90%无芽孢。

五十五、何谓支原体? 常见的支原体有哪些?

答：支原体是一群介于细菌和病毒之间能单独生活的原核细胞微生物，目前被认为是能在灭活细胞的人工培养基中增殖的最小微生物，主要特点是缺乏细胞壁。常见的支原体有肺炎支原体、流感支原体、人型支原体、神经支原体、关节支原体、流产支原体、唾液支原体、口腔支原体、发酵支原体、莱氏支原体等。

五十六、何谓病毒体？病毒体有多大？

答：完整成熟的具有感染性的病毒称为病毒体。病毒体以纳米（nm）为单位来表示。各种病毒体的大小不同，最大的约为300nm，最小的仅约为20nm，大多数病毒体小于150nm。

五十七、病毒的基本结构是什么？

答：病毒主要由核酸和蛋白质组成。在核酸外围有蛋白质外壳，称为衣壳，衣壳与核酸在一起称为核衣壳。无包膜病毒，核衣壳就是病毒体。衣壳具有抗原性，由一定数量的壳粒组成，每个壳粒又由一个或多个多肽分子组成。不同的病毒体，衣壳所含数目不同，是鉴别和分类的依据。有些病毒核衣壳外有包膜，有的包膜表面有钉状突起或刺突，构成病毒体的表面抗原。

五十八、何谓病毒的自我复制？

答：病毒缺乏增殖所需的酶系统，只能在有感受性的活细胞内进行增殖。它以基因为模板，借助于DNA多聚酶或RNA多聚酶以及其他必要因素的作用，先合成互补核酸或信使核糖核酸（mRNA），再利用多聚酶以互补核酸为模板合成原来的基因。这种以病毒核酸分子为模板进行复制的方式称为自我复制。

五十九、病毒的复制周期主要包括哪几个步骤？

答：以病毒进入宿主细胞开始，经过基因组复制到释放出来，为一个复制周期，分为以下四个步骤：

（1）吸附和穿入；

（2）脱壳；

（3）生物合成；

（4）组装成熟和释放。

六十、何谓噬菌体？

答：噬菌体是侵袭细菌的病毒，也是赋予宿主菌生物学性状的遗传物质，主要用于细菌鉴定、流行病学调查、分子生物学研究等。噬菌体必须在活菌内寄生，有严格的宿主特异性，其取决于噬菌体吸附器官和受体菌表面受体的分子结构和互补性。噬菌体是病毒中最普遍、分布最广的群体。

六十一、大肠埃希氏菌的致病性表现有哪些？

答：大肠埃希氏菌在婴儿出生后数小时就进入肠道，并终身伴随。它在肠道内一般不致病，但如果移位侵入肠道外的组织或器官，则可引起肠外感染，以化脓性炎症最为常见。肠外感染以泌尿系统感染为主，亦可引起腹膜炎、胆囊炎、手术伤口感染等，对于婴儿、老年人或免疫功能极度底下的患者，可引起败血症。

六十二、铜绿假单胞菌生存的重要外界条件是什么？

答：铜绿假单胞菌生存的重要外界条件是潮湿环境，其广泛分布于土壤及空气中。

六十三、何谓灭活？

答：病毒受理化因素作用后失去感染性，称为灭活（inactivation）。

六十四、灭活的病毒有何特点？

答：灭活的病毒仍保留其抗原性，如红细胞吸附、血凝和细胞融合等活性。

六十五、与人类有关的疱疹病毒有哪些？

答：与人类有关的疱疹病毒有单纯疱疹病毒、水痘－带状疱疹病毒、巨细胞病毒和EB病毒。

六十六、何谓免疫？

答：免疫（immunology）是机体抵抗感染的能力，是机体在识别自身的基础上对抗原性异物进行识别和排斥的一种生理功能。

六十七、何谓免疫系统？

答：免疫系统（immune system）指机体完成免疫功能的组织结构，是免疫反应的物质基础。

六十八、免疫系统的功能有哪些？

答：免疫系统的功能表现在免疫防御、免疫自稳和免疫监视三方面。

六十九、何谓免疫防御?

答：免疫防御（immunologic defence）指机体抗病原微生物侵袭和排斥其他外来异物的能力。

七十、何谓免疫自稳?

答：免疫自稳（immunologic homeostasis）指机体清除衰老残损细胞，维持正常生理平衡的免疫调节功能。

七十一、何谓免疫监视?

答：免疫监视（immunologic surveillance）指机体识别和清除突变细胞，防止肿瘤发生的功能。

七十二、免疫系统由哪些器官组成?

答：免疫系统由中枢免疫器官（胸腺、腔上囊、骨髓、类囊器官）和外周免疫器官（淋巴结、脾和其他淋巴组织）组成。

七十三、何谓朊毒体?

答：朊毒体（亦称朊病毒）是人畜共患的传染性中枢神经系统慢性退行性病变的疾病病原体，不具备病毒结构，无核酸形成，只是一种蛋白质颗粒，这种蛋白质虽不能在体外传代，但有增殖性和传染性。

七十四、朊毒体有哪些主要生物学特征?

答：朊毒体是特异性蛋白质颗粒，分为两种：一种是对蛋白酶敏感的蛋白质颗粒，称为 prp^c；另一种是对蛋白酶不敏感的蛋白质颗粒，称为 prp^{sc}。特异性致病性蛋白质存在于病人和感染动物的脑组织内，使之产生病变。病变组织亦可作为传染源。将这种病变组织的匀浆接种敏感动物之后，可使动物感染。对病变组织进行纯化分析，证明具有感染性的特异性蛋白质颗粒是由 254 个氨基酸构成的 prp 蛋白。具有传染性的朊毒体的转变复制过程如下：先由一个 prp^c 与一个或两个 prp^{sc} 结合成一个二聚体或三聚体，然后可转化成两个以上的 prp^{sc}。转变可以指数速度进行，这种转变在脑细胞粗面内质网中进行，所复制的 prp^{sc} 具有感染性。

七十五、不同灭菌方法选择生物指示物监测灭菌效果的依据是什么？

答：（1）热力灭菌（压力蒸汽灭菌）：采用嗜热脂肪杆菌芽孢（ATCC 7953）作为指示菌，该菌在56℃~60℃下生长良好，对湿热的抗力最强，煮沸300min死亡。该菌抗力指标如下：含菌量为 5×10^5CFU/片 ~ 5×10^6CFU/片或 5×10^5CFU/mL ~ 5×10^6CFU/mL，在121℃ ± 0.5℃饱和蒸汽条件下，D值为1.3min ~ 1.9min，存活时间（ST值）⩾3.9min，杀灭时间（KT值）⩽19min。

（2）干热灭菌：采用枯草杆菌黑色变种芽孢（ATCC 9372）作为指示菌，该菌抗力比嗜热脂肪杆菌芽孢更强。该菌抗力指标如下：在160℃ ± 2℃、5×10^5CFU/片 ~ 5×10^6CFU/片条件下，D值为1.3min ~ 1.9min，存活时间⩾3.9min，杀灭时间⩽19min。

（3）辐射灭菌：采用短小杆菌芽孢E601作为指示菌，其抗辐射能力最强。

（4）环氧乙烷（EO）气体灭菌：采用枯草杆菌黑色变种芽孢（ATCC 9372）作为指示菌，因为它对环氧乙烷抗力较其他芽孢强。该菌抗力指标如下：在EO浓度600mg/L ± 30mg/L、温度54℃ ± 2℃、相对湿度60% ± 10%条件下，细菌数 5×10^5CFU/片 ~ 5×10^6CFU/片，D值为2.6min ~ 5.8min，存活时间⩾7.8min，杀灭时间⩽58min。

七十六、细菌染色的主要方法有哪些？

答：细菌染色主要有革兰氏染色法，抗酸性染色法，荚膜、鞭毛、芽孢染色法和异染颗粒染色法。

七十七、什么是革兰氏染色法？应用该法的目的是什么？

答：革兰氏染色法于1884年由丹麦医生汉斯·克里斯蒂安·革兰创立，所以称为革兰氏染色法。革兰氏染色法是用来鉴别细菌的一种常用方法。革兰氏染色的对象是细菌的细胞壁，染色后可以清楚地观察到细菌的形态特征，用以分类鉴定，从而将细菌分成两大类，染色反应呈蓝紫色的为革兰氏阳性菌（G⁺），染色反应呈红色的为革兰氏阴性菌（G⁻）。

七十八、革兰氏染色法的原理是什么？

答：革兰氏染色法可将所有的细菌区分为革兰氏阳性菌（G⁺）和革兰氏阴性菌（G⁻）两大类，是细菌学上最常用的鉴别染色法。该染色法之所以能将细菌分为G⁺和G⁻，一般认为是因为革兰氏染色是基于细胞壁特殊化学组分进行染色的。

通过初染和媒染后，细胞内形成了不溶于水的结晶紫–碘大分子复合物。革兰氏阳性菌因其细胞壁较厚、肽聚糖含量较高和分子交联较紧密，故在用乙醇洗脱时，肽聚糖网孔会因脱水而明显收缩，加之其基本不含类脂，故乙醇处理不能在壁上溶出缝隙，因此结晶紫与碘复合物仍牢牢阻留在细胞壁内，使其呈现紫色。而革兰氏阴性菌因其细胞壁薄、肽聚糖含量低和交联松散，故遇乙醇后，肽聚糖网孔不易收缩，加之其类脂含量高，所以当乙醇把类脂溶解后，在细胞壁上就会出现较大缝隙，复合物容易溶出细胞壁，因此通过乙醇脱色后，细胞又呈现无色。这时再用红色染料复染革兰氏阴性菌将获得新的颜色——红色，而革兰氏阳性菌仍呈现紫色。

七十九、革兰氏染色实验的基本步骤有哪些？如何操作？

答：革兰氏染色实验分为初染、媒染、脱色、复染等步骤。

操作方法如下：涂片固定；细菌先经碱性染料结晶紫染色，初染约 1min；蒸馏水冲洗；加碘液进行媒染约 1min；水洗，用吸水纸吸去水分；加 95% 酒精数滴，并轻轻摇动进行脱色，20s 后水洗，吸去水分；在一定条件下媒染后颜色不被脱去的叫革兰氏阳性菌，颜色被脱去的叫革兰氏阴性菌；为方便进一步观察脱色，可再用红色颜料（如碱性番红等）进行复染 1min，蒸馏水冲洗，干燥，镜检。

八十、革兰氏阳性菌（G⁺）和革兰氏阴性菌（G⁻）常见的分类鉴别菌群有哪些？

答：（1）革兰氏阳性菌（G⁺）：葡萄球菌（金黄色葡萄球菌、表皮葡萄球菌）、链球菌（肺炎链球菌、草绿色链球菌、肠球菌）、肺炎双球菌、炭疽杆菌、白喉杆菌、破伤风杆菌等。

（2）革兰氏阴性菌（G⁻）：痢疾杆菌、伤寒杆菌、大肠杆菌、变形杆菌、绿脓杆菌、百日咳杆菌、霍乱弧菌、脑膜炎双球菌等。

八十一、影响革兰氏染色法结果准确性的关键因素有哪些？

答：（1）试剂影响：首先应确保使用的试剂是有效的，建立有效的试剂管理程序。

（2）染色菌的选择：菌龄对革兰氏染色的结果影响非常大，染色过程中选择的菌应该处于活跃生长期。这样的细菌活性强，生理特征明显，染色的结果准确度高，一般情况下不会出现误差。因此，要选择处于活跃期、活性较强的菌，在检测过程中一定要严格执行规定，在要求的时间段内进行染色实验，不能提前或延后。

（3）涂菌的状态：在染色最初的涂布中，挑取菌体后应该在无菌水上涂成薄薄的菌膜，因为在涂布的过程中若是菌体堆积会影响染色结果的准确性。

（4）媒染时间：媒染时间对革兰氏阴性菌的染色结果有很大影响，如果媒染时间过长，结晶紫在碘液长时间的作用下，过分牢固地结合在菌体细胞壁上，影响了酒精脱色结果，从而会导致假阳性。

（5）酒精脱色：酒精脱色对结果影响较大，洗脱时间应严格控制在 20s~30s，同时保证洗脱效果。

在整个革兰氏染色过程中，在保证试剂有效的前提下，需要严格控制的几个方面总结如下：染色菌必须在活跃期内；涂布成薄薄的菌膜，不可太厚；媒染时间严格控制在 50s~60s；脱色时间严格控制在 20s~30s。

第二章 环境卫生要求

第一节 医疗机构环境卫生要求

八十二、医疗卫生机构诊疗环境类别有几类？每类环境包括哪些部门？

答：医疗卫生机构诊疗环境分为四类，分别为Ⅰ类、Ⅱ类、Ⅲ类、Ⅳ类。

（1）Ⅰ类环境为采用空气洁净技术的诊疗场所，分洁净手术部（室）和其他洁净场所。

（2）Ⅱ类环境为非洁净手术部（室）；产房；导管室；血液病区、烧伤病区等保护性隔离病区；重症监护病区；新生儿室等。

（3）Ⅲ类环境为母婴同室；消毒供应中心的检查包装灭菌区和无菌物品存放区；血液透析中心（室）；其他普通住院病区等。

（4）Ⅳ类环境为普通门（急）诊及其检查、治疗（注射、换药等）室；感染性疾病科门诊和病区。

八十三、各类环境空气、物体表面菌落总数卫生标准如何？

答：各类环境空气、物体表面菌落总数卫生标准见表2-1。

表2-1 各类环境空气、物体表面菌落总数卫生标准

环境类别		空气平均菌落数[a]		物体表面平均菌落数 CFU/cm²
		CFU/皿	CFU/m³	
Ⅰ类环境	洁净手术部	符合 GB 50333 要求	≤150	≤5.0
	其他洁净场所	≤4.0（30min）[b]		
Ⅱ类环境		≤4.0（15min）	—	≤5.0
Ⅲ类环境		≤4.0（5min）	—	≤10.0
Ⅳ类环境		≤4.0（5min）	—	≤10.0
[a]CFU/皿适用于平板暴露法，CFU/m³适用于空气采样器法。 [b]平板暴露法检测时的平板暴露时间。				

八十四、在医疗机构常用的消毒方法中，如何区分高水平消毒、中水平消毒和低水平消毒？

答：（1）高水平消毒：杀灭一切细菌繁殖体，包括分枝杆菌、病毒、真菌及其孢子和绝大多数细菌芽孢。高水平消毒常用的方法包括采用含氯制剂、二氧化氯、邻苯二甲醛、过氧乙酸、过氧化氢、臭氧、碘酊等以及能达到灭菌效果的化学消毒剂，在规定条件下，以合适的浓度和有效的作用时间进行消毒的方法。

（2）中水平消毒：杀灭除细菌芽孢以外的各种病原微生物，包括分枝杆菌。中水平消毒常用的方法包括采用碘类消毒剂（碘伏、氯己定碘等）、醇类和氯己定的复方、醇类和季铵盐类化合物的复方、酚类等消毒剂，在规定条件下，以合适的浓度和有效的作用时间进行消毒的方法。

（3）低水平消毒：能杀灭细菌繁殖体（分枝杆菌除外）和亲脂性病毒的化学方法以及通风换气、冲洗等机械除菌法。如采用季铵盐类消毒剂（苯扎溴铵等）、双胍类消毒剂（氯己定）等，在规定条件下，以合适的浓度和有效的作用时间进行消毒。

八十五、高度危险性物品、中度危险性物品、低度危险性物品是如何区分的？

答：（1）高度危险性物品：进入人体无菌组织、无菌器官、脉管系统或有无菌体液从中流过的物品或接触破损皮肤、破损黏膜的物品，一旦被微生物污染，具有极高的感染风险，如手术器械、穿刺针、腹腔镜、活检钳、心脏导管、植入物等。

（2）中度危险性物品：与完整黏膜相接触，而不进入人体无菌组织、器官和血液，也不接触破损皮肤、破损黏膜的物品，如胃肠道内镜、气管镜、喉镜、肛表、口表、呼吸机管道、麻醉机管道、压舌板、肛门直肠压力测量导管等。

（3）低度危险性物品：与完整皮肤接触而不与黏膜接触的器材，如听诊器、血压计袖带、病床围栏、床面以及床头柜、被褥、墙面、地面、痰盂（杯）和便器等。

八十六、高度危险性物品、中度危险性物品、低度危险性物品无害化处理后的合格指标如何？

答：无害化处理是环境科学学术用语，指通过物理、化学或生物的方法对被污染的器材、物品、死亡牲畜等进行适当处理，确保其对人类健康、动植物和微生物安全、环境不构成危害或潜在危害。

各类物品无害化处理后的合格指标如下：

（1）高度危险性物品应达到无菌。

（2）中度危险性物品的菌落总数应≤20CFU/件（CFU/g 或 CFU/100cm^2），不得检出致病性微生物。

（3）低度危险性物品的菌落总数应≤200CFU/件（CFU/g 或 CFU/100cm^2），不得检出致病性微生物。

八十七、什么是多重耐药菌？

答：对临床使用的三类或三类以上抗菌药物同时呈现耐药的细菌。常见多重耐药菌包括耐甲氧西林金黄色葡萄球菌（MRSA）、耐万古霉素球菌（VRE）、产超广谱 β - 内酰胺酶（ESBLs）细菌、耐碳青霉烯类抗菌药物肠杆菌科（CRE）细菌［如产 I 型新德里金属 β - 内酰胺酶（NCM - 1）或产碳青霉烯酶（KPC）的肠杆菌科细菌］、耐碳青霉烯类抗菌药物鲍曼不动杆菌（CR - AB）、多重耐药/泛耐药铜绿假单胞菌（MDP/PDR - PA）和多重耐药结核分枝杆菌等。

八十八、什么是卫生手消毒？

答：用手消毒剂揉搓双手，以减少手部暂居菌的过程。

八十九、什么是外科手消毒？

答：外科手术前医护人员用肥皂（皂液）和流动水洗手，再用手消毒剂清除或杀灭手部暂居菌和减少常居菌的过程。使用的手消毒剂具有持续抗菌活性。

九十、医务人员卫生手消毒后手表面菌落总数不应超过多少？

答：医务人员卫生手消毒后手表面菌落总数应≤10CFU/cm^2。

九十一、外科手消毒后医务人员手表面菌落总数不应超过多少？

答：外科手消毒后医务人员手表面的菌落总数应≤5CFU/cm^2。

九十二、医疗机构在使用产生环氧乙烷和臭氧的消毒器械时，为避免造成人员伤害，其浓度在工作环境中不得超过多少？

答：工作环境中消毒器械产生的有害物浓度（强度）应符合相关规定。产生臭氧的消毒器械的工作环境中臭氧浓度应＜0.16mg/m^3。产生环氧乙烷的灭菌器的工作环境中环氧乙烷浓度应＜2mg/m^3。

九十三、在呼吸道传染病收治区采用集中空调通风系统的，如何对空气进行消毒？

答：呼吸道发热门诊及其隔离留观病室（区）、呼吸道传染病收治病区如果采用集中空调通风系统，应在通风系统安装空气消毒装置。未采用空气洁净技术的手术室、重症监护病区、保护性隔离病区（如血液病病区、烧伤病区）等场所宜在通风系统安装空气消毒装置。

九十四、进行空气微生物采样后如不能及时送检，样本如何保存？应在多长时间内完成送检？

答：应保存于 0℃~4℃ 的环境，送检时间不得超过 24h。

九十五、环境微生物采样常用的采样方法有哪些？

答：采样方法包括平皿法、现场快速检测仪器（如悬浮采样器）法、薄膜过滤法等，用于对环境、物品等微生物污染情况和医疗器材清洁度的监督筛查。

九十六、对不同环境进行空气洁净度检测时，采样时机有何不同？

答：Ⅰ类环境在洁净系统自净后与从事医疗活动前采样，Ⅱ类、Ⅲ类、Ⅳ类环境在消毒或规定的通风换气后与从事医疗活动前采样。

九十七、Ⅰ类环境如何进行空气检测？

答：Ⅰ类环境可选择平板暴露法和空气采样器法，按照 GB 50333《医院洁净手术部建筑技术规范》要求进行检测。空气采样器可选择六级撞击式空气采样器或其他经验证的空气采样器，检测时将采样器置于室内中央 0.8m~1.5m 的高度，按采样器使用说明书操作，每次采样时间不应超过 30min。房间大于 $10m^2$ 的，每增加 $10m^2$ 增设一个采样点。

九十八、物体表面的采样面积是多少？

答：被采表面 $<100cm^2$ 的，取全部表面；被采表面 $\geqslant 100cm^2$ 的，取 $100cm^2$。

九十九、如何进行物体表面的采样？

答：用 5cm×5cm 灭菌规格板放在被检物体表面，用浸有无菌 0.03mol/L 磷酸盐缓冲液或生理盐水采样液的棉拭子 1 支，在规格板内横竖往返各涂抹 5 次，并随之转动棉拭子，连续采样 1 个~4 个规格板的面积，剪去手接触部分，将棉拭子放入装有 10mL 采样液的试管中送检。门把手等小型物体则用棉拭子直接涂抹物体采样。若采样物体表面有消毒剂残留，采样液应含有相应的中和剂。

一百、如何进行工作人员手卫生的采样?

答：采取手卫生后，在接触病人或从事医疗活动前采样，将浸有无菌 0.03mol/L 磷酸盐缓冲液或生理盐水采样液的棉拭子一支在双手指曲面从指根到指端来回涂擦各两次（一只手涂擦面积约 30cm^2），并随之转动采样棉拭子，剪去手接触部位，将棉拭子放入装有 10mL 采样液的试管内送检。若采样时手上有消毒剂残留，采样液应含有相应的中和剂。

一百〇一、医疗器材进行采样时，采样时机是什么?

答：在消毒或灭菌处理后，存放有效期前进行采样。

一百〇二、灭菌医疗器材的采样方法如何?

答：可采用破坏性方法取样，如一次性输液（血）器、注射器和注射针等按照《中华人民共和国药典》（2020 年版）中"无菌检查法"进行。对不能用破坏性方法取样的医疗器材，应在环境洁净度 10 000 级下的局部洁净度 100 级的单向流空气区域内或隔离系统中，用浸有无菌生理盐水采样液的棉拭子在被检物体表面涂抹，采样取全部表面或不少于 100cm^2，然后将除去手接触部分的棉拭子进行无菌检查。

一百〇三、消毒医疗器材如何进行采样?

答：可整件放入无菌试管的，用洗脱液浸没后振荡 30s 以上，取洗脱液 1.0mL 接种平皿，将冷却至 40℃~45℃的熔化营养琼脂培养基每皿倾注 15mL~20mL，置 36℃±1℃恒温箱培养 48h，计数菌落数（CFU/件），必要时分离致病性微生物。可用破坏性方法采样的，在 100 级超净工作台称取 1g~10g 样品，放入装有 10mL 采样液的试管内进行洗脱，取洗脱液 1.0mL 接种平皿，计数菌落数（CFU/g），必要时分离致病性微生物。对不能用破坏性方法采样的医疗器材，在 100 级超净工作台用浸有无菌生理盐水采样液的棉拭子在被检物体表面涂抹采样，被采表面＜100cm^2 的，取全部表面，被采表面≥100cm^2 的，取 100cm^2，然后将除去手接触部分的棉拭子进行洗脱，取洗脱液 1.0mL 接种平皿，将冷却至 40℃~45℃的熔化营养琼脂培养基每皿倾注 15mL~20mL，置 36℃±1℃恒温箱培养 48h，计数菌落数（CFU/cm^2），必要时分离致病性微生物。

一百〇四、消毒后内镜如何进行采样？

答：取清洗消毒后内镜，采用无菌注射器抽取 50mL 含相应中和剂的洗脱液，从活检口注入冲洗内镜管路，并全量收集（可使用蠕动泵）送检，将洗脱液充分混匀，取洗脱液 1.0mL 接种平皿，将冷却至 40℃～45℃ 的熔化营养琼脂培养基每皿倾注 15mL～20mL，置 36℃±1℃ 恒温箱培养 48h，计数菌落数（CFU/件）。将剩余洗脱液在无菌条件下采用滤膜（0.45μm）过滤浓缩，将滤膜接种于凝固的营养琼脂平板上（注意不要产生气泡），置 36℃±1℃ 恒温箱培养 48h，计数菌落数。

当滤膜法不可计数时按如下公式计算：

$$菌落总数（CFU/件）= m \times 50$$

式中：

m——两平行平板的平均菌落数，CFU/平板。

当滤膜法可计数时按如下公式计算：

$$菌落总数（CFU/件）= m + m_1$$

式中：

m——两平行平板的平均菌落数，CFU/平板；

m_1——滤膜上的菌落数，CFU/滤膜。

一百〇五、如何对使用中的消毒液染菌量进行检查？

答：（1）用无菌吸管按无菌操作方法吸取 1.0mL 被检消毒液，加入 9mL 中和液中混匀，醇类与酚类消毒剂用普通营养肉汤中和，含氯消毒剂、含碘消毒剂和过氧化物消毒剂用含 0.1% 硫代硫酸钠中和剂中和，氯己定、季铵盐类消毒剂用含 0.3% 吐温 80 和 0.3% 卵磷脂中和剂中和，醛类消毒剂用 0.3% 甘氨酸中和剂中和，含有表面活性剂的各种复方消毒剂可在中和剂中加入吐温 80 至 3%；也可使用该消毒剂消毒效果检测的中和剂鉴定试验中的中和剂中和。

（2）用无菌吸管吸取一定稀释比例的中和混合液 1.0mL 接种平皿，将冷却至 40℃～45℃ 的熔化营养琼脂培养基每皿倾倒 15mL～20mL，置 36℃±1℃ 恒温箱培养 72h，计数菌落数，必要时分离致病性微生物，计算方法如下：

$$消毒液染菌量（CFU/mL）= 平均每皿菌落数 \times 10 \times 稀释倍数。$$

一百〇六、如何检查使用中消毒剂的有效浓度？

答：使用中消毒剂的有效浓度测定应符合使用要求；连续使用的消毒剂每天使用前应

进行有效浓度的监测。例如，含氯消毒剂可使用化学浓度监测试纸进行浓度监测，对比浓度色卡，判断使用浓度是否达标。

一百〇七、如何制作普通营养琼脂培养基？

答：成分：蛋白胨 10g、牛肉膏 5g、氯化钠 5g、琼脂 20g、蒸馏水 1 000mL。

制作方法：除琼脂外其他成分溶解于蒸馏水中，调 pH 至 7.2～7.4，加入琼脂，加热溶解，分装，于 121℃压力蒸汽灭菌 15min。

一百〇八、环境表面包括什么？

答：环境表面包括医疗机构建筑物内部表面和医疗器械设备表面，前者如墙面、地面、玻璃窗、门、卫生间台面等，后者如监护仪、呼吸机、透析机、新生儿暖箱的表面等。

一百〇九、清洁工具有哪些？

答：清洁工具指用于清洁和消毒的工具，如擦拭布巾、地巾和地巾杆、盛水容器、手套（乳胶或塑胶）、洁具车等。

一百一十、什么是污点清洁与消毒？

答：污点清洁与消毒是指对被患者的少量体液、血液、分泌物等感染性物质小范围污染的环境表面进行的清洁与消毒处理。

一百一十一、清洗与消毒的原则有哪些？

答：（1）应遵循先清洗再消毒的原则，采取湿式卫生的清洁方式。

（2）根据风险等级和清洁等级要求制定标准化操作规程，内容应包括清洁与消毒的工作流程、作业时间和频率、使用的清洁剂与消毒剂名称、配制浓度、作用时间以及更换频率等。

（3）应根据环境表面和污染程度选择适宜的清洁剂。

（4）有明确病原体污染的环境表面，应根据病原体抗力选择有效的消毒剂，消毒剂的选择参考 WS/T 367《医疗机构消毒技术规范》。消毒产品的使用按照其说明书执行。

（5）无明显污染时可采用消毒湿巾进行清洁与消毒。

（6）清洁病房或诊疗区域时，应有序进行，由上而下，由里到外，由轻度污染区到重度污染区。

（7）实施清洁与消毒时应做好个人防护。

（8）对高频接触、易污染、难清洁与消毒的表面，可采取屏障保护措施，用于屏障保护的覆盖物（如塑料薄膜、铝箔等）实行一用一更换。

（9）清洁工具应分区使用，实行颜色标记。

（10）宜使用微细纤维材料的擦拭布巾和地巾。

（11）对精密仪器设备表面进行清洁与消毒时，应参考仪器设备说明书，关注清洁剂与消毒剂的兼容性，选择适合的清洁与消毒产品。

（12）在诊疗过程中发生患者体液、血液等污染时，应随时进行污点清洁与消毒。

（13）环境表面不宜采用高水平消毒剂进行日常消毒。

（14）不应将使用后或污染的擦拭布巾或地巾重复浸泡至清洁用水、使用中的清洁剂和消毒剂内。

一百一十二、使用过或污染后的复用清洁工具应如何处理？

答：清洁工具使用后应及时清洁与消毒，干燥保存，其复用处理方式包括手工清洗和机械清洗。有条件的医疗机构宜采用机械清洗、热力消毒、机械干燥、装箱备用的处理流程。热力消毒要求 A_0 值达到 600 及以上，相当于 80℃ 持续时间 10min，或 93℃ 持续时间 30s。

注：A_0 值是通过温度/时间的关系评价热力消毒杀灭效果的指标。

一百一十三、医疗机构环境清洁卫生审核方法有哪些？

答：（1）目测法

采用格式化的现场检查表格，培训考核人员，统一考核评判方法与标准，检查环境是否干净、干燥、无尘、无污垢、无碎屑、无异味等。

（2）化学法

荧光标记法：将荧光标记在邻近患者诊疗区域内高频接触的环境表面。在环境清洁服务人员实施清洁工作前预先标记，清洁后借助紫外线灯检查荧光标记是否有效被清除，计算有效的荧光标记清除率，考核环境清洁工作质量。

荧光粉迹法：将荧光粉撒在邻近患者诊疗区域内高频接触的环境表面。在环境清洁服务人员实施清洁工作前预先标记，清洁后借助紫外线灯检查荧光粉是否被扩散，考核环境清洁工作"清洁单元"的依从性。

（3）三磷酸腺苷（ATP）法

按照 ATP 监测产品的使用说明书执行，记录监测表面的相对光单元值（RLU），考核环境表面清洁工作质量。

第二节　医疗器械生产环境卫生要求

一百一十四、如何选择生产无菌医疗器具工厂的厂址？

答：（1）厂址应选择在卫生条件好、空气清新、大气含尘含菌浓度低、无有害气体、自然环境好的地区；厂址应远离铁路、码头、机场、交通要道以及散发大量粉尘和有害气体的工厂、贮仓、堆场等存在严重空气污染、水质污染、振动或噪声干扰的区域。洁净厂房与市政交通干道之间的距离不宜小于50m。

（2）厂区应远离有污染源的区域。

一百一十五、生产无菌医疗器具的厂区有什么要求？

答：无菌医疗器具生产企业必须有整洁的生产环境。

（1）厂区的地面、路面及运输等不应对无菌医疗器具的生产造成污染。

（2）厂区内主要道路应宽畅，路面平整，并选择不易起尘的材料建造。

（3）厂区应布局合理。行政区、生活区和辅助区不应对生产区有不良影响。动物房和灭菌车间应设在僻静安全的位置，并应有相应的安全、通风和排污（毒）设施，其设计建造应符合国家有关规定。

（4）生产厂房周围应达到四无（无积水、无杂草、无垃圾、无蚊蝇孳生地），宜无裸露土地。

一百一十六、对无菌医疗器具生产厂房的要求是什么？

答：生产厂房按生产工艺和产品质量要求分为一般生产区和洁净区。厂房应按生产工艺流程及所要求的空气洁净度级别进行合理布局。生产无菌医疗器具要求在洁净区生产。

一百一十七、对无菌医疗器具生产技术的要求是什么？

答：无菌医疗器具应采用使污染降至最低限的生产技术。在考虑生产环境的洁净度级别时，应与生产技术结合起来。当生产技术不能保证医疗器具使用表面不受污染或不能有效排除污染时，生产环境的洁净度应在条件许可的前提下尽量提高。

一百一十八、一般生产区和洁净室（区）的要求有什么区别？

答：一般生产区应设计合理，采光、通风良好，能够满足生产需要。洁净区除需满足这些条件外，还应配置与洁净度级别相适应的空气调节净化系统，表2-2给出了无菌医疗器具洁净室（区）空气洁净度级别要求。

表2-2 无菌医疗器具洁净室（区）空气洁净度级别要求

洁净度级别	尘埃最大允许数/（个/m³）		微生物最大允许数	
	≥0.5μm	≥5μm	沉降菌/（个/皿）	浮游菌/（个/m³）
100级	3 500	0	1	5
10 000级	350 000	2 000	3	100
100 000级	3 500 000	20 000	10	500
300 000级	10 500 000	60 000	15	—

一百一十九、设计、建设和装修洁净厂房需要注意哪些问题？

答：（1）在设计、建设和装修洁净厂房时，应考虑其便于清洁。洁净室（区）的内表面应平整、光滑、无裂缝，接口严密，无颗粒物脱落，能耐受清洗和消毒，墙壁与地面的交界处宜做成弧形或采用其他措施，以减少灰尘积聚和便于清洁，并有防尘、防污染、防止昆虫和其他动物及异物混入等设施。

（2）操作台应光滑、平整、无缝隙、不脱落尘粒和纤维，不积尘，便于清洗、消毒，不可用木质或油漆台面。

（3）洁净室（区）内使用的压缩空气等气体均应经过净化处理。特别是与产品使用表面直接接触的气体的洁净度应进行验证并进行常规控制，以符合相应要求。

一百二十、对洁净室（区）内的门、窗等有什么要求？

答：（1）人员净化室、洁净室（区）的外窗应采用双层窗，并具有良好的密封性。洁净室（区）的顶棚及进入洁净室（区）内的管道、风口与墙壁或顶棚的部位均应密封。

（2）洁净室（区）的门应密封良好，并向洁净度高的方向开启。

（3）洁净室（区）应设有安全门，并向安全疏散方向开启，平时密封良好，紧急时易于打开，安全通道应无障碍。

（4）洁净室（区）应选用外部造型简单、不易积尘、便于擦拭的照明灯具，照明灯具宜明装不宜悬吊。采用吸顶安装时，灯具与顶棚接缝处应采用可靠的密封措施。

（5）洁净室（区）内的水池、地漏应有适当的设计和维护装置，不得对无菌医疗器具产生污染，并安装易于清洁且带有空气阻断功能的装置以防倒灌，同外部排水系统的连接方式应当能够防止微生物的侵入。100级的洁净室（区）内不应设置地漏。

一百二十一、对洁净室（区）内人流、物流走向有什么要求?

答：洁净室（区）应按照无菌医疗器械的生产工艺流程及所要求的空气洁净度级别进行合理布局，人流、物流走向应合理，各行其道，严格分开，禁止交叉往复。同一洁净室（区）内或相邻洁净室（区）间的生产操作不应互相交叉污染。应根据所生产的无菌医疗器具的质量要求，确定在相应级别洁净室（区）内进行生产的过程，避免生产中的污染。空气洁净级别不同的洁净室（区）之间的静压差应大于5Pa，洁净室（区）与室外大气的静压差应大于10Pa，并应有指示压差的装置。必要时，相同洁净级别的不同功能区域（操作间）之间也应当保持适当的压差梯度。

一百二十二、对洁净室（区）内水、电等输送线路有什么要求?

答：洁净室（区）内的水、电等输送线路宜暗敷。电气管线管口、安装于墙上的各种电气设备与墙体接缝处均应可靠密封。

一百二十三、对生产植入等无菌医疗器具洁净度有什么要求?

答：（1）植入和介入到血管内的无菌医疗器具及需要在10 000级下的局部100级洁净室（区）内进行后续加工（如灌装封等）的无菌医疗器具或单包装出厂的配件，其末道清洁处理、组装、初包装、封口的生产区域和不经清洁处理的零部件的加工生产区域应不低于10 000级洁净度级别。

（2）与血液、骨髓腔或非自然腔道直接或间接接触的无菌医疗器具或单包装出厂的配件，其末道清洁处理、组装、初包装、封口的生产区域和不经清洁处理的零部件的加工生产区域应不低于100 000级洁净度级别。

（3）与人体损伤表面和黏膜接触的无菌医疗器具或单包装出厂的配件，其末道清洁处理、组装、初包装、封口的生产区域和不经清洁处理的零部件的加工生产区域应不低于300 000级洁净度级别。

（4）对于有要求或采用无菌操作技术加工的无菌医疗器具（包括医用材料），应在10 000级下的局部100级洁净室（区）内进行生产。

一百二十四、洁净室（区）内有多个工序时应如何操作?

答：洁净室（区）内有多个工序时，应根据各工序的不同要求，采用不同的空气洁净度级别。在满足生产工艺要求的条件下，洁净室（区）的气流组织可采用局部工作区空气净化和全室空气净化相结合的形式，如10 000级下的局部100级洁净区。

一百二十五、对进入洁净室（区）的原料、零配件及包装材料等有什么要求？

答：（1）进入洁净生产区的物料等应有清洁措施，如进入脱外包装室、除尘室等。

（2）进入洁净室（区）的物品，包括原料和零配件等必须按程序进行净化处理。对于需清洁处理的无菌医疗器具的零配件，末道清洁处理应在相应级别的洁净室（区）内进行，末道清洁处理介质应满足产品质量的要求。

（3）与无菌医疗器具的使用表面直接接触、不需清洁处理即可使用的初包装材料，其生产环境洁净度级别的设置应当遵循与产品生产环境的洁净度级别相同的原则，使初包装材料的质量满足所包装无菌医疗器具的要求；若初包装材料不与无菌医疗器具使用表面直接接触，应在不低于 300 000 级洁净室（区）内生产。

一百二十六、对进入洁净室（区）的物料应如何进行清洁？

答：（1）物料净化室与洁净室（区）之间应设置气闸室或双层传递窗，用于传递物料和其他物品。

（2）物料运输、贮存的外包装及易脱落粉尘和纤维的包装材料不应进入洁净室（区）。

（3）直接接触产品的初包装材料在运输、贮存和传递中应有效防止污染，至少有两层密封包装。

一百二十七、对在无菌医疗器具生产过程中产生的有害物质应如何处理？

答：生产过程中产生粉尘、烟雾、毒害物、射线和紫外线等有害物质的厂房、设备应安装相应的防护装置，建立其工作环境条件的要求并形成文件，以进行有效控制。

一百二十八、对洁净室（区）的温湿度有什么要求？

答：洁净室（区）的温度和相对湿度应与产品生产工艺要求相适应。无特殊要求时，温度应控制在 18℃ ~28℃，相对湿度应控制在 45% ~65%。

一百二十九、对洁净室（区）内工艺装备和设施、中间产品或产品存放有什么要求？

答：（1）洁净室（区）只能设置必要的工艺装备和设施。

（2）应有与生产规模相适应的空间存放洁净室（区）内生产的中间产品或产品，且尽可能靠近与其相联系的生产区域，减少运输过程中的混杂与污染。存放区域内应安排待验区、合格区和不合格区，有明显标识。

一百三十、对洁净室（区）内除生产区外的区域有什么要求？

答：洁净工作服清洗干燥间、洁具间、专用工位器具的末道清洁处理与消毒区域的空气洁净度级别可低于生产区一个级别，但不得低于 300 000 级。无菌工作服的整理、灭菌后的贮存应在 10 000 级洁净室（区）内。

一百三十一、不同洁净度级别的洁净室（区）应如何布置？

答：空气洁净度高的洁净室（区）宜布置在人员最少经过或到达的区域，不同洁净度级别的洁净室（区）按从高到低、由里及外布置。不同级别洁净室（区）之间相互联系应有防止污染措施，如气闸室或双层传递窗。

一百三十二、对不同洁净度级别的洁净室（区）之间的物料传递有什么要求？

答：不同空气洁净度区域之间的物料传递（如采用传送带时），为防止交叉污染，传送带不宜穿越隔墙，宜在隔墙两侧分段传送。对不可灭菌产品生产区内不同空气洁净度区域之间的物料传递，应分段传送，除非传递装置采用连续消毒方式。

一百三十三、若需要在洁净室（区）内进行清洗，有什么要求？

答：（1）需在洁净室（区）内清洗的器具，其清洁室的空气洁净度级别应与产品要求相适应。100 级、10 000 级洁净室（区）的设备及器具宜在本区域外清洗，其清洗室的空气洁净度不应低于 100 000 级。

（2）清洁工具洗涤、干燥及存放宜设独立的卫生且通风良好的洁具间。洁具不应存放在洁净室（区）内。

一百三十四、对进入洁净室（区）内的人员有什么要求？

答：（1）凡在洁净室（区）工作的人员应定期进行环境卫生和微生物学基础知识、洁净作业等方面培训。企业有关人员应对临时进入洁净室（区）的人员进行指导和监督。

（2）应建立对人员的清洁要求，制定洁净室（区）工作人员卫生守则，内容应包括经常理发、洗澡、剪指甲，不准化妆、不准佩戴饰物，严禁将个人物品带入洁净室（区）等，并有专人检查。

（3）人员进入洁净室（区）应按照程序进行净化，并穿戴工作帽、口罩、洁净工作服、工作鞋。裸手接触产品的操作人员每隔一定时间应对手再次进行消毒。裸手消毒剂的种类应定期更换。图2-1和图2-2给出了人员进出洁净生产区和无菌操作洁净生产区的一般程序。

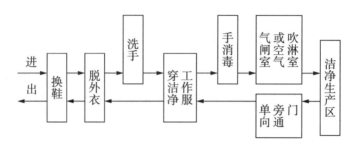

图2-1　人员进出洁净生产区的程序图例

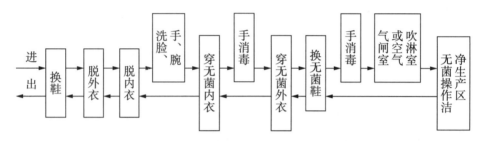

图2-2　人员进出无菌操作洁净生产区的程序图例

（4）进入人员净化区域的换鞋处，注意两种鞋不要交叉污染，外出鞋和将要换的鞋应有明显不易随意跨越的界限。在洁净室（区）内不应穿拖鞋。

（5）人员流动应严格遵守从低洁净度区域向高洁净度区域方向流动。

（6）洁净室（区）仅限于该区域生产操作和经批准的人员进入。

一百三十五、如何控制洁净室（区）人员可能带来的污染？

答：（1）洁净室（区）工作人员人均面积应不少于4m²。

（2）盥洗室水龙头按最大班人数每10人设1个，龙头开闭不宜采用手动式。

（3）应制定人员健康要求，建立人员健康档案。直接接触物料和产品的人员每年至少体检一次。患有传染性和感染性疾病的人员不得从事直接接触产品的工作。

（4）气闸室的出入门应有防止同时打开的措施。设置单人空气吹淋室时，应按最大班人数每30人设1台。洁净室（区）工作人员超过5人时，空气吹淋室一侧应设单向旁通门。

（5）应明确人员服装要求，制定洁净和无菌工作服的管理规定。工作服及其质量应与生产操作的要求及操作区的洁净度级别相适应，其式样和穿着方式应能够满足保护产品和人员的要求。洁净工作服和无菌工作服不得脱落纤维和颗粒性物质，无菌工作服应能够包盖全部头发、胡须及脚部，并能阻留人体脱落物。

一百三十六、洁净室（区）需要制定哪些文件？

答：（1）应制定洁净室（区）的卫生管理文件，按照规定对洁净室（区）进行清洁处理和消毒，并保存记录。所用的消毒剂或消毒方法不得对设备、工艺装备、物料和产品造成污染。消毒剂品种应定期更换，防止产生耐药菌株。

（2）应建立清场的管理规定，以防止产品的交叉污染，并做好清场记录。

一百三十七、洁净室（区）的日常监测项目有哪些？

答：应按照医疗器械行业相关标准要求（见表2-3）对洁净室（区）的尘粒、浮游菌或沉降菌、换气次数或风速、静压差、温度和相对湿度进行定期检（监）测，并保存检（监）测记录。

表2-3　无菌医疗器具洁净室（区）环境要求及监测

监测项目		技术指标				监测方法	监测频次
		100级	10 000级	100 000级	300 000级		
温度/℃		（无特殊要求时）18~28				GB 50591—2010	1次/班
相对湿度/%		45~65					1次/班
风速/（m/s）		水平层流≥0.4 垂直层流≥0.3	—	—	—		1次/月
换气次数/（次/h）		—	≥20	≥15	≥12		1次/月
静压差/Pa		不同级别洁净室（区）及洁净室（区）与非洁净室（区）之间≥5					1次/月
		洁净室（区）与室外大气≥10					
尘埃数/m³	≥0.5μm	≤3 500	≤350 000	≤3 500 000	≤10 500 000	GB/T 16292—2010	1次/季度
	≥5μm	0	≤2 000	≤20 000	≤60 000		
浮游菌数/（个/m³）		≤5	100	500	—	GB/T 16293—2010	1次/月
沉降菌数/（个/m³）		≤1	≤3	≤10	≤15	GB/T 16294—2010	1次/周
说明：无菌医疗器具洁净室（区）在静态条件下检测的尘埃数、浮游菌数或沉降菌数、换气次数（100级层流风速）、静压差、温度、相对湿度应符合规定，应按监测频次对上述参数进行动态测试。							

一百三十八、对无菌产品和样品贮存有什么要求？

答：应根据对产品质量影响的程度规定各种无菌医疗器具产品和材料的贮存条件，贮存场所应具有相应的环境监控设施，应控制和记录贮存条件，贮存条件应在标签或使用说明书中注明。

第三章　常用消毒方法

第一节　湿热消毒

一百三十九、何谓湿热消毒？其特点有哪些？

答：湿热消毒是指利用湿热使菌体蛋白质变性或凝固，酶失去活性，代谢发生障碍，从而导致细胞死亡的过程。

湿热消毒采用高温蒸汽或热水作为消毒介质，应用广泛，效果可靠。湿热消毒的介质（水）的比热比干热消毒的介质（空气）的比热大，水或蒸汽传导热能的效率比空气更高，穿透性更强。使用湿热消毒时，由于蒸汽含有大量潜热，在冷凝过程中可释放热量，使物体迅速升温，所以湿热消毒不仅缩短了消毒时间，同时降低了热力消毒所需要的超高温度，因此能够更好地保护物品不因过高温度引起的损坏。

一百四十、常见的湿热消毒方法有哪些？

答：压力蒸汽灭菌、煮沸消毒、流通蒸汽消毒、巴氏消毒、热浴灭菌。

一百四十一、湿热消毒的作用机制是什么？

答：湿热消毒的作用机制是蛋白质经加热释放硫氢基，形成较少的肽链，这种肽链很活泼，可相互结合形成新的化合物。肽链的活泼性随水分的增加而增强。

一百四十二、湿热消毒的消毒介质是什么，其优点有哪些？

答：湿热消毒采用高温蒸汽和热水作为消毒介质，具有安全、无毒性残留、环保的优点。

一百四十三、湿热消毒中的巴氏消毒的命名由来是什么？

答：巴氏消毒是由巴斯德发明的消毒方法，故以其来命名。

一百四十四、耐湿、耐热的器械、器具和物品首选什么消毒方法？

答：耐湿、耐热的器械、器具和物品首选机械湿热消毒法。

一百四十五、湿热消毒采用的水的标准是什么？

答：湿热消毒应采用经纯化的水，电导率≤15μs/cm（25℃）。

一百四十六、医院消毒供应中心哪些设备可以提供湿热消毒？

答：煮沸消毒器、全自动清洗消毒器等。

一百四十七、器械、器具和物品在湿热消毒前要进行什么处理？

答：器械、器具和物品在湿热消毒前要进行清洗。

一百四十八、煮沸消毒时对水位有什么要求？

答：煮沸消毒时水位要完全浸没器械。

一百四十九、玻璃类器具和橡皮类器具在进行湿热消毒时的注意事项有哪些？

答：玻璃类器具冷水时放入；橡皮类器具水沸后放入，以免橡胶变软。

一百五十、在用煮沸消毒器消毒器械时，对放入器械的量有什么要求？

答：每次放入消毒器物品的量不应超过消毒器容量的3/4。

一百五十一、在煮沸消毒时，中途加入物品，如何计时？

答：煮沸消毒中途加入物品，应按照最后放入物品的时间，重新计算消毒时间。

一百五十二、煮沸消毒器湿热消毒的原理是什么？

答：在煮沸槽中加入纯化水，通过电加热待水达到90℃或者沸腾达到100℃后，将清洗后的器械浸泡于热水中，开始计算消毒时间，消毒时间为1min～5min。

一百五十三、全自动喷淋清洗机湿热消毒的原理是什么？

答：利用热水进行喷淋冲洗，在保持一定温度和时间的条件下实现器械消毒。

一百五十四、湿热消毒监测资料和记录的保存期为多长时间？

答：湿热消毒监测资料和记录的保存期应≥6个月。

一百五十五、消毒供应中心的湿热消毒方法属于什么消毒？

答：消毒供应中心的湿热消毒方法属于物理消毒。

一百五十六、在热水或热蒸汽的环境下，湿热消毒的湿度与微生物杀灭效果的关系如何？

答：在热水或热蒸汽的环境下，湿热消毒的湿度越高，蛋白质的变性或者凝固越快，对微生物的杀灭效果越好。

一百五十七、哪些微生物对湿热消毒敏感？

答：细菌繁殖体、病毒、真菌等对湿热消毒敏感。

一百五十八、在高海拔地区进行煮沸消毒时，有什么注意事项？

答：在高海拔地区进行煮沸消毒时应适当延长煮沸时间。

第二节　紫外线消毒

一百五十九、何谓紫外线？

答：紫外线属于电磁辐射的一种，为一种不可见光，又称紫外光，根据其波长分为A波段（波长315.0nm～400.0nm）、B波段（波长280.0nm～315.0nm）和C波段（波长100.0nm～280.0nm）。杀菌作用较强的波长为250.0nm～280.0nm。紫外线杀菌灯所采用的波长为253.7nm。

一百六十、紫外线的杀菌机制是什么？

答：关于紫外线的杀菌机制有以下几种观点：

（1）对细菌核酸的破坏。细菌的核酸极容易吸收紫外线，脱氧核糖核酸（DNA）、核糖核酸（RNA）受到紫外线照射，其碱基受到破坏，从而使核酸失去复制等功能导致细菌死亡。

（2）对细菌蛋白质的破坏。尽管细菌蛋白质对紫外线吸收量较少，但由于蛋白质吸收紫外线的主要部位为氨基酸，氨基酸的结构受到破坏使蛋白质失去生物活性，从而导致细菌死亡。

（3）对细菌核糖的破坏。有学者发现核酸链中的核糖可吸收紫外线而使其受到破坏，造成核酸链断裂致细胞死亡。

（4）自由基作用。据研究推测，紫外线作用于化学物质可产生具有氧化性的自由基，从而引起氨基酸的光电离，也能导致细菌死亡。但这种推测有待进一步证实。

一百六十一、紫外线对哪些微生物有杀灭作用？

答：紫外线可以杀灭各种微生物，包括细菌繁殖体、病毒、细菌芽孢、立克次氏体和真菌等，对真菌孢子效果较差。

一百六十二、紫外线杀菌的最佳波长是多少？

答：目前用于消毒的紫外线杀菌灯多为低压汞灯，它所产生的紫外线的波长95%为253.7nm，分为普通型紫外线灯和低臭氧紫外线灯。普通型紫外线灯除辐射大量253.7nm的紫外线之外，还可以辐射出184.9nm的紫外线，184.9nm波长可激发空气中的氧气（O_2）形成臭氧（O_3），所以又称为臭氧紫外线灯。低臭氧紫外线灯是在石英玻璃中掺入能阻挡184.9nm波长的紫外线向外辐射，产生臭氧很少，又称无臭氧紫外线灯。

一百六十三、紫外线消毒有何优点和缺点？

答：紫外线是一种低能量电磁波。优点：杀菌谱广，使用方便，可用于室内空气、各种物体表面、水和其他液体的消毒。缺点：穿透能力差，只能透入清水1cm～2cm，透入血渍和牛乳1mm～2mm，不能穿透固体物质；紫外线及其产生的臭氧对人体有害，所以消毒时室内不能有人。

一百六十四、紫外线消毒有哪些类型？

答：紫外线主要用于室内空气、水、物体表面的消毒。

（1）空气的消毒分固定式照射和移动式照射。固定式照射包括正面照射、侧面照射、反向照射和屏幕照射；移动式照射包括活动灯架的暴露式照射和风筒式的通过式照射。

（2）水的消毒有直流式装置和套管式装置。

（3）物体表面的消毒以正向垂直照射最佳。灯管距离污染物体表面不宜超过1m，照射时间不得少于30min，有效区为灯管周围1.5m～2m。

一百六十五、哪些因素影响紫外线的消毒作用？

答：影响紫外线消毒作用的因素主要包括：
（1）微生物的类型；
（2）微生物污染的数量和程度；
（3）温度和湿度；
（4）有机物污染程度；
（5）微生物的生长阶段和修复能力；
（6）微生物的悬浮载体。

一百六十六、不同的微生物对紫外线的抗力如何？

答：不同的微生物对紫外线照射的敏感程度不同，细菌芽孢、病毒、细菌繁殖体对紫外线的抗力由强到弱。

一百六十七、温度对紫外线消毒有何影响？

答：紫外线消毒的适宜温度为20℃～40℃。温度对紫外线辐射强度有一定影响，温度过高、过低都会使辐射强度降低，从而影响消毒效果。当温度降至4℃时，辐射强度可降为一般室温辐射强度的65%。

一百六十八、湿度对紫外线消毒有何影响？

答：紫外线消毒的最佳湿度为40%～60%。湿度达到70%以上，可使杀灭率急剧下降；超过80%，反而对微生物产生激活作用。

一百六十九、介质对紫外线消毒有何影响？

答：紫外线杀死悬浮在空气中细菌的能力比杀死固体表面或水溶液中的同一细菌的能力强。紫外线在酸性介质中的杀菌能力比碱性介质中的强。

一百七十、空气中的悬浮颗粒对紫外线杀菌有何影响？

答：空气中的悬浮颗粒可吸收紫外线而降低其杀菌效果。当空气中含有颗粒达到800个/cm³～900个/cm³，杀菌效果可降低20%～30%。用紫外线照射干燥颗粒杀菌比液体颗粒需要更长时间，照射剂量更大。

一百七十一、紫外线的穿透力受什么因素影响？

答：紫外线在空气中的穿透力受悬浮颗粒与湿度的影响。紫外线在液体中的穿透力受深度、杂质和有机物含量的影响。深度增加，穿透力降低；液体中含矿物质不同，穿透力可相差上百倍；液体中包含有机物和酒类、果汁、蛋清、醋等，只需 $0.1\mu m \sim 0.5\mu m$ 的厚度即可阻留90%以上的紫外线。

一百七十二、紫外线用于空气消毒时有何要求？

答：要求灯的功率平均每立方米 $\geqslant 1.5W$，即 $10m^2 \sim 15m^2$ 面积应安装30W紫外线灯管1支。一般照射消毒时间 $>30min$。

一百七十三、利用紫外线消毒水的要求是什么？

答：一般采用水内照射或水外照射。采用水内照射的紫外线光源应装有玻璃保护罩。不论采用何种方法，水层厚度均不超过2cm。照射剂量一般需 $90\,000\mu W \cdot s/cm^2$。

第三节　臭氧消毒

一百七十四、什么是臭氧？

答：臭氧为淡蓝色气体，具有特殊的鱼腥臭味，广泛存在于自然界中。臭氧在空气中达到一定浓度时，具有杀灭微生物的作用。臭氧不稳定，可自行分解成原子氧和分子氧。

一百七十五、臭氧主要有哪些理化性质？

答：臭氧（O_3）是氧气（O_2）的同素异形体，相对分子质量为48.00，又名三原子氧。在常温下，纯臭氧为淡蓝色气体，具有鱼腥臭味。在标准大气压下，0℃时，臭氧的密度为2.144g/L。臭氧气体很不稳定，可自行分解为原子氧和分子氧，分解速度受浓度、温度、压力、pH、纯度等因素的影响。臭氧经过冷压处理可液化为蓝色液体，其比重为1.71，沸点为 −112.3℃，熔点为 −192.1℃。臭氧的半衰期为12h~16h，最后还原成氧，无残留污染。臭氧可溶于水，25℃条件下，在水中的溶解度为3%，比氧气的溶解度高10倍。臭氧在水中的分解速度与水温、pH、水质等有关。常温常压状态下，臭氧在水中的半衰期为10min~60min，温度对水中臭氧的半衰期影响显著。

一百七十六、臭氧对哪些微生物有杀灭作用？

答：臭氧属于高效消毒剂，可杀灭各种微生物，臭氧气体或水溶液均具有很强的杀灭微生物的作用，可杀灭细菌繁殖体和芽孢、病毒、真菌等，对原虫及卵囊也有很好的灭活作用。

一百七十七、臭氧消毒的机制是什么？

答：经研究证明，臭氧杀灭微生物主要靠其产生的新生氧的强氧化作用。臭氧的氧化作用主要有两条途径：一是通过亲核或亲电作用直接参与反应，二是通过活泼的自由基引起间接反应。

臭氧消毒的机制首先是直接氧化细胞壁，臭氧与细胞壁脂类的双键起反应，逐渐作用到细胞外壳蛋白和脂多糖层，直到完全破坏细胞内各种成分，导致细菌死亡。臭氧可以直接作用于细胞的细胞膜，通过与脂类双键发生反应，使细胞壁和细胞膜的成分受到损害，通透性发生改变，使细胞内成分变性、溶解，导致细菌死亡。

臭氧通过破坏核糖核酸（RNA）或脱氧核糖核酸（DNA）完成对病毒的灭活。研究表明，臭氧可以破坏构成病毒衣壳的蛋白多肽链，使 RNA 和 DNA 受到破坏。

一百七十八、臭氧消毒的原理是什么？

答：臭氧是一种强氧化剂，消毒过程属于生物化学氧化反应。

（1）臭氧能氧化分解细菌内部合成葡萄糖所需的酶，使细菌灭活死亡。

（2）直接与细菌、病毒作用，破坏其细胞器和 DNA、RNA，使其新陈代谢受到破坏，导致其死亡。

（3）透过细胞膜侵入细胞内，作用于外膜的脂蛋白和内部的脂多糖，使细菌发生通透性畸变而溶解死亡。

一百七十九、臭氧消毒主要应用于哪些方面？

答：（1）室内空气消毒：臭氧空气消毒是最佳的使用形式，对空气中的微生物有强大的杀灭作用。臭氧对冷库空气消毒具有良好的效果。

（2）物体表面消毒：在密闭性比较好的环境内，相对湿度 70% 以上，臭氧对光滑的物体表面和湿润粗糙的表面上的微生物具有良好的杀菌效果；臭氧消毒柜是典型的表面消毒装置，对于消毒餐具和生活用品，特别是不耐热物品具有优势。臭氧对餐具消毒的最突出优点是无残留毒性；臭氧水用于烧伤创面的清创消毒，对创面细菌清除率为 94.5%，临床总有效率为97.1%。

（3）水体消毒：主要优点是作用快速、无毒性及毒性残留物，用于水消毒、饮用水消毒、纯化水消毒、医院污水消毒。

（4）床单位消毒：臭氧床单位消毒设备采用无声放电臭氧发生器产生臭氧，臭氧床单位消毒设备消毒期间臭氧不会泄露，外环境空气中臭氧浓度应小于0.2mg/m³，具有较好的安全性。

一百八十、影响臭氧消毒效果的因素有哪些？

答：（1）浓度：臭氧消毒的效果直接受其浓度的影响，空气中臭氧浓度为0.21mg/m³时，作用10min，对金黄色葡萄球菌只能杀灭90%；臭氧浓度增加到0.72mg/m³时，杀灭率可增加至99.99%。

（2）作用时间：在一定条件下，作用时间对臭氧水的杀灭效果影响不大。浓度为0.3mg/L的臭氧水作用30s与作用5min，其杀灭率均在99.9%左右。浓度为12mg/L的臭氧水作用20min与作用40min，对枯草杆菌黑色变种芽孢的杀灭率几乎无差别。

（3）相对湿度：相对湿度直接影响空气中臭氧的稳定性，因而对杀菌效果影响明显。试验证明，空气中臭氧浓度为5.55mg/m³~5.67mg/m³，相对湿度为56%时，60min后臭氧量下降了85%，对细菌芽孢只能杀灭50%；将相对湿度增加到100%时，60min后臭氧量只下降了26.5%、对细菌芽孢杀灭率增加到98.78%。

（4）温度：温度增加，臭氧的杀菌作用只略有增强，臭氧气体熏蒸消毒受温度影响比较小。气温由16℃增加到37℃，臭氧浓度下降几乎没有差别。但臭氧水杀菌效果明显受温度影响。

国外学者研究表明，臭氧在22℃时对微小隐孢子虫的灭活效果比在7℃时好。

国内学者研究表明，水中臭氧浓度较低（0.3mg/L）时，温度对其杀菌效果有影响，而随着温度升高，杀灭率略有降低。对于较高浓度的臭氧水（0.6mg/L以上），温度的影响逐渐变得不明显。

（5）有机物：水中有机物可加速臭氧分解、消耗部分臭氧，故对杀菌作用有明显影响。在清洁水中微生物易被臭氧杀灭，而在污水中臭氧需要较长时间才能发挥作用。

一百八十一、臭氧消毒有何毒副作用？

答：臭氧的毒性主要来自对蛋白质和脂肪酸的氧化，从而损伤机体组织。动物实验表明，臭氧毒性的起点浓度为0.3mg/m³。而人对空气中臭氧嗅觉感应浓度为0.02mg/m³~0.04mg/m³。人与0.5mg/m³~1.0mg/m³的臭氧接触1.5h，可出现口干、咳嗽；如果浓度过高，接触时间过长，会出现强烈的呼吸道症状。臭氧对人体可造成伤害，对呼吸道黏膜有明显刺激性，特别是对肺组织损伤严重。

臭氧对物品具有氧化作用，对橡胶类制品腐蚀性较大，对金属亦具有腐蚀性。实验证明，经过 $9mg/m^3$ 的臭氧每天作用 6h，连续 45d，可使铜片变脆，对不锈钢和塑料影响不大。

第四节　常用化学消毒剂的应用

一百八十二、何谓消毒剂？

答：用于杀灭传播媒介上的病原微生物使其达到消毒或灭菌要求的制剂。标准规定的消毒剂既包括由化学成分、生物成分和金属离子配制成的制剂，也包括由专门的发生器或生成器产生的次氯酸钠、臭氧气体、臭氧水、酸性氧化电位水、微酸性电解水和二氧化氯等。

一百八十三、化学消毒剂按照物理性状分为几类？

答：（1）固体消毒剂：主要有漂白粉、二氯异氰尿酸钠、氯己定（洗必泰）、三氯散等。

（2）液体消毒剂：主要有过氧乙酸、戊二醛、过氧化氢、乙醇、异丙醇等。

（3）气体消毒剂：主要有环氧乙烷、臭氧等。

一百八十四、化学消毒剂按照杀灭微生物的能力分为几类？

答：（1）高水平消毒剂：主要有环氧乙烷、过氧化氢、过氧乙酸、戊二醛、二氧化氯、次氯酸钠、优氯净等，其中过氧化氢、过氧乙酸、环氧乙烷、戊二醛可作为灭菌剂。

（2）中水平消毒剂：主要有酚类消毒剂、碘伏、乙醇等。

（3）低水平消毒剂：主要有氯己定（洗必泰）、三氯散、季铵盐类等。

一百八十五、化学消毒剂按照有效成分分为几类？

答：（1）醇类消毒剂：主要有乙醇、正丙醇、异丙醇等。

（2）含氯消毒剂：在水溶液中能生成次氯酸，主要有次氯酸钠、氯化磷酸三钠、漂白粉、二氧化氯、优氯净、氯胺等。

（3）含碘消毒剂：主要有碘酊、碘伏（聚维酮碘和聚醇醚碘）和碘水溶液等。

（4）过氧化物类消毒剂：主要有过氧乙酸、过氧化氢、过氧戊二酸、臭氧等。

（5）胍类消毒剂：代表产品有氯己定、聚六亚甲基胍及其衍生物、复方配合产品（氯己定与醇、碘、季铵盐配伍配制的复方消毒剂）。

（6）酚类消毒剂：主要有苯酚、六氯酚、煤酚皂溶液等。

（7）季铵盐类消毒剂：主要有苯扎溴铵、杜米芬及某些双长链季铵盐等。

（8）醛类消毒剂：主要有甲醛、戊二醛、邻苯二甲醛等。

（9）杂环类消毒剂：主要有环氧乙烷、环氧丙烷、乙型丙内酯等。

（10）其他消毒剂：主要有高锰酸钾、三氯羟基二苯醚（代表产品有三氯散）和酸碱类消毒剂（乳酸、酸性氧化电位水等）。

上述各类化学消毒剂只有少部分以单药形式使用，以某种成分为主配制的各种复方消毒剂占绝大多数。

一百八十六、化学消毒剂按照用途分为几类？

答：（1）物体表面消毒剂。

（2）医疗器械消毒剂。

（3）空气消毒剂。

（4）手消毒剂。

（5）皮肤消毒剂。

（6）黏膜消毒剂。

（7）疫源地消毒剂。

一百八十七、常用的醇类消毒剂有哪些？

答：常用的醇类消毒剂主要有乙醇、异丙醇、正丙醇。乙醇使用浓度一般为70% ~ 80%（体积分数），乙醇含量不低于60%（体积分数）或52%（质量分数），有效成分含量的±10%应符合标识量。异（正）丙醇含量不低于60%（体积分数）或50%（质量分数），有效成分含量的±10%应符合标识量。复合醇的总含量不低于60%（体积分数）或50%（质量分数），有效成分含量的±10%应符合标识量。

一百八十八、醇类消毒剂的有效成分和应用范围是什么？

答：（1）有效成分：乙醇含量为70% ~ 80%（体积分数），含醇手消毒剂的乙醇含量＞60%（体积分数），复配产品应符合产品说明书。

（2）应用范围：主要用于手和皮肤消毒，也可用于较小物体表面的消毒。

一百八十九、醇类消毒剂的使用方法是什么？

答：（1）卫生手消毒：均匀喷雾手部或涂擦揉搓手部1遍~2遍，作用1min。

（2）外科手消毒：擦拭2遍，作用3min。

（3）皮肤消毒：涂擦皮肤表面2遍，作用3min。

（4）较小物体表面消毒：擦拭物体表面2遍，作用3min。

一百九十、使用醇类消毒剂时的注意事项有哪些？

答：（1）如果单一使用乙醇进行手消毒，建议消毒后使用护手霜。

（2）属于外用消毒液，不得口服，置于儿童不易触及处。

（3）易燃，远离火源。

（4）对醇类过敏者慎用。

（5）避光，置于阴凉、干燥、通风处密封保存。

（6）不宜用于脂溶性物体表面的消毒，不可用于空气消毒。

一百九十一、乙醇消毒剂的理化性质有哪些？

答：乙醇的分子式为C_2H_6O，结构式为CH_3-CH_2-OH，相对分子质量为46.07，乙醇为无色透明液体，具有辛辣气味，易挥发，易燃烧。其液体比重为0.8129，沸点为78.5℃，闪点为9℃~11℃，易溶于水、甘油和三氯甲烷等。乙醇可以溶解和清除皮肤上的油脂性物质，有利于杀菌。

一百九十二、乙醇的杀菌机制是什么？

答：乙醇杀菌效果好，作用快速，其杀菌机制如下：

（1）使蛋白质变性：乙醇作用于细菌细胞首先起到脱水作用，乙醇分子进入蛋白质分子的肽链，使蛋白质发生变性沉淀；这种作用在乙醇含量70%时较为明显。

（2）破坏细菌细胞壁：乙醇具有很强的渗透作用，60%~85%的乙醇比较容易渗透到菌体内，使细菌细胞破坏溶解。

（3）破坏微生物酶系统：乙醇通过抑制细菌酶系统（特别是脱氢酶和氧化酶等），阻碍正常代谢，从而抑制细菌生长繁殖。

一百九十三、乙醇消毒剂对微生物的杀灭作用有哪些？

答：乙醇属于中水平消毒剂，可快速、有效地杀灭多种微生物，但不能杀灭细菌芽孢。

（1）对细菌繁殖体的杀灭：使用 60%～90% 的乙醇水溶液浸泡或擦拭均可杀灭各种细菌繁殖体，但以 75%～85% 为最佳使用浓度。

（2）对真菌和结核杆菌的杀灭：乙醇对真菌和结核杆菌都有很强的杀灭效果。

（3）对病毒的灭活作用：乙醇对许多病毒有较强的灭活作用，对亲脂性病毒灭活效果最好。

一百九十四、使用乙醇消毒时的注意事项有哪些？

答：（1）使用浓度问题：使用浓度的最佳范围为 70%～85%，低于 60% 时，杀菌效果受到影响，高于 90% 时，会使表层蛋白质迅速凝固形成固化层，影响乙醇穿透效果，使深部微生物得到保护。

（2）消毒前的清洁：乙醇能迅速凝固蛋白质，形成表层保护，因此，用乙醇消毒前应首先清除表面的蛋白质等有机物。

（3）乙醇的损坏性：用乙醇消毒精密仪器时，应注意不要接触树胶和光学部件，乙醇对橡胶制品、树胶有损坏作用，并影响光学部件的性质。

（4）使用过程中要测试浓度。

（5）保存时倒入有盖的容器内防止挥发。

（6）盛装乙醇的消毒容器要定期更换，并进行清洗和灭菌。

一百九十五、异丙醇的理化性质和杀灭微生物的效果如何？

答：（1）理化性质：异丙醇为无色透明液体，带有较浓的乙醇气味，易溶于水，异丙醇易挥发并具有易燃性，沸点为 82.5℃，燃点为 11.7℃，分子式为 C_3H_8O，相对分子质量为 60.10，结构式为 $CH_3 - CH(OH) - CH_3$。

（2）杀灭微生物的效果：属于中水平消毒剂，可杀灭细菌繁殖体、真菌、分枝杆菌及病毒，但不能杀灭芽孢。

一百九十六、何谓含氯消毒剂？

答：在水中能产生具有杀菌活性的次氯酸的一类化学消毒剂。

一百九十七、何谓有效氯？

答：与含氯消毒剂氧化能力相当的氯量，其有效含量用 mg/L 或 %（g/100mL）表示。

一百九十八、常用的含氯消毒剂有哪几种？

答：含氯消毒剂属于高效消毒剂，包括有机含氯消毒剂和无机含氯消毒剂。

有机含氯消毒剂主要有二氯异氰尿酸钠、二（三）氯异氰尿酸及其他氯胺类消毒剂。

无机含氯消毒剂主要有漂白粉、含氯石灰精（高效次氯酸钙）、次氯酸钠、氯化磷酸三钠及二氧化氯等。

一百九十九、含氯消毒剂的杀菌机制是什么？

答：（1）氧化作用：含氯消毒剂在水中所产生的次氯酸与微生物细胞作用，首先氧化细胞壁的成分，继而破坏细胞壁进入细胞内继续氧化细胞内的各种成分，使其丧失生物学活性。

（2）氯化作用：氯与蛋白质可形成氮－氯复合物，改变了蛋白质的性质，干扰细胞代谢，从而致死微生物。

（3）新生态氧的杀菌作用：次氯酸钠在水溶液中产生次氯酸可分解出新生态氧，具有极强的氧化性，可与菌体成分（包括病毒的核酸物质）发生氧化作用而杀灭微生物。

二百、影响含氯消毒剂杀菌作用的因素有哪些？

答：（1）浓度：含氯消毒剂的浓度影响比较复杂，具有随浓度增加杀菌作用增强的规律，但亦存在差异。二氯异氰尿酸钠在高浓度时比次氯酸钠和氯胺杀菌效果好，而在低浓度时杀菌效果反而不如次氯酸钠。

（2）pH：所有含氯消毒剂都不同程度受溶液 pH 的影响。碱性条件可降低氯的活化度，影响杀菌效果，但有利于有效氯的稳定性；反之，酸性条件可增强氯的活化度，提高杀菌效果，但不利于有效氯的稳定性。所以，含氯消毒剂一经稀释，pH 随之下降，稳定性亦下降。

（3）有机物：蛋白质类的有机物可降低含氯消毒剂的杀菌作用。

（4）温度：含氯消毒剂的温度升高，可增强其杀菌能力。

（5）稳定性：含氯消毒剂中的优氯净等有机氯胺类比较稳定。多数无机含氯消毒剂稳定性都较差，漂白粉、次氯酸钠等都不可长期保持。当含氯消毒剂水溶液的 pH 调至 10 以上时，其稳定性提高。

二百〇一、影响含氯消毒剂杀菌能力的主要因素是什么？

答：含氯消毒剂杀灭微生物的能力与其有效氯的含量呈正比，所以含氯消毒剂的使用浓度均按有效氯的含量计算。

二百〇二、含氯消毒剂的有效成分和应用范围是什么？

答：（1）有效成分：以有效氯计，含量以 mg/L 或%表示，漂白粉≥20%，二氯异氰尿酸钠≥55%，84 消毒液依据产品说明书，常见为 2%～5%。

（2）应用范围：适用于物体表面、织物等污染物品以及水、水果、蔬菜和餐（饮）具等的消毒。

次氯酸消毒剂除上述用途外，还可用于室内空气、二次供水设备设施表面、手、皮肤和黏膜的消毒。

二百〇三、含氯消毒剂的使用浓度是什么？

答：（1）物体表面消毒时，使用浓度为 500mg/L。

（2）疫源地消毒时，物体表面使用浓度为 1 000mg/L，有明显污染物时，使用浓度为 10 000mg/L。

（3）室内空气和水等其他消毒时，依据产品说明书。

二百〇四、使用含氯消毒剂时的注意事项有哪些？

答：（1）属于外用消毒剂，不得口服，置于儿童不易触及处。

（2）配制和分装高浓度消毒液时，应戴口罩和手套；使用时应戴手套，避免接触皮肤。如不慎溅入眼睛，应立即用水冲洗，严重者应及时就医。

（3）对金属有腐蚀作用，对织物有漂白、褪色作用。金属和有色织物慎用。

（4）强氧化剂，不得与易燃物接触，应远离火源。

（5）置于阴凉、干燥处密封保存，不得与还原性物质共储共运。

（6）包装应标示相应的安全警示标志。

（7）依照产品说明书注明的使用范围、使用方法、有效期和安全性检测结果使用。

二百〇五、二氯异氰尿酸钠有何特点？

答：二氯异氰尿酸钠又称优氯净，属于有机含氯消毒剂，具有很强的氧化作用，使用较为普遍，具有杀菌谱广、杀菌力强、性能稳定、水溶性好、使用方便、适用范围广等优点。

有效氯含量为 55%～65%，成品为白色粉末或晶粉，具有浓烈的氯气味，在空气中可分解出氯气，易溶于水但水溶液的稳定性差，对金属有腐蚀性，对纺织品有损害作用。

在紫外线作用下，有效氯加速丢失。因此，使用其水溶液浸泡消毒物品时应使用有盖的容器盛装。

二百〇六、次氯酸钠消毒液有何特点？

答：次氯酸钠是一种无机含氯消毒剂，纯品为白色粉末，容易吸潮变成灰绿色结晶，在空气中不稳定，有明显的氯气味。

次氯酸钠易与水混溶，其溶液透明呈碱性，pH10以上的次氯酸钠水溶液不稳定，遇光和热都会加速分解，因此应密封避光保存，从而有利于其稳定性。

次氯酸钠在水溶液中迅速生成的次氯酸是主要的杀菌成分。次氯酸钠属于氧化性消毒剂，除对微生物有强大杀菌作用外，还对棉布和纸张有漂白作用，对金属有腐蚀作用，高浓度对皮肤有刺激作用。

二百〇七、次氯酸钠消毒液的应用范围是什么？

答：可用于一般环境物体表面、餐（饮）具、瓜果蔬菜、织物、生活饮用水、游泳池水、污水、被血液及分泌物污染的物品的消毒。

二百〇八、二氧化氯消毒剂有何特点？

答：二氧化氯分子式为 ClO_2，相对分子质量为 67.45。

二氧化氯是一种高效、广谱、快速的消毒剂，是一种强氧化剂，其氧化能力为氯的2.5倍，其纯品在常温下是一种具有强烈刺激性和易爆炸性、带有浅绿色或淡黄色的有毒气体，遇到电火花、阳光直射、60℃以上高温时均易发生爆炸。二氧化氯易溶于水，在水中标准条件下溶解度为81.06g/L，其水溶液偏酸性，无论是气体还是水溶液都极易分解、不稳定。新型稳定型二氧化氯有三种类型：第一类是液体。第二类是固体二氧化氯制剂，是将二氧化氯或亚氯酸钠和活化剂及其他成分分开包装（即构成二元包装），使用时将二者同时溶于水中即成为二氧化氯溶液。第三类是一元稳定制剂，溶解于水中即可生成二氧化氯，但其中尚含有很多有效氯，甚至达到50%以上的有效氯。

二百〇九、二氧化氯消毒剂的有效成分和应用范围是什么？

答：（1）有效成分：活化后二氧化氯含量≥2 000mg/L，是否需要活化应依据产品说明书的要求。

（2）应用范围：适用于水（饮用水、医院污水）、物体表面、餐（饮）具、食品加工工具和设备、瓜果蔬菜、医疗器械（含内镜）和空气的消毒。

二百一十、如何使用二氧化氯消毒剂？

答：物体表面消毒时，使用浓度为 50mg/L～100mg/L，作用 10min～15min；生活饮用水消毒时，使用浓度为 1mg/L～2mg/L，作用 15min～30min；医院污水消毒时，使用浓度为 20mg/L～40mg/L，作用 30min～60min；室内空气消毒时，依据产品说明书。

二百一十一、使用二氧化氯消毒剂时的注意事项有哪些？

答：（1）属于外用消毒剂，不得口服，置于儿童不易触及处。

（2）不宜与其他消毒剂、碱或有机物混用。

（3）有漂白作用，对金属有腐蚀性。

（4）使用时应戴手套，避免高浓度消毒剂接触皮肤和吸入呼吸道，如不慎溅入眼睛，应立即用水冲洗，严重者应及时就医。

二百一十二、什么是含碘消毒剂？

答：含碘消毒剂是一种以游离碘（即有效碘）的形式杀菌的消毒剂，所以含碘消毒剂的有效成分的含量是以实际测定的有效碘的含量为准的。常见的含碘消毒剂包括碘酊（碘的乙醇溶液）、碘伏（碘与聚醇醚和聚乙烯吡咯烷酮表面活性剂形成的络合物）。

二百一十三、含碘消毒剂的杀菌机制是什么？

答：碘的杀菌机制：碘对微生物的杀灭主要靠碘对蛋白质的沉淀作用和卤化作用。元素碘活泼、渗透性强，作用于菌体可直接使菌体蛋白质发生改变，碘元素可使氨基酸链上某些基团发生卤化反应，从而使其失去生物活性。

碘伏的杀菌机制如下。

（1）碘化作用：游离碘可直接与菌体蛋白质及细菌酶蛋白质发生卤化反应，破坏了蛋白质的生物学活性导致微生物死亡。

（2）破坏细胞外层结构：碘伏的表面活性和乳化作用一方面使碘伏穿透性增强，另一方面乳化作用破坏细胞壁，碘伏大量进入细胞内。

二百一十四、常见的含碘消毒剂有哪些？

答：常见的含碘消毒剂有碘酊和碘伏。

碘酊俗称碘酒，是碘的乙醇溶液，易使消毒物品染黄。有效碘为 18g/L～22g/L，乙醇含量为 40%～50%。

碘伏是碘与表面活性剂（载体）及增溶剂（碘化钾）形成的不定型的络合物，实质上是一种含碘表面活性剂。有效碘为 2g/L～10g/L。碘伏的载体可分为以下三类：

（1）非离子表面活性剂，如聚乙烯吡咯烷酮（PVP）、壬基酚聚氧乙烯醚（POP）、烷基酚聚乙烯脂肪醇醚（NP–I）、聚乙二醇（PEG）、聚乙烯醇（PVA）等。以非离子表面活性剂为载体结合而成的碘伏称之为聚醇醚碘，分别缩写为 PVP–I、POP–I、NP–I、PEG–I、PVA–I 等。大多数碘伏制剂的载体通常为非离子表面活性剂，此类碘伏性质稳定，应用最普遍，市场上多数碘伏产品属于非离子表面活性剂。

（2）阳离子表面活性碘，如十六烷基二甲基苄铵碘，此类碘伏性质稳定，但使用较少。

（3）阴离子表面活性碘，如烷基磺酸盐络合碘，此类碘伏稳定性差，但去污效果好。

二百一十五、含碘消毒剂的应用范围是什么？

答：碘酊：适用于手术部位、注射和穿刺部位、新生儿脐带部位皮肤消毒，不适用于黏膜和敏感部位皮肤消毒。

碘伏：适用于外科手及前臂消毒、黏膜冲洗消毒等。

二百一十六、如何使用含碘消毒剂？

答：（1）碘酊：用无菌棉拭子或无菌纱布蘸取本品，在消毒部位皮肤进行擦拭 2 遍以上，再用无菌棉拭子或无菌纱布蘸取 75% 医用乙醇擦拭脱碘。使用有效碘为 18mg/L～22mg/L，作用 1min～3min。

（2）碘伏：进行外科术前手及前臂消毒时，在常规刷手基础上，用无菌纱布蘸取使用浓度碘伏均匀擦拭，从手指尖擦至前臂部位和上臂下 1/3 部位皮肤；或直接用无菌刷蘸取使用浓度碘伏从手指尖刷手至前臂和上臂下 1/3 部位皮肤，然后擦干。使用有效碘为 2g/L～10g/L，作用 3min～5min。

（3）黏膜冲洗消毒：含有效碘 250mg/L～500mg/L 的碘伏稀释液直接对消毒部位冲洗或擦拭。

二百一十七、使用含碘消毒剂时有哪些注意事项？

答：（1）属于外用消毒剂，不得口服，置于儿童不易触及处。

（2）对碘过敏者慎用。

（3）密封、避光，置于阴凉通风处保存。

二百一十八、什么是过氧化物类消毒剂？

答：过氧化物类消毒剂是指化学分子式中含有二价基"－O－O"的强氧化剂。

二百一十九、过氧化氢消毒剂的杀菌机制是什么？

答：过氧化氢俗称双氧水，是一种较强的氧化剂，属于高效消毒剂，杀菌机制如下：

（1）氧化作用：过氧化氢的强氧化性及其氧化性产物可直接氧化细菌外层结构，使细胞通透性屏障遭到破坏，细菌内外物质平衡受到破坏，从而导致细菌死亡。

（2）分解产物的作用：过氧化氢的分解产物（如羟基和活性氧自由基）可直接与微生物蛋白质和核酸发生反应，使物质结构遭到破坏导致其死亡。

另外，过氧化氢进入细胞内可作用于DNA链中的磷酸二酯键并使其断裂，这些作用可致微生物死亡。

二百二十、过氧化物类消毒剂的有效成分和应用范围有哪些？

答：（1）有效成分：

a）过氧化氢消毒剂：过氧化氢（以 H_2O_2 计），含量为3%～6%（质量分数）；

b）过氧乙酸消毒剂：过氧乙酸（以 $C_2H_4O_3$ 计），含量为15%～21%（质量分数）。

（2）应用范围：适用于物体表面、室内空气消毒、皮肤伤口消毒、耐腐蚀医疗器械的消毒。

二百二十一、如何使用过氧化物类消毒剂？

答：（1）物体表面：0.1%～0.2%过氧乙酸或3%过氧化氢，喷洒或浸泡消毒作用时间为30min，然后用清水冲洗，去除残留消毒剂。

（2）室内空气消毒：0.2%过氧乙酸或3%过氧化氢，用气溶胶喷雾方法，用量按 $10mL/m^3$（或 g/m^3）～ $20mL/m^3$ 计算，消毒作用60min后通风换气；也可使用15%过氧乙酸加热熏蒸，用量按 $7mL/m^3$ 计算，熏蒸作用1h～2h后通风换气。

（3）皮肤伤口消毒：3%过氧化氢消毒液直接冲洗皮肤表面，作用3min～5min。

（4）医疗器械消毒：耐腐蚀医疗器械的高水平消毒，6%过氧化氢浸泡120min，或0.5%过氧乙酸冲洗10min，消毒结束后应使用无菌水冲洗去除残留消毒剂。

二百二十二、使用过氧化物类消毒剂时有哪些注意事项？

答：（1）液体过氧化物类消毒剂有腐蚀性，对眼睛、黏膜和皮肤有刺激性，有灼伤危险，若不慎接触，应用大量水冲洗并及时就医。

（2）实施消毒作业时应佩戴个人防护用具。

（3）如出现容器破裂或渗漏现象，应用大量水冲洗，或用沙子、惰性吸收剂吸收残液，并采取相应的安全防护措施。

（4）属于易燃易爆物品，遇明火、高热会引起燃烧爆炸，与还原剂接触、遇金属粉末有燃烧爆炸危险。

二百二十三、过氧化氢消毒剂有哪些优缺点？

答：过氧化氢是一种氧化剂，分子式为 H_2O_2，相对分子质量为 34.015，结构式为 $H-O-O-H$，是一种透明液体，无异味、微酸苦、易溶于水，在水中分解成水和氧。过氧化氢具有两性化合物特性，在酸性条件下呈现氧化性，而在碱性条件下呈现还原性，但酸性条件有利于其稳定性。

（1）优点：杀菌作用快、杀菌能力强、杀菌谱广，同时具有其他低温消毒剂不具备的特点，刺激性小，腐蚀性低，容易气化，不残留有毒物质，过氧化氢成品性能稳定，属于无菌型消毒剂。

（2）缺点：过氧化氢经水稀释后不稳定，光、热和金属离子均可加速其分解。高浓度（40%以上）情况下，由于其强氧化性具有刺激性。过氧化氢遇热分解加速，具有易爆性。

二百二十四、胍类消毒剂分为哪两大类？

答：胍类消毒剂因其结构式中具有生物活性的烷基胍而得名，主要分为双胍类消毒剂和单胍类消毒剂两大类。

二百二十五、胍类消毒剂的特点是什么？

答：（1）易溶于水，水溶液无色、无臭。

（2）作用浓度低，杀菌作用迅速，具有长期抑菌作用。

（3）毒性小，对皮肤黏膜无刺激性。

（4）对金属和织物无腐蚀性。

（5）性能稳定，加热不分解，不易燃、不易爆，使用安全。

（6）价格适中，使用方便。

二百二十六、胍类消毒剂的应用范围是什么？

答：（1）胍类消毒剂适用于外科手消毒、卫生手消毒、皮肤消毒、黏膜消毒、一般物体表面消毒。

（2）胍类消毒剂不适用于分枝杆菌、细菌芽孢等污染物品的消毒；单方胍类消毒剂不适用于无包膜的病毒污染物品的消毒。

二百二十七、氯己定的理化性质是什么？

答：氯己定即洗必泰，属于双胍类化合物，因其难溶于水，常制成醋酸盐、盐酸盐或葡萄糖酸盐（醋酸氯己定、盐酸氯己定、葡萄糖酸氯己定）使用。

醋酸氯己定：分子式为 $C_{22}H_{30}Cl_2N_{10} \cdot 2C_2H_4O_2$，相对分子质量为625.55，为白色结晶性粉末，无臭，味苦，稳定，水溶性取决于分子中醋酸根的性质，醋酸氯己定难溶于水。

盐酸氯己定：分子式为 $C_{22}H_{30}Cl_2N_{10} \cdot 2HCl$，相对分子质量为578.37，为白色结晶性粉末，无臭，味苦，稳定，易溶于水。

葡萄糖酸氯己定：分子式为 $C_{22}H_{30}Cl_2N_{10} \cdot 2C_6H_{12}O_7$，相对分子质量为897.56，为无色或浅黄色水溶液，无臭，味苦，能溶于水、乙醇，水溶液性质稳定，耐存储。

二百二十八、氯己定（洗必泰）消毒剂有何特点？

答：氯己定（洗必泰）性能稳定，无刺激性，腐蚀性低，使用方便，但杀菌能力有限，不能杀灭芽孢、真菌、结核杆菌，不能灭活病毒，应用范围比较窄，主要用于皮肤、黏膜消毒，属于低水平消毒剂。

二百二十九、氯己定的杀菌机制是什么？

答：（1）破坏细胞膜：氯己定分子可迅速吸附到菌体细胞膜上，当浓度为 $50\mu g/mL$ 时，可引起电泳迁移率下降，浓度为 $70\mu g/mL$ 时，则可引起细菌表面电荷反向迁移。这些作用可导致细胞膜破坏，使氯己定分子渗入到菌体内，作用于细胞质成分，使其变性漏出。

（2）抑制细菌代谢酶系统：在溶液体系内，氯己定可抑制细菌酶系统，特别是脱氢酶和氧化酶，使其发生代谢障碍。

（3）直接凝聚细胞质：氯己定在高浓度条件下（$1\,000\mu g/mL$）可使细胞质聚集成块，导致细菌死亡。

二百三十、使用氯己定时的注意事项有哪些？

答：（1）使用氯己定时切忌与肥皂、阴离子等配伍。

（2）消毒皮肤之前必须做好污物的清洁，带污垢的物品不可用氯己定消毒。

二百三十一、什么是酚类消毒剂？

答：酚类消毒剂是指以苯酚、甲酚、二甲酚、对氯间二甲苯酚、三氯羟基二苯醚酚类化合物为主要原料，采用适当表面活性剂作为增溶剂，以乙醇、异丙醇、水作为溶剂，不添加其他杀菌成分的消毒剂。

二百三十二、酚类消毒剂的有效成分和应用范围是什么？

答：（1）有效成分：见产品说明书。

（2）应用范围：适用于物体表面和织物等消毒。

二百三十三、如何使用酚类消毒剂？

答：用有效成分为1 000mg/L～2 000mg/L的酚类消毒剂擦拭物体表面和织物15min～30min。

二百三十四、使用酚类消毒剂时有哪些注意事项？

答：（1）苯酚、甲酚对人体有毒性，在对环境和物体表面进行消毒处理时，应做好个人防护，如有高浓度溶液接触到皮肤，可用乙醇擦去或用大量清水冲洗。

（2）消毒结束后，应对所处理的物体表面、织物等对象用清水进行擦拭或洗涤，去除残留的消毒剂。

（3）不能用于存在细菌芽孢污染的物品的消毒，不能用于医疗器械的高中水平消毒，苯酚、甲酚为主要杀菌成分的消毒剂不适用于皮肤、黏膜消毒。

二百三十五、何谓季铵盐类消毒剂？

答：季铵盐类化合物是一类阳离子表面活性剂，以季铵盐为主要化学成分。季铵盐类消毒剂卫生标准中规定其是以氯型季铵盐、溴型季铵盐为主要杀菌有效成分的消毒剂，包括单一季铵盐组分的消毒剂、由多种季铵盐复合的消毒剂以及与65%～75%乙醇或异丙醇复配的消毒剂。

二百三十六、季铵盐类消毒剂的杀菌机制是什么？

答：（1）季铵盐类分子可吸附到菌体表面，改变细胞渗透性，溶解损伤细胞，从而使菌体破裂，细胞内容物外流。

（2）季铵盐类分子的表面活性作用使其在菌体表面聚集，阻碍细菌代谢，使细胞膜结构紊乱。

（3）渗透到菌体内使蛋白质发生变性和沉淀。

（4）破坏细菌的酶系统，特别是对脱氢酶类、氧化酶类的活性产生影响。

二百三十七、季铵盐类消毒剂的有效成分和应用范围是什么？

答：（1）有效成分：见产品说明书。

（2）应用范围：适用于环境与物体表面（包括纤维与织物）的消毒。

二百三十八、如何使用季铵盐类消毒剂？

答：（1）物体表面消毒：无明显污染物时，使用浓度为 1 000mg/L；有明显污染物时，使用浓度为 2 000mg/L。

（2）卫生手消毒：清洁时使用浓度为 1 000mg/L，污染时使用浓度为 2 000mg/L。

二百三十九、季铵盐类消毒剂有哪些共同特征？

答：（1）化学结构都是有机取代的铵盐，有 4 个取代基（$R_1 \sim R_4$），且都是烷基式杂环基团，其中一个长链是杀菌活性基团。

（2）性能比较稳定，低浓度水溶液亦可长期储存。

（3）均属于低水平消毒剂，不能杀灭真菌、结核杆菌和细菌芽孢，亦不能灭活肝炎病毒等抗力强的病毒。

（4）抑菌作用强大，在低浓度下仍可抑制细菌生长繁殖。

二百四十、使用季铵盐类消毒剂时有哪些注意事项？

答：（1）属于外用消毒剂，不得口服，置于儿童不易触及处。

（2）避免接触有机物和拮抗物。不能与肥皂或其他阴离子洗涤剂同用，也不能与碘或过氧化物（如高锰酸钾、过氧化氢、磺胺粉等）同用。

二百四十一、新洁尔灭消毒剂有什么特性？

答：新洁尔灭（苯扎溴铵）属于季铵盐类消毒剂中的阳离子表面活性剂，其特点是易溶于水和乙醇，无色、无刺激性、无腐蚀性，使用浓度无毒性，性能稳定，使用方便，曾广泛用于医疗卫生各个领域。

二百四十二、应用最多的醛类消毒剂有哪些？

答：甲醛和戊二醛。

二百四十三、醛类消毒剂有哪些共同特点？

答：（1）杀菌力强、杀菌谱广，均可用于灭菌。

（2）性能稳定，易储存和运输。

（3）腐蚀性小，可用于金属器械。

（4）有机物影响小。

（5）主要缺点是具有刺激性和毒性，穿透力差。

二百四十四、醛类消毒剂的杀菌机制是什么？

答：（1）甲醛杀菌机制：烷基化作用。甲醛分子的醛基可与微生物蛋白质和核酸分子中的氨基、羧基、羟基、巯基等发生反应，从而破坏生物分子的活性，致死微生物。

（2）戊二醛杀菌机制：戊二醛杀灭微生物主要靠其结构上的两个醛基的烷基化作用，直接或间接作用于生物大分子中的化学基团，使其失去生物学活性，从而导致微生物死亡。通常情况下，pH 为 8.0 ~ 8.5 时，戊二醛杀菌活性较强，但稳定性较差。

（3）邻苯二甲醛（OPA）杀菌机制：①OPA 醛基与蛋白质、氨基酸基团之间的交联作用构成对微生物的杀灭机制；②OPA 属于芳香族的二醛类物质，具有脂溶性，易通过细胞膜进入菌体中起作用。

二百四十五、甲醛的理化性质有哪些？

答：甲醛又称蚁醛，分子式为 CH_2O，结构简式为 HCHO，相对分子质量为 30.03，甲醛在常温下为一种无色、可燃性气体，燃点为 300℃，具有强烈的醛刺激性气味，气体相对密度为 1.067（空气为 1），沸点为 - 19.5℃。甲醛易溶于水和醇，在水中的溶解度为 37% ~ 40%，在水溶液中以水合物的形式存在，性能稳定。甲醛性质活泼，气体分子易聚合，可形成固体聚合物。

二百四十六、甲醛使用的制剂有哪些理化性质？

答：（1）甲醛溶液（福尔马林），即 37% ~ 40% 甲醛水溶液，内含 8% ~ 15% 甲醇作为稳定剂。

甲醛溶液（福尔马林）是一种无色透明溶液，具有浓烈的醛刺激性气味，沸点为 96℃，比重为 1.081 ~ 1.096，pH 呈弱酸性，放置时间长或低温条件下溶液中的甲醛易凝聚而沉淀，但升温到 60℃ ~ 70℃ 时，可使其解聚而重新使溶液变清。

（2）多聚甲醛，即甲醛的聚合物，分子式为 H（CH_2O）$_n$OH，分子中所含的甲醛分子数不确定，$n = 6 \sim 100$，因此多聚甲醛没有确定的分子量。

多聚甲醛为白色粉状或颗粒状固体，甲醛含量为 91% ~ 99%（质量分数）。常温下，多聚甲醛可缓慢解聚形成甲醛气体，因而具有醛的刺激性气味；加热可加速其解聚，温度大于 150℃ 时，可快速产生大量甲醛气体，此方法可用于甲醛气体熏蒸消毒。

二百四十七、影响甲醛消毒效果的因素有哪些？

答：（1）浓度：在熏蒸消毒条件下，甲醛气体产生量与其杀菌能力成正比，但气体甲醛浓度在熏蒸室内维持需要一定温度。

（2）温度：甲醛熏蒸时环境温度增加可促使甲醛解聚，从而维持较高的甲醛浓度防止甲醛聚合。

（3）相对湿度：在密闭空间内，空气中甲醛浓度受相对湿度的影响。在相对湿度＞70% 时，硬质表面会有冷凝水使得甲醛凝集，降低了空气中的甲醛浓度，但这种情况有利于表面消毒效果。所以甲醛熏蒸消毒的相对湿度以 50% ~ 70% 为宜。

（4）表面物性质：不同性质的物体对甲醛吸收程度不同，表现出杀菌效果的差异，粗糙的表面（如棉布等）容易吸收甲醛，而光滑的表面则相反，所以污染在布片上的细菌容易杀灭，玻璃、金属表面的细菌则难以杀灭。在甲醛熏蒸效果监测时，选择染菌的载体时应充分考虑其代表性。

（5）其他：如有机物、容器的密闭性均不同程度影响甲醛熏蒸的消毒效果。

二百四十八、戊二醛消毒剂有哪些特点？

答：戊二醛具有高效、广谱、快速杀灭微生物的特点，可有效杀灭各种细菌繁殖体、结核杆菌、真菌、病毒等。

戊二醛在使用浓度下具有腐蚀性低、使用方便的优点，戊二醛被称为化学低温灭菌剂，适用于不耐高温、怕腐蚀的器械的灭菌。

二百四十九、戊二醛的理化性质有哪些？

答：消毒剂戊二醛是 1，5 - 戊二醛，是一种五碳双缩醛化合物，分子式为 $C_5H_8O_2$，相对分子质量为 100.13，结构式为 CHO - CH_2 - CH_2 - CH_2 - CHO。戊二醛具有醛类化合物的化学性质，可进行加成或缩合反应，在交联反应中，戊二醛的两个活泼醛基均可与蛋白质发生反应。

消毒剂戊二醛原料成品含量为 250g/L 和 500g/L，为无色或淡黄色油状液体，呈酸性，

pH 为 3.1 ~ 4.5，沸点为 187℃ ~ 189℃，蒸气压为 22mmHg（1mmHg = 133.3Pa），挥发性低，有轻度醛刺激性气味，易溶于有机溶剂，并可以任何比例与水混溶，其水溶液呈酸性，pH 为 2.5 ~ 5。pH＞7 的条件下，其逐渐聚合成水化合物，并且随 pH 的增加，聚合物形成加速，杀菌作用随之下降至消失。所以，戊二醛在 pH＜5 时最稳定，在 pH 为 7 ~ 8.5 时杀菌作用最强。

二百五十、常用的戊二醛有哪些？

答：（1）碱性戊二醛：市售产品碱性戊二醛是在经过表面活性剂强化的基础上，在含量为 20g/L 的戊二醛水溶液中加入碳酸氢钠（1.0g/L ~ 3.0g/L），调节 pH 至 7.5 ~ 8.5 制成的，具有很强的杀灭芽孢作用。碱性戊二醛溶液不稳定，连续使用期限不超过 2 周，保存期限不超过 28d。

（2）强化酸性戊二醛：在 20g/L 戊二醛水溶液中加入 2.5g/L 聚氧乙烯脂肪醇醚等非离子表面活性剂即可制成强化酸性戊二醛，pH 为 3 ~ 5。强化酸性戊二醛稳定性较好，对病毒的灭活作用比碱性戊二醛稍强，但其杀灭细菌芽孢的效果比碱性戊二醛稍差，有腐蚀性，且不适合用亚硝酸钠作为防腐剂。

（3）强化中性戊二醛：在 20g/L 戊二醛水溶液中加入适量表面活性剂和缓冲剂将 pH 调至中性，使之成为中性戊二醛水溶液，可保持较好的稳定性和良好的杀灭芽孢效果。

上述三种戊二醛制剂若不加入防腐剂都不同程度存在腐蚀性。中性和碱性戊二醛在使用时需加入 5g/L 亚硝酸钠作为防腐剂。一旦加入防腐剂，其连续使用期限不超过 2 周，保存期限不超过 28d。

二百五十一、影响戊二醛杀菌作用的因素有哪些？

答：创造良好的使用条件是确保戊二醛杀菌效果的关键。影响戊二醛杀菌作用的因素如下。

（1）浓度：无论使用哪种戊二醛，其使用浓度均应不低于 20g/L。

（2）pH：未经碱化的戊二醛杀灭芽孢的作用很弱，当 pH 由 7 增至 8.5 时，杀灭芽孢的效果明显增强，但当 pH＞8.5 时，其杀灭芽孢的效果逐渐下降至消失。酸性戊二醛对病毒灭活的效果比碱性戊二醛强。所以 pH 对戊二醛的影响如下：pH 在 5 以下，灭活病毒最强，杀菌作用弱，稳定性好，耐存储；pH 为 7 以上则相反，稳定性差。

（3）有机物：有机物对细菌起保护作用，并可消耗消毒剂。

（4）温度：戊二醛随温度升高，杀菌作用增强，但在 15℃ ~ 30℃ 条件下，温度对其影响不大，温度低于 15℃，杀菌效果下降，高于 30℃，杀菌效果明显增强。温度对戊二醛的稳定性有重要影响，高温可加速戊二醛分解挥发，所以戊二醛应在室温（25℃）以下阴凉处保存。

（5）活化剂：碱在一定范围内能明显增强戊二醛的杀菌作用，除此之外，某些表面活性剂（如非离子表面活性剂聚氧乙烯脂肪醇醚、阳离子表面活性剂、长链季铵盐等）亦可使戊二醛活化而增强杀菌效果。在消毒实践中常利用这些化合物作为戊二醛活化剂。

二百五十二、戊二醛消毒剂的适用范围是什么？使用时有哪些注意事项？

答：适用范围：戊二醛消毒剂适用于不耐热诊疗器械、器具与物品的浸泡消毒和灭菌。

使用时有以下注意事项。

（1）清除残留物质：消毒灭菌后的物品必须用无菌蒸馏水冲洗干净后再用，切忌用生理盐水或其他含盐成分的水冲洗，否则易产生腐蚀。

（2）保证足够的浓度和时间：使用浓度不应低于20g/L，消毒作用时间不应少于20min，灭菌时间不应少于10h。

（3）清洗、干燥：灭菌处理前必须彻底清洗器械，干燥后再浸泡于戊二醛内。

（4）注意个人防护：戊二醛属于中等毒性物质，有刺激性和致敏性，操作戊二醛时应注意保护皮肤。

（5）稀释配制：配制戊二醛要用蒸馏水，碱化之后再放入防锈剂，盛放戊二醛的容器要干净。

（6）注意防腐蚀：尽管戊二醛加入防腐剂之后即属于无腐蚀消毒剂，但临床亦经常出现器械被腐蚀的问题。为了避免腐蚀应注意以下方面：

a）必须加入防腐剂，且亚硝酸钠要最后加入，但酸性戊二醛不能加亚硝酸钠。

b）戊二醛消毒液内不能混入生理盐水及其他杂质。

c）医疗器械镀铬层质量不好或镀铬层破损容易受到腐蚀，特别是手术刀片、缝合针、细的探针、眼科剪刀和镊子等。

（7）防止过期使用：商品戊二醛高浓度比较稳定，20%浓度在室温下储存不少于2年；没经过碱化和加防腐剂的20g/L戊二醛可储存1年；碱化和加入防腐剂的20g/L戊二醛可连续使用不超过2周，一般情况下用于保存无菌器械可使用2周。用于消毒或灭菌器械反复取放次数比较多，使用时限应根据具体情况而定，不得一概而论，需要在监测条件下使用。

二百五十三、什么是含溴消毒剂？

答：含溴消毒剂是指溶于水后能水解生成次溴酸，并发挥杀菌作用的一类消毒剂。

二百五十四、含溴消毒剂的杀菌机制是什么？

答：含溴消毒剂在水中能够杀菌主要是因为其在水中能够通过溶解不断释放出活性溴离子，如溴氯海因能同时释放出溴离子和氯离子，形成次溴酸和次氯酸。溴氯海因和二溴海因均为高效、安全、广谱的消毒剂。

二百五十五、含溴消毒剂的有效成分和应用范围是什么？

答：（1）有效成分：溴氯－5，5－二甲基乙内酰脲，含量为92%～95%（质量分数），有效卤素（以Cl计）含量为54%～56%（质量分数）。1，3－二溴－5，5－二甲基乙内酰脲含量为96%～99%（质量分数），有效溴（以Br计）含量为107%～111%（质量分数）。

（2）应用范围：适用于物体表面的消毒。

二百五十六、如何使用含溴消毒剂？

答：物体表面消毒常用浸泡、擦拭或喷洒等方法。溴氯－5，5－二甲基乙内酰脲总有效卤素为200mg/L～400mg/L，作用15min～20min；1，3－二溴－5，5－二甲基乙内酰脲有效溴为400mg/L～500mg/L，作用10min～20min。

二百五十七、使用含溴消毒剂时的注意事项有哪些？

答：（1）含溴消毒剂属于外用品，不得口服。

（2）本品属于强氧化剂，与易燃物接触可引发其自燃，应远离易燃物及火源。

（3）禁止与还原性物质共储共运，以防爆炸。

（4）未加入防腐剂的产品对金属有腐蚀性。

（5）对有色织物有漂白褪色作用。

（6）含溴消毒剂有刺激性气味，对眼睛、黏膜、皮肤有灼伤危险，严禁与人体接触。如不慎接触，则应及时用大量水冲洗，严重时及时就医。

（7）操作人员应佩戴防护眼镜、橡胶手套等劳动防护用品。

二百五十八、何谓百分浓度（%）？

答：百分浓度指每100份（g）溶剂中所含有效成分溶质的份（g）数，用%表示，其计算公式为：

$$百分浓度 = \frac{溶质的份(g)数}{溶液的份(g)数} \times 100\%$$

注：百分浓度可以是质量分数，也可以是体积分数。

二百五十九、以原药为原料的配制方法是如何计算的？

答：此种方法多用于粉剂、液体类消毒剂，其计算公式为：

$$所需原药量 = 欲配制浓度 \times 欲配制数量$$

$$加水量 = 欲配制数量 - 所需原药量$$

例如：欲配制 0.1% 优氯净水溶液 1 000mL，则

$$所需原药量 = 0.1\% \times 1\,000 = 1(g)$$

$$加水量 = 1\,000 - 1 = 999(mL)$$

二百六十、以含一定实际有效成分的药液为原料的配制方法是如何计算的？

答：此种方法多用于液体消毒剂配制，如过氧乙酸、甲醛、戊二醛、乙醇和碘伏等，是医院最常用的配制方法。其计算公式为：

$$所需原药量 = \frac{欲配制药液浓度 \times 欲配制药液量}{原药液浓度}$$

$$加水量 = 欲配制药液量 - 所需原药量$$

例如：用 5% 的含氯消毒剂配制成 0.1% 的水溶液 1 000mL，则

$$所需原药量 = \frac{0.1\% \times 1\,000}{5\%} = 20(mL)$$

$$加水量 = 1\,000 - 20 = 980(mL)$$

二百六十一、何谓比例浓度？

答：1g 固体或 1mL 液体溶质，加溶剂配制成 X mL 的溶液，称为比例浓度，用 1:X 表示。如 1:1 000 的高锰酸钾就是把 1mg 高锰酸钾用水溶解成 1 000mL 的溶液。

二百六十二、ppm 浓度有何应用意义？

答：ppm 浓度是用溶质质量占全部溶液质量的百万分比来表示的浓度，也称百万分比浓度，经常用于浓度非常小的情况下。在实际工作中，对于一些含溶质很少的溶液，用 ppm 表示浓度较用百分浓度更方便。水溶液的 ppm 浓度与百分浓度之间可以相互推导换算，其公式如下：

$$百分浓度 = ppm 浓度 \times 0.0001\%$$

$$ppm 浓度 = 百分浓度 \times 1\,000\,000$$

二百六十三、200ppm 过氧乙酸溶液用百分浓度表示，等于多少？

答：百分浓度 $= 200 \times 0.0001\% = 0.02\%$

200ppm 过氧乙酸溶液亦可用 0.02% 过氧乙酸溶液表示。

二百六十四、含有效氯 0.15% 的次氯酸钠溶液用 ppm 浓度表示，等于多少？

答：ppm 浓度 $= 0.15\% \times 1\,000\,000 = 1\,500ppm$

含有效氯 0.15% 的次氯酸钠溶液亦可用含有效氯 1\,500ppm 表示。

二百六十五、ppm 用于表示空气中某气体浓度时，如何换算？

答：ppm 用于表示空气中某气体浓度时，一般多指每立方米空气中所含该气体的体积。例如：臭氧消毒剂释放的臭氧在车间空气中的最高允许浓度为 1.5ppm，由于 $1m^3$ 等于 $1\,000\,000mL$（cm^3），所以 1.5ppm 即指在 $1m^3$ 空气中臭氧含量不应超过 15mL。

空气中含有某气体的比例亦有用 mg/m^3 表示的，即指每立方米空气中含有该气体的质量（mg）。因为气体的比重随其相对分子质量而异，所以从 ppm 换算为 mg/m^3 时应按以下公式进行。

$$1mg/m^3 = 1 \times \frac{24.45}{气态物质相对分子质量}ppm$$

$$1ppm = 1 \times \frac{气态物质相对分子质量}{24.45}mg/m^3$$

注：24.45 为在标准大气压条件下，气体温度为 25℃时的气体摩尔体积，单位为 L/mol。

例：经测定洁净车间中臭氧浓度为 $0.29mg/m^3$ 时可将空气中自然菌杀灭 99.9%，请问该臭氧浓度换算为 ppm 应为多少？

解：臭氧的相对分子质量为 48，根据公式进行如下计算：

$$0.29mg/m^3 = 0.29 \times \frac{24.45}{48}ppm \approx 0.29 \times 0.51ppm \approx 0.15ppm$$

答：空气中臭氧浓度为 $0.29mg/m^3$，亦即 0.15ppm。

二百六十六、环氧乙烷在灭菌场所空气中最高允许浓度为 1ppm，应相当于多少 mg/m^3？

答：环氧乙烷（C_2H_4O）相对分子质量为 44，根据公式进行如下计算：

$$1ppm = 1 \times \frac{44}{24.45}mg/m^3 \approx 1 \times 1.799\,6mg/m^3 \approx 1.80mg/m^3$$

空气中含1ppm环氧乙烷，即相当于每立方米空气中含环氧乙烷1.80mg（1.80mg/m³）。

二百六十七、将2g含有效氯60%的二氯异氰尿酸钠配成含有效氯200ppm的溶液，应如何稀释？

答：将二氯异氰尿酸钠所含有效氯换算为ppm浓度

$$有效氯含量 = 60\% \times 1\,000\,000$$
$$= 0.60 \times 1\,000\,000$$
$$= 600\,000\,ppm$$
$$2g药物配成溶液量 = 2 \times 600\,000 \div 200$$
$$= 6\,000g$$
$$加水量 = 6\,000 - 2 = 5\,998g$$

答：将2g含有效氯60%的二氯异氰尿酸钠配成含有效氯200ppm的溶液，应加5 998g水，亦即5 998mL水。

第五节　空气消毒剂通用要求

二百六十八、空气消毒剂有哪些通用要求？通用要求的目的是什么？

答：（1）原料要求；

（2）技术要求；

（3）检验方法；

（4）使用方法；

（5）标签说明书和注意事项。

以杀灭空气中的微生物为主要目的，并能达到消毒要求。

二百六十九、何谓空气消毒？

答：杀灭密闭空间内空气中悬浮的微生物，使其达到无害化处理。

二百七十、何谓空气消毒剂？

答：用于空气消毒的消毒剂。

二百七十一、何谓气溶胶喷雾？

答：可产生雾粒直径范围在50μm以下，其中雾粒直径小于20μm的粒子占90%以上，喷雾流量在 100mL/min 以上的喷雾方法。

二百七十二、何谓熏蒸消毒？

答：利用加热方法使消毒液汽化进行空气消毒的方法。

二百七十三、何谓气体消毒？

答：化学因子以气体状态进行空气消毒的方法。

二百七十四、对空气消毒剂的原料有哪些要求？

答：过氧化物类消毒剂应符合 GB/T 26371《过氧化物类消毒液卫生要求》；二氧化氯消毒剂应符合 GB/T 26366《二氧化氯消毒剂卫生要求》；其他成分的消毒剂应符合相应标准的要求。

二百七十五、空气消毒剂包括哪些技术要求？

答：理化指标、杀灭微生物要求、安全性要求。

二百七十六、空气消毒剂理化指标包括哪些要求？

答：消毒剂有效成分含量、pH 和稳定性等理化指标应符合相关产品标准的要求。

二百七十七、空气消毒剂有哪些杀灭微生物要求？

答：（1）实验室杀菌试验：在 20℃～25℃、相对湿度 50%～70% 条件下，消毒剂作用≤1h，对空气中白色葡萄球菌的杀灭率≥99.90%。使用气溶胶喷雾法消毒时，消毒剂用量应≤10mL/m³。

（2）现场试验：在自然条件下，消毒剂作用≤1h，对空气中自然菌的消亡率应≥90.0%。使用气溶胶喷雾法消毒时，消毒剂用量应≤10mL/m³。

二百七十八、空气消毒剂有哪些安全性要求？

答：（1）毒理安全性：
a）急性经口毒性试验应实际无毒；
b）急性吸入毒性试验应实际无毒；
c）致突变试验应为阴性。
（2）金属腐蚀性：应进行金属腐蚀性试验，并在产品说明书中注明腐蚀性等级。

二百七十九、空气消毒剂的检验方法包括哪些？

答：（1）理化指标检测：按照相关标准规定进行测定。

（2）消毒效果评价方法：按《消毒技术规范》（2002年版）有关规定进行测定，其中空气消毒剂中和剂鉴定试验方法见 GB 27948—2020《空气消毒剂通用要求》附录 A。

（3）安全性检验方法：

a）毒理学指标按《消毒技术规范》（2002年版）有关规定进行测定；

b）金属腐蚀性按 GB 27948—2020 附录 B 进行测定。

二百八十、空气消毒剂中和剂鉴定试验主要有几种方法？

答：（1）液体冲击式采样方法的中和剂试验；

（2）六级筛孔空气撞击式采样器方法的中和剂试验。

注：见 GB 27948—2020 附录 A。

二百八十一、空气消毒剂有哪些使用方法？

答：可采用气溶胶喷雾、加热气化熏蒸或气体熏蒸等方式进行消毒。

二百八十二、使用空气消毒剂时注意事项有哪些？

答：（1）产品标签和说明书应符合消毒产品标签说明书有关规范和标准的要求，并应注明只能用于无人条件下的空气消毒。

（2）配制和使用空气消毒剂时应注意个人防护，包括戴好防护口罩、防护眼镜及防护手套；必要时使用全面型呼吸防护器。如不慎接触，应立即用大量清水连续冲洗，严重时应及时就医。

（3）消毒时，应密闭门窗；消毒操作完成后，操作人员应尽快离开；消毒结束后，应待室内消毒剂降至对人无影响时方可进入，情况允许时可开窗通风。

（4）过氧乙酸、过氧化氢和二氧化氯等消毒剂对金属物品有腐蚀性，对织物有漂白作用，臭氧对橡胶制品有损坏，消毒时应尽量避免消毒剂直接作用于物体表面。

（5）熏蒸消毒时，应注意防火，防止烫伤。

（6）稀释液应现用现配。

第六节　黏膜消毒剂通用要求

二百八十三、黏膜消毒剂有哪些通用要求？

答：（1）原料要求；

（2）技术要求；

（3）检验方法；

（4）使用方法和标识。

二百八十四、黏膜消毒剂的原料有哪些要求？

答：（1）主要杀菌成分：用于黏膜消毒的含碘类消毒剂应符合 GB/T 26368《含碘消毒剂卫生要求》；胍类消毒剂应符合 GB/T 26367《胍类消毒剂卫生要求》；季铵盐类消毒剂应符合 GB/T 26369《季铵盐类消毒剂卫生要求》；酚类消毒剂应符合 GB/T 27947《酚类消毒剂卫生要求》。其他用于黏膜的消毒剂应符合《卫生部关于发布皮肤黏膜消毒剂中部分成分限量值规定的通知》（卫法监发〔2003〕214号）和国家其他相关标准及规定。

（2）不应使用禁用物质：如各种处方药（抗生素、抗真菌药物、抗病毒药、激素及其同名原料）等卫生行政部门规定的禁用物质。

（3）生产用水：应符合《中华人民共和国药典》（2020年版）中纯化水的要求。

（4）其他非消毒因子成分或辅料：应符合《消毒产品生产企业卫生规范》（2009年版）和国家其他有关标准及规定。

（5）铅、汞、砷限量：铅≤10mg/kg、汞≤1mg/kg、砷≤2mg/kg。

二百八十五、黏膜消毒剂的技术要求包括哪些？

答：（1）理化指标；

（2）杀灭微生物指标；

（3）安全性指标；

（4）微生物污染指标。

二百八十六、对黏膜消毒剂的理化指标有哪些要求？

答：消毒剂的有效成分含量、稳定性、pH等理化指标应符合产品质量标准，有效期

12 个月以上。

二百八十七、对黏膜消毒剂的杀灭微生物指标有哪些要求？

答：杀灭微生物检验项目应符合 WS 628—2018《消毒产品卫生安全评价技术要求》。按产品说明书最低使用浓度、最短作用时间，杀灭微生物指标应符合表 3 − 1 的要求。

表 3 − 1　黏膜消毒剂杀灭微生物指标

项目	指标		
	作用时间/min	悬液法杀灭对数值	载体法杀灭对数值
金黄色葡萄球菌（ATCC 6538）	≤5.0	≥5.0	≥3.0
铜绿假单胞菌（ATCC 15442）	≤5.0	≥5.0	≥3.0
白色念珠菌（ATCC 10231）	≤5.0	≥4.0	≥3.0
自然菌（现场试验）	≤5.0	≥1.0	

注：现场试验为黏膜现场试验（可用皮肤代替）。

二百八十八、对黏膜消毒剂的安全性指标有哪些要求？

答：安全性检验项目应符合 WS 628—2018《消毒产品卫生安全评价技术要求》，安全性指标应符合表 3 − 2 的要求。

表 3 − 2　黏膜消毒剂安全性指标

项目	判定指标
急性经口毒性试验	实际无毒或低毒
一项致突变试验	无致突变性
一次眼刺激试验（偶尔用）	无刺激或轻刺激性
多次眼刺激试验（反复用）	无刺激或轻刺激性
一次阴道黏膜刺激试验（偶尔用）	无刺激或极轻刺激性
多次阴道黏膜刺激试验（反复用）	无刺激或极轻刺激性

注：偶尔用指偶尔使用或间隔数日使用；反复用指每日使用或连续数日使用。

二百八十九、对黏膜消毒剂的微生物污染指标有哪些要求？

答：（1）黏膜消毒剂应无菌，其生产过程应有灭菌程序。

（2）使用过程中黏膜消毒剂细菌菌落总数应≤10CFU/mL，霉菌和酵母菌应≤10CFU/mL，常规检测时不得检出溶血性链球菌、金黄色葡萄球菌、铜绿假单胞菌；使用过程中怀疑受到致病微生物污染时，应进行相应目标微生物检测，且不得检出。

二百九十、黏膜消毒剂包括哪些检验方法？

答：（1）有效成分含量：按杀菌有效成分相应的标准方法进行测定。

（2）稳定性：按《消毒技术规范》（2002年版）有关规定进行测定。

（3）pH：按《消毒技术规范》（2002年版）有关规定进行测定。

（4）铅、汞、砷限量测定：按《化妆品安全技术规范》（2015年版）的方法进行测定。

（5）杀灭微生物试验：按《消毒技术规范》（2002年版）有关规定进行测定。

（6）安全性试验：按《消毒技术规范》（2002年版）有关规定进行测定。

（7）微生物污染试验：按GB 27951《皮肤消毒剂通用要求》规定的方法进行测定。

二百九十一、黏膜消毒剂的使用方法有哪些？

答：适用于黏膜擦拭、冲洗消毒。常用黏膜消毒剂消毒方法见表3-3。

表3-3　常用黏膜消毒剂消毒方法

种类	适用范围	使用方法	使用液浓度/（mg/L）	时间/min
碘伏	阴道黏膜消毒、外生殖器消毒	棉拭子擦拭、灌洗法	500~1 000	≤5
葡萄糖酸氯己定、醋酸氯己定、盐酸氯己定	口腔黏膜消毒、阴道黏膜消毒、外生殖器消毒	棉拭子擦拭、灌洗法、冲洗法	≤5 000	≤5
聚六亚甲基单胍、聚六亚甲基双胍	口腔黏膜消毒、阴道黏膜消毒、外生殖器消毒	棉拭子擦拭、灌洗法、冲洗法	≤3 000	≤5
苯扎溴铵、苯扎氯铵	阴道黏膜消毒、外生殖器消毒	棉拭子擦拭、灌洗法、冲洗法	≤2 000	≤5
三氯羟基二苯醚	阴道黏膜消毒、外生殖器消毒	棉拭子擦拭、灌洗法、冲洗法	≤3 500	≤5

二百九十二、对黏膜消毒剂的标识有哪些要求？

答：（1）按消毒产品标签说明书有关规范和标准的规定执行。

（2）属于外用消毒剂，不得口服，置于儿童不易触及处。

（3）避免与拮抗药物同用。

（4）过敏者慎用。

（5）不得作为黏膜治疗药物使用，仅限医疗卫生机构诊疗用。

（6）不得用于脐带黏膜消毒。

（7）阴道黏膜消毒剂不得用于性生活中性病的预防。

（8）避光、密封、防潮，置于阴凉、干燥处保存。

（9）碘伏应用液中有效成分含量为 500mg/L～1 000mg/L；葡萄糖酸氯己定、醋酸氯己定或盐酸氯己定应用液中有效成分总量≤5 000mg/L；聚六亚甲基单胍或聚六亚甲基双胍应用液中有效成分含量≤3 000mg/L；苯扎溴铵或苯扎氯铵消毒剂应用液中有效成分总量≤2 000mg/L；三氯羟基二苯醚消毒剂应用液中有效成分总量≤3 500mg/L。

第七节　手消毒剂通用要求

二百九十三、手消毒剂通用要求包括哪些？适用于哪方面的消毒？

答：（1）原料要求；

（2）技术要求；

（3）检验方法；

（4）使用方法；

（5）标识。

适用于卫生手消毒和外科手消毒。

二百九十四、何谓手消毒？

答：杀灭或清除手部微生物并达到无害化的处理过程。

注：可分为卫生手消毒和外科手消毒。

二百九十五、何谓手消毒剂？

答：应用于手消毒的化学制剂。

二百九十六、何谓速干消毒剂？

答：含有醇类和护肤成分的手消毒剂。

注：剂型包括水剂、凝胶和泡沫型。

二百九十七、何谓免洗手消毒剂？

答：主要用于外科手消毒，消毒后不需用水冲洗的手消毒剂。

注：剂型包括水剂、凝胶和泡沫型。

二百九十八、对手消毒剂的原料有哪些要求？

答：（1）原料应符合《中华人民共和国药典》（2020 年版）、医用级、食品级或其他相应标准的质量要求。

（2）生产用水应符合《消毒产品生产企业卫生规范》（2009 年版）的要求。

二百九十九、手消毒剂有哪些技术要求？

答：（1）有效成分含量：有效成分含量应符合相应产品的国家标准或质量标准的要求。

（2）pH：手消毒剂的 pH 应在标识值 ±1 的范围之内。

（3）有效期：产品有效期应不低于 12 个月；产品启用后的使用有效期应符合使用说明书的要求。

（4）杀灭微生物指标：依据手消毒剂产品特性杀灭微生物指标的效果应符合表 3 – 4 的要求。

表 3 – 4　手消毒剂杀灭微生物指标

微生物种类	作用时间/min		杀灭对数值	
	卫生手消毒	外科手消毒	悬液法	载体法
大肠杆菌（8099）	≤1.0	≤3.0	≥25.00	≥3.00
金黄色葡萄球菌（ATCC 6538）	≤1.0	≤3.0	≥5.00	≥3.00
白色念珠菌（ATCC 10231）	≤1.0	≤3.0	≥4.00	≥3.00
脊髓灰质炎病毒（I 型疫苗株）[a]	≤1.0	—	≥4.00	≥4.00
模拟现场试验[b]	≤1.0	≤3.0	≥3.00	
现场试验	≤1.0	≤3.0	≥1.00	

[a] 使用说明书标明对病毒有灭活作用，需做脊髓灰质炎（I 型疫苗株）病毒灭活试验；标明对其他微生物有杀灭作用需做相应的微生物杀灭试验。
[b] 模拟现场试验和现场试验可选做一项。

三百、手消毒剂有哪些安全性指标？

答：（1）毒理学要求：见表 3 – 5。

表3-5 手消毒剂毒理学指标

项目	判定标准
急性经口毒性试验	实际无毒或低毒
多次完整皮肤刺激试验	无刺激或轻度刺激
一项致突变试验	阴性

（2）铅、砷、汞限量要求：铅＜10mg/kg、砷＜2mg/kg、汞＜1mg/kg。

（3）禁用物质要求：手消毒剂配方中不得添加激素、抗生素、抗真菌药物及其同名原料成分［《中华人民共和国药典》（2020年版）中列入消毒防腐类药品除外］和国家卫生健康主管部门规定的禁用物质。

三百〇一、手消毒剂包括哪些检验内容及方法？

答：（1）有效成分含量：按《消毒技术规范》（2002年版）及国家标准等有关方法进行测定。

（2）pH：按《消毒技术规范》（2002年版）的方法进行测定。

（3）有效期：产品有效期按《消毒技术规范》（2002年版）测定。产品启用后使用有效期按 GB 27950《手消毒剂通用要求》中附录 A 产品启用后使用有效期检验方法检测。

（4）杀灭微生物试验：按《消毒技术规范》（2002年版）进行试验。

（5）安全性指标检测：

a）毒理学安全性试验：按《消毒技术规范》（2002年版）进行试验。

b）铅、砷、汞含量测定：按《化妆品安全技术规范》（2015年版）试验方法进行检测。

三百〇二、如何使用手消毒剂？

答：（1）卫生手消毒方法：取适量（2.0mL左右）的手消毒剂于掌心，双手互搓使其均匀涂布于每个部位，揉搓消毒1.0min。

（2）外科手消毒方法：外科手消毒方法按 WS/T 313《医务人员手卫生规范》的要求执行。

三百〇三、对手消毒剂标识有哪些要求？

答：（1）标识标志应符合 GB/T 191《包装储运图示标志》的规定。

（2）标签和说明书应标注产品有效期和产品启用后使用的有效期，并符合消毒产品标签说明书有关规定。

（3）产品说明书应注明以下注意事项：

a）属于外用消毒剂，不得口服，置于儿童不易触及处；

b）避免与拮抗剂同用；

c）过敏者慎用；

d）应避光、密封、防潮，置于阴凉、干燥处保存；

e）易燃，远离火源；

f）应在有效期内使用手消毒剂；

g）手消毒后应符合 GB 15982—2012《医院消毒卫生标准》的要求。

三百〇四、对手消毒的现场试验有哪些要求？

答：（1）目的：测定消毒剂对手表面自然菌消毒所需使用的剂量，以验证该消毒剂对手消毒的使用剂量。

（2）试验步骤：

a）在使用现场随机选定受试者，试验不少于 30 人次；

b）消毒前，在受试者双手相互充分搓擦后，让受试者左手指并拢，用无菌棉拭子在含 10mL 稀释液的试管中浸湿，于管壁上挤干后，在五指屈面指尖至指根，往返涂擦 2 遍，每涂擦一遍，将棉拭子转动一次。采样后以无菌操作方式将棉拭子采样端剪入中和剂试管内，作为阳性对照样本；

c）根据消毒剂使用说明书的方法对右手进行消毒，对手的卫生消毒一般设定作用时间为 1min，消毒后用中和剂代替稀释液，与阳性对照组用同样的方法对受试者右手上残留的自然菌采样一次，作为试验组样本；

d）分别将未用过的同批中和剂和稀释液各 1.0mL、棉拭子 1 份~2 份作为阴性对照组样本；

e）分别取试验组、阳性对照组和阴性对照组样本各 1mL，以琼脂倾注法接种平皿，每个样本接种 2 个平皿，放入 37℃恒温箱中培养 48h，观察最终结果；

f）计算杀灭对数值。

（3）评价规定：阳性对照组应有比较多的细菌生长，阴性对照组应无细菌生长，针对 30 人次手上自然菌的平均杀灭对数值≥1.00，可判断消毒合格。

（4）注意事项：

a）本试验需有志愿者参与，重复人次较多，一人可多次受试，但不得在一批试验或同日反复参与，否则可影响结果的准确性。

b）受试者接受试验时，不得触摸任何表面，以免使手的试验部位沾染杂菌。

c）棉拭子涂抹采样，较难标准化，为此应尽量使棉拭子的大小、用力的均匀程度、吸取采样液的量以及洗菌时敲打的轻重等保持一致。

d）擦拭消毒时，涂药量要适宜，涂抹要均匀。

e）现场样本应及时检测，室温存放不得超过 2h。否则应放 4℃冰箱内，但亦不得超过 4h。

第八节　普通物体表面消毒剂通用要求

三百〇五、普通物体表面消毒剂有哪些通用要求？适用于哪类消毒剂？

答：（1）用于普通物体表面消毒的消毒剂原料要求；

（2）技术要求；

（3）检验方法；

（4）使用方法和标识。

适用于普通物体表面消毒的各类消毒剂。

三百〇六、何谓普通物体表面？

答：各种场所（如学校、托幼机构、医疗卫生机构、公共场所、家庭等）的物品、用具、器械和设施的表面，以及墙面和地面。

三百〇七、何谓普通物体表面消毒剂？

答：用于杀灭普通物体表面污染的微生物，并达到消毒效果的制剂。

三百〇八、对普通物体表面消毒剂的原料有哪些要求？

答：（1）含氯消毒剂：次氯酸钠应符合《次氯酸钠类消毒剂卫生质量技术规范》的要求；次氯酸钙应符合《漂白粉、漂粉精类消毒剂卫生质量技术规范（试行)》的要求；其他含氯消毒剂应符合其相关的国家标准及行业标准有关规定。

（2）含溴消毒剂：应符合 GB/T 26370《含溴消毒剂卫生标准》的要求。

（3）过氧化物类消毒剂：应符合 GB/T 26371《过氧化物类消毒剂卫生标准》的要求。

（4）二氧化氯消毒剂：应符合 GB/T 26366《二氧化氯消毒剂卫生标准》的要求。

（5）醇类消毒剂：应符合 GB/T 26373《乙醇消毒剂卫生标准》的要求。

（6）酚类消毒剂：应符合 GB/T 27947《酚类消毒剂卫生标准》的要求。

（7）季铵盐类消毒剂：应符合 GB/T 26369《季铵盐类消毒剂卫生标准》的要求。

（8）胍类消毒剂：应符合 GB/T 26367《胍类消毒剂卫生标准》的要求。

（9）其他类消毒剂：应符合国家标准及行业标准等有关规定；

（10）生产用水：应符合《消毒产品生产企业卫生规范》（2009 年版）的要求。

三百〇九、普通物体表面消毒剂有哪些技术要求？

答：（1）理化指标要求；

（2）杀灭微生物指标要求；

（3）安全指标要求。

三百一十、普通物体表面消毒剂的理化指标有哪些？

答：（1）有效成分含量、pH：应符合产品质量标准，浓度波动范围为标示值的 ±10%（国家标准及相关规定有特别要求的除外），pH 波动范围为标示值的 ±1。

（2）稳定性：完整包装的消毒剂在产品规定的储存条件下，在其标识的有效期内，其有效含量下降率应≤10%（国家标准及相关规定有特别要求的除外），且有效成分含量不应低于产品标示范围的下限值。

三百一十一、对普通物体表面消毒剂的杀灭微生物指标有何规定？

答：按产品说明书标示的使用浓度和作用时间，按《消毒技术规范》（2002 年版）的定量杀灭试验方法进行试验，其杀灭微生物效果应符合表 3-6 的要求。

表 3-6　普通物体表面消毒剂杀灭微生物效果

试验微生物	杀灭对数值		
	悬液法	载体法	模拟现场试验
大肠杆菌（8099）	≥5.00	≥3.00	≥3.00
金黄色葡萄球菌（ATCC 6538）	≥5.00	≥3.00	≥3.00
自然菌	≥1.00		

注1：评价消毒剂消毒效果的实验室试验以悬液法为主，冲洗消毒的消毒剂和黏稠消毒的消毒剂可用载体法。
注2：说明书注明除普通物体表面外还用于其他消毒对象，或者标注对其他微生物有杀灭效果时，需增加相应目标微生物的杀灭试验。
注3：自然菌和模拟现场试验任选其一。

三百一十二、对普通物体表面消毒剂的毒理安全性能指标有何规定？

答：（1）毒理学指标：

a）急性经口毒性试验：产品原形，或最高使用浓度的 5 倍溶液应实际无毒。

b）致突变试验应为阴性。

c）一次完整皮肤刺激试验应为无刺激性或轻刺激性（产品使用说明书未注明个人防护情况下适用）。

（2）金属腐蚀性：使用浓度对金属的腐蚀性以轻度（含轻度）以下为宜，不应对消毒对象的材质造成损害。

三百一十三、对普通物体表面消毒剂检验的理化指标有何规定？

答：（1）产品的有效成分含量按照《消毒技术规范》（2002 年版）或其他相应的国家标准、产品质量标准规定的方法进行测定。

（2）pH 按照《消毒技术规范》（2002 年版）规定的方法进行测定。

（3）稳定性试验按照《消毒技术规范》（2002 年版）或其他相应的国家标准规定的方法进行测定。

三百一十四、如何测定普通物体表面消毒剂微生物杀灭试验、毒理学试验、金属腐蚀性试验？

答：（1）微生物杀灭试验：按照《消毒技术规范》（2002 年版）或其他相应的国家标准进行测定。

（2）毒理学试验：按照《消毒技术规范》（2002 年版）或其他相应的国家标准进行测定。

（3）金属腐蚀性试验：按照《消毒技术规范》（2002 年版）或其他相应的国家标准进行测定。

三百一十五、普通物体表面消毒剂有哪些使用方法？

答：（1）擦拭消毒：将消毒剂按产品使用说明书配制成使用浓度，用清洁抹布沾湿后，对拟消毒的物品进行擦拭。

（2）浸泡消毒：将消毒剂按产品使用说明书配制成使用浓度，将拟消毒的物品完全浸没于消毒液中，作用至规定时间。

（3）喷洒/喷雾消毒：将消毒剂按产品使用说明书配制成使用浓度，使用常量喷雾器喷洒，或使用超低容量喷雾器、超声雾化装置等进行喷雾，作用至规定时间。

（4）汽化消毒：消毒剂通过高温闪蒸片蒸发作用后产生的高温消毒液不断地被发生器喷射出来，或将消毒剂中的化学消毒因子以气体的形式释放出来，弥散到无人的密闭空间，对物体表面和空气进行消毒处理，作用至规定时间。

（5）流动冲洗消毒：对于现场制备、现场使用的消毒剂，可将拟消毒物品置于消毒液出液口处，连续冲洗至规定时间。

三百一十六、对普通物体表面消毒常用消毒剂的使用剂量有何规定？

答：根据现场使用条件和消毒对象的特性，按产品使用说明书选择相应的消毒方式和剂量或按 GB 27952—2020《普通物体表面消毒剂通用要求》附录 A 推荐的方法和剂量进行消毒处理。

三百一十七、关于普通物体表面消毒常用消毒剂的使用剂量与使用方法，GB 27952—2020 的附录 A 是如何规定的？

答：（1）进行预防性消毒时，根据现场使用条件和消毒对象的特性，选择合适类别的消毒剂，按产品使用说明书标识的方式和剂量，或参考表 3－7 推荐的方式和剂量进行消毒处理。

（2）未列入表 3－7 的其他消毒剂用于普通物体表面消毒时，按产品使用说明书标识的方式和剂量进行消毒处理。

表 3－7　普通物体表面消毒常用消毒剂的使用剂量与使用方法

消毒剂类别	清洁条件下		污染条件下		使用方式
	有效成分浓度	作用时间/min	有效成分浓度	作用时间/min	
含氯类	100mg/L ~ 250mg/L	10 ~ 30	400mg/L ~ 700mg/L	10 ~ 30	擦拭、浸泡、喷洒
含溴类	200mg/L ~ 400mg/L	15 ~ 20	500mg/L ~ 1 000mg/L	15 ~ 20	擦拭、浸泡、喷洒
季铵盐类	200mg/L ~ 1 000mg/L	1 ~ 10	400mg/L ~ 1 200mg/L	5 ~ 20	擦拭、浸泡、冲洗
	800mg/L ~ 1 200mg/L	5 ~ 10	1 000mg/L ~ 2 000mg/L	10 ~ 30	喷雾
二氧化氯	50mg/L ~ 100mg/L	10 ~ 15	100mg/L ~ 250mg/L	15 ~ 30	擦拭、浸泡、喷洒
过氧乙酸	500mg/L ~ 1 000mg/L	15 ~ 30	1 000mg/L ~ 2 000mg/L	15 ~ 30	浸泡、喷洒

表 3 - 7（续）

消毒剂类别	清洁条件下		污染条件下		使用方式
	有效成分浓度	作用时间/min	有效成分浓度	作用时间/min	
过氧化氢	3%~4%	30	—	—	擦拭、喷洒
	按产品说明书使用				汽化
酸性电解水	50mg/L~100mg/L	10~15	—	—	冲洗、浸泡
臭氧水	5mg/L~10mg/L	10~15	—	—	冲洗、浸泡
乙醇	60%~90%	3	—	—	擦拭、喷洒
胍类	2g/L~45g/L	10	—	—	擦拭、喷洒
对氯间二甲苯酚	1%~2%	10~15	2%~3%	15~30	擦拭、浸泡、喷洒
三氯羟基二苯醚	2.0%	15~30	—	—	擦拭、浸泡、喷洒
注："—"表示不适用。					

三百一十八、对普通物体表面消毒剂的标志、标签及说明书有何规定？

答：（1）标志：产品包装标志应符合 GB 190《危险货物包装标志》和 GB/T 191《包装储运图示标志》的要求。

（2）标签：产品标签应符合消毒产品标签说明书有关规范和标准的要求。

（3）说明书：应符合消毒产品使用说明书有关规范和标准的要求，同时产品说明书应注明下列注意事项：

a）根据拟消毒对象的不同特点，选择使用合适的消毒剂。

b）消毒剂不得口服，置于儿童不易触及处。

c）用于物体表面消毒的消毒剂大多具有不同程度的腐蚀性，当使用浓度对拟消毒对象相应材质有中度及以上腐蚀性时应慎用。消毒至作用时间完成后，应用清水对消毒对象进行擦拭或冲洗，去除残留的消毒剂。

d）采用喷洒/喷雾方式、汽化方式对物体表面进行消毒时，应密封门窗。在消毒完毕后，应通风 30min 以上，环境空气中的消毒剂残留低于相应的国家标准要求时，人员方可进入。消毒过程中应注意个人防护。

e）需稀释使用的消毒剂和需活化后使用的消毒剂，应现配现用。

f）如人体不慎接触，应立即用清水连续冲洗，如伤及眼睛应及时就医。

三百一十九、如何实施物体表面消毒现场鉴定试验？

答：（1）试验步骤：

a）在使用现场，按说明书介绍的用量、作用时间、使用频率和消毒方法消毒物体表面，检测样本数量应≥30份。

b）随机选取物体表面（桌面、台面、门等），用规格板标定2块面积各为25cm²的区块，一区块供消毒前采样，一区块供消毒后采样。

c）消毒前，将无菌棉拭子在含5mL稀释液的试管中沾湿，对一区块涂抹采样，横竖往返各8次，采样后以无菌操作方式将棉拭子采样端剪入原稀释液试管内，振荡20s或振打80次，做适当稀释后作为阳性对照组样本。

d）根据规定的计量，将消毒剂喷雾或涂擦于物体表面进行消毒。消毒后将无菌棉拭子在含5mL中和剂的试管中沾湿。对消毒区块涂抹采样，横竖往返各8次。采样后以无菌操作方式将棉拭子采样端剪入原采样液试管内，用电动混匀器振荡20s或振打80次，作为消毒组样本。

e）试验结束后，将用过的同批次中和剂、稀释液各1.0mL接种于培养基上，作为阴性对照组样本。

f）将阳性对照组、阴性对照组和消毒组样本，每份吸取1.0mL接种于培养基上，以琼脂倾注法接种平皿，每个样本接种2个平皿，置于37℃恒温箱中培养48h，观察最终结果。

g）计算杀灭对数值。

（2）评价规定：试验重复3次，阳性对照组应有较多的细菌生长，阴性对照组应无细菌生长，消毒样本平均杀灭对数值≥1，可判定为消毒合格。

（3）注意事项：

a）在现场试验中，自然菌的种类较复杂，平板上常出现大面积霉菌生长，导致无法计数菌落，当两个平行的平板中有一个平板可数清楚菌落数时，即按该平板菌落数计算结果，当两平板均有大面积霉菌生长时，应重新进行试验。

b）试验操作必须采取严格的无菌技术。

c）每次试验均应设置阳性和阴性对照，绝不可省略。

d）消毒前后采样（阳性对照组和消毒试验组）不得在同一区块内进行。

e）棉拭子涂抹采样操作过程较难标准化，因此应尽量使棉拭子的大小、用力的均匀程度、吸取采样液的量、洗菌时敲打的轻重等保持先后一致。

f）现场样本应及时检测，室温存放不应超过2h，否则应置于4℃冰箱内，但亦不应超过4h。

第九节　医疗器械消毒剂通用要求

三百二十、医疗器械消毒剂有哪些通用要求？适用哪些范围？

答：医疗器械消毒剂规定了医疗器械的消毒、灭菌用化学消毒剂的原料要求、技术要求、检验方法、使用方法、标识、包装、储存及运输等通用要求。适用于医疗器械用消毒剂。

三百二十一、医疗器械消毒剂不适用哪些范围？

答：医疗器械消毒剂不适用于带消毒因子发生装置的消毒器械及气体类或在特定条件下气（汽）化后发挥作用的消毒、灭菌产品。

三百二十二、何谓灭菌剂？

答：能杀灭一切微生物（包括细菌芽孢），并达到灭菌要求的制剂。

三百二十三、何谓高效消毒剂？

答：能杀灭一切细菌繁殖体（包括分枝杆菌）、病毒、真菌及其孢子等，对细菌芽孢也有一定杀灭作用的消毒制剂。

三百二十四、何谓中效消毒剂？

答：能杀灭分枝杆菌、真菌、病毒及细菌繁殖体等微生物的消毒制剂。

三百二十五、何谓低效消毒剂？

答：能杀灭细菌繁殖体和亲脂病毒的消毒制剂。

三百二十六、何谓医疗器械消毒剂？

答：用于医疗器械处理，使其达到消毒或灭菌要求的化学制剂。

三百二十七、对消毒剂的原料有何要求？

答：（1）消毒剂原料应符合《中华人民共和国药典》（2020年版）、相关国家标准或行业标准的有关规定，并有相应的合格证明材料。

（2）生产用水应为纯净水。

（3）消毒剂原料活性（有效）成分清单及使用范围、消毒剂原料惰性成分清单及推荐使用范围、禁用物质的规定、限用物质的规定应按照 GB 38850《消毒剂原料清单及禁限用物质》的要求。

三百二十八、消毒剂用于医疗器械消毒的技术要求有哪些？

答：（1）理化指标；

（2）有效期；

（3）对金属的腐蚀性；

（4）消毒剂与器械的相容性；

（5）杀灭微生物指标；

（6）与消毒器械配套用消毒剂的要求；

（7）连续使用稳定性。

三百二十九、对医疗器械消毒剂的理化指标及有效期有何规定？

答：（1）理化指标：产品有效成分含量、pH 等应符合相关国家标准、规范及产品质量的要求。

（2）有效期：包装完好的产品有效期应不低于 12 个月，且储存期间产品的感官指标、pH 等应无明显改变。

三百三十、对医疗器械消毒剂的金属腐蚀性及其与器械的相容性有何规定？

答：（1）金属腐蚀性：消毒剂用于金属器械的消毒、灭菌时，在使用剂量下对不锈钢应基本无腐蚀性，对碳钢、铝、铜等金属应基本无腐蚀性或仅有轻度腐蚀性。

（2）消毒剂与器械的相容性：长期使用的消毒剂对医疗器械整机及各种器件宜具有良好的相容性，无明显腐蚀性。特殊医疗器械用消毒剂对各元器件无明显损害，医疗器械对其应具有耐受性。

三百三十一、医疗器械消毒剂杀灭微生物指标有哪些要求？

答：根据产品标签、使用说明书标注的杀灭微生物类别和使用范围进行相应的指示微生物消毒试验。在产品使用说明书规定的作用剂量下，杀菌效果应符合表 3−8 的要求。其中，灭菌剂的测试条件为使用说明书规定的最低作用浓度及 50% 最短作用时间，消毒剂的作用浓度及作用时间应按照使用说明书的规定进行。

表 3 - 8　医疗器械消毒剂实验室杀灭微生物要求

微生物种类	灭菌剂	不同水平消毒剂杀灭或灭活微生物对数值要求					
		高水平		中水平		低水平	
		悬液法	载体法	悬液法	载体法	悬液法	载体法
枯草杆菌黑色变种（ATCC 9372）芽孢	实验室定性灭菌试验合格（无活菌生长）	≥5.00	≥3.00	—	—	—	—
金黄色葡萄球菌（ATCC 6538）	—	—	—	≥5.00	≥3.00	≥5.00	≥3.00
铜绿假单胞菌（ATCC 15422）	—	—	—	≥5.00	≥3.00	≥5.00	≥3.00
白色念珠菌（ATCC 10231）	—	—	—	—	—	≥4.00	≥3.00
分枝杆菌（ATCC 19977）	—	—	—	≥4.00	≥3.00	—	—
脊髓灰质炎病毒（Ⅰ型疫苗株）	—	—	—	≥4.00	≥4.00	—	—

注 1：试样稀薄状或稀释后使用者宜采用悬液法进行实验室定量杀菌试验。
注 2：试样黏稠状或原液使用及冲洗消毒者宜采用载体法进行实验室定量杀菌试验。
注 3："—"表示可不设该项目。

三百三十二、对医疗器械模拟现场灭菌试验有哪些要求？

答：在使用说明书规定的最低作用浓度及 50% 最短作用时间的剂量下，所试模拟医疗器械上应无活菌［枯草杆菌黑色变种（ATCC 9372）芽孢］生长。

三百三十三、对医疗器械采用高水平消毒剂模拟试验的判定指标有哪些？

答：在使用说明书规定的最低作用浓度及最短作用时间剂量下，对所试模拟医疗器械上枯草杆菌黑色变种（ATCC 9372）芽孢的杀灭或灭除对数值不低于 3.00，判为医疗器械的模拟现场高水平消毒试验合格。

三百三十四、医疗器械采用中水平消毒剂模拟试验的判定指标有哪些？

答：在使用说明书规定的最低作用浓度及最短作用时间的剂量下，对所试模拟医疗器械上的分枝杆菌（ATCC 19977）杀灭或灭除对数值不低于 3.00，判为医疗器械的模拟现场中水平消毒试验合格。

三百三十五、医疗器械采用低水平消毒剂模拟试验的判定指标有哪些？

答：在金黄色葡萄球菌（ATCC 6538）、铜绿假单胞菌（ATCC 15422）、白色念珠菌（ATCC 10231）中选择对所试消毒剂抵抗力最强的微生物作为试验微生物，在使用说明书规定的最低作用浓度及最短作用时间的剂量下，对模拟医疗器械上的所试微生物的杀灭或灭除对数值不低于 3.00，判为医疗器械的模拟现场低水平消毒试验合格。

三百三十六、对与消毒器械配套用医疗器械消毒剂有哪些要求？

答：与相关消毒灭菌装置配套使用的特定用途消毒剂，如内镜用消毒剂、透析机管路消毒剂等，应符合 WS 507《软式内镜清洗消毒技术规范》、GB 30689《内镜自动清洗消毒机卫生要求》等消毒灭菌装置相关行业标准和国家标准的要求，并应验证与相关设备配套使用的模拟消毒、灭菌效果。

三百三十七、对连续使用的消毒剂的稳定性有何规定？

答：连续使用的消毒剂，在使用期间对医疗器械的模拟现场灭菌或消毒效果应符合所进行的模拟现场试验要求，有效成分的含量应符合相应国家标准和规范的规定。

三百三十八、对消毒剂的毒理安全性有何要求？

答：消毒剂或最高应用浓度 5 倍溶液应实际无毒或低毒级，无致突变性。

三百三十九、使用医疗器械消毒剂应遵循什么原则？

答：（1）医疗器械首选热力消毒与灭菌的方式进行消毒。

（2）使用方法应符合各类别消毒剂的标准和规范要求。

（3）新启用的医疗器械消毒或灭菌前应先除去油污及保护膜，再用洗涤剂清洗去除油脂，干燥。

（4）使用过的医疗器械消毒或灭菌处理前应充分清洗干净、干燥，处理时应打开轴节，使其充分暴露于消毒剂中。

（5）需稀释后使用的灭菌剂及高、中度水平消毒剂应采用纯化水稀释，以避免钙、镁等其他杂质对消毒效果的影响。

三百四十、医疗器械浸泡消毒应遵循什么原则？

答：（1）将待处理的医疗器械放入消毒剂中浸泡，使其完全浸没，再将消毒容器加盖，作用至规定时间。

（2）高、中度危险性医疗器械消毒灭菌结束后、使用前应用无菌水冲洗干净或采用其他方法清除残留消毒剂。

（3）浸泡灭菌后的医疗器械在冲洗、转运、储存等环节中应避免二次污染。高度危险性医疗器械灭菌后，应无菌保存；中度危险性医疗器械经灭菌或高水平消毒处理后，应清洁保存；低度危险性医疗器械经低、中度水平消毒后，应清洁保存。

三百四十一、医疗器械擦拭消毒应遵循哪些原则？

答：（1）按消毒剂说明书的规定，对医疗器械进行擦拭消毒处理后，视情况采用适当的方法去除残留的消毒剂。

（2）低水平消毒剂用于污染明显的医疗器械的擦拭消毒时应反复多次擦拭。

三百四十二、对医疗器械消毒剂产品标志和说明书有哪些要求？

答：（1）标志应符合 GB/T 191《包装储运图示标志》及消毒产品标签说明书的要求。

（2）产品使用说明书应标注以下注意事项：

a）对金属具有腐蚀性、对织物具有漂白性的消毒剂，在使用说明书中应明确标明并注明相应的注意事项。

b）应明确标明消毒剂的拮抗物质，并注明相应的注意事项。

c）应注明使用场所注意通风，并做好个人安全防护等工作，使用现场消毒剂允许浓度应符合 GBZ 2.1《工作场所有害因素职业接触限值　第 1 部分：化学有害因素》等规定。

三百四十三、对消毒剂包装、储存及运输有何要求？

答：（1）所采用的小包装材料应与消毒剂理化性质相符合，不应与消毒剂发生化学反应产生毒副产物或导致包装破损。

（2）消毒剂储存应符合有关国家标准的要求，产品应密封，避光，置于阴凉、干燥、通风处保存，有特殊要求者，如过氧乙酸溶液应在最小包装上留置有排气孔。不得露天存放，不得与其他有毒物品混放。

（3）消毒剂的运输应符合有关国家标准的要求。装卸应轻搬轻放，运输过程中不得倒置，防压、防撞、防挤，防止暴晒、雨淋；防止外包装破损；车辆应保持干燥。

第十节　疫源地消毒剂通用要求

三百四十四、疫源地消毒剂通用要求有哪些规定？适用范围是什么？

答：（1）用于传染病疫源地消毒的消毒剂原料要求；

（2）技术要求；

（3）检验方法；

（4）使用方法；

（5）标签和说明书。

疫源地消毒剂适用于对传染病疫源地消毒或对有传染病病原体污染的场所进行环境消毒。

四百四十五、何谓疫源地？何谓疫源地消毒？

答：疫源地为现在存在或曾经存在传染源的场所或传染源可能播散病原体的范围。

疫源地消毒是对疫源地内污染的环境和物品的消毒，包括随时消毒和终末消毒。

三百四十六、何谓随时消毒？

答：随时消毒（concurrent disinfection）是指疫源地内有传染源存在时进行的消毒。

三百四十七、何谓终末消毒？

答：终末消毒（terminal disinfection）是指传染源离开疫源地后，对疫源地进行的一次彻底消毒。

三百四十八、何谓疫源地消毒剂？

答：疫源地消毒剂（disinfectant for infectious focus）是指疫源地消毒所使用的并能达到消毒要求的消毒剂。

三百四十九、对疫源地消毒剂的原料有哪些要求？

答：主要杀菌成分及辅料的原料应符合国家相关标准的规定，其中生产用水应符合《消毒产品生产企业卫生规范》（2009 年版）的要求。

三百五十、对疫源地消毒剂的技术要求有哪些？

答：（1）消毒剂的有效成分含量应在标识值 ±10% 范围内，在产品有效期内有效成分含量下降率不得超过 10% 且不得低于企业标准的下限值，pH 应在标识中心值 ±1.0 范围内。在使用范围中对金属腐蚀性和重金属含量有限制要求的消毒剂，应符合国家标准的相关规定。

（2）消毒剂的实验室杀灭微生物效果应达到《消毒技术规范》（2002 年版）、国家标准及相关规定的要求，并应满足杀灭传染病疫源地中目标微生物的要求。

（3）现场随时消毒和终末消毒后，自然菌和目标微生物应符合 GB 19193《疫源地消毒总则》的评价要求。

（4）消毒剂的毒理学安全性应符合《消毒技术规范》（2002 年版）、国家标准及相关规定。采取有效防护措施后，对使用者的健康不应产生危害。

三百五十一、疫源地消毒剂的检验方法包括哪些？

答：（1）理化指标：按《消毒技术规范》（2002 年版）和/或相关标准规定的方法检测。

（2）杀灭微生物效果：按《消毒技术规范》（2002 年版）和/或相关标准规定的方法检测。传染病目标微生物的检测方法参照相关标准或检测技术规范。

（3）毒理学检验：按《消毒技术规范》（2002 年版）和/或相关标准规定的方法检测。

三百五十二、如何选择常用疫源地消毒剂？

答：根据污染病原体的种类与抗力确定常用的消毒剂。

（1）朊病毒污染物：选择含氯消毒剂或氢氧化钠，配合压力蒸汽灭菌方法。

（2）芽孢污染物（如炭疽杆菌芽孢、破伤风杆菌芽孢污染物等）：选择含氯类、过氧化物类、含溴类和甲醛等消毒剂。

（3）分枝杆菌（如结核分枝杆菌、麻风分枝杆菌）、亲水病毒（如脊髓灰质炎病毒、诺如病毒、腺病毒、轮状病毒、甲型肝炎病毒、戊型肝炎病毒及引起手足口病的病原体）、支原体、衣原体、立克次氏体等病原体的污染物：选择含氯类、含溴类、过氧化物类、醛类和含碘类等消毒剂。

（4）细菌繁殖体（如霍乱弧菌、痢疾杆菌、白喉棒状杆菌、伤寒沙门菌和副伤寒沙门氏菌、布鲁氏杆菌、淋病奈瑟菌等）、亲脂病毒（如流感病毒、麻疹病毒、汉坦病毒等）及螺旋体等病原体的污染物：选择含氯类、含溴类、过氧化物类、醛类、含碘类、醇类、胍类、季铵盐类等消毒剂。

（5）一些易受到有机物影响且引发严重疾病的病原体（如乙型肝炎病毒、丙型肝炎病毒、丁型肝炎病毒、人类免疫缺陷病毒等）的污染物：选择高水平消毒剂，如含氯类、含溴类、过氧化物类等消毒剂。

（6）特殊传染病病原体（如 SARS 冠状病毒、MERS 冠状病毒、埃博拉病毒、高致病性禽流感病毒、H7N9 禽流感病毒、鼠疫耶尔森菌和狂犬病病毒等）的污染物：按照国家制定的相应指南进行。

（7）未查明病原体的污染物：按照芽孢污染物确定适用的消毒剂。

三百五十三、如何根据病原体污染的消毒对象确定常用消毒剂？

答：（1）常用的物体表面消毒剂：含氯类、含溴类和过氧化物类消毒剂等。

（2）常用的空气消毒剂：过氧化物类消毒剂（如过氧乙酸、二氧化氯、过氧化氢、臭氧等）。

（3）常用的污水消毒剂：含氯类、含溴类和过氧化物类消毒剂。

（4）常用的餐（饮）具消毒剂：含氯类、含溴类和过氧化物类消毒剂。

（5）常用的排泄物、分泌物及尸体消毒剂：含氯类和过氧化物类消毒剂。

三百五十四、如何根据环境保护要求确定常用的消毒剂？

答：在确保消毒效果的情况下，推荐选择过氧化物类消毒剂（如过氧化氢、过氧乙酸、二氧化氯）、季铵盐类消毒剂等对环境影响较小的消毒产品。

三百五十五、常用的疫源地消毒剂的使用方法有哪些？

答：（1）朊病毒所使用的消毒剂的消毒方法：按照 GB 19193《疫源地消毒总则》和 WS/T 367《医疗机构消毒技术规范》的规定。

（2）含氯消毒剂的使用方法：见表 3 - 9。

表3-9 含氯消毒剂的适用对象、剂量及使用方法

消毒对象	芽孢污染物		分枝杆菌及亲水病毒污染物		细菌繁殖体及亲脂病毒污染物	
	使用方法	剂量	使用方法	剂量	使用方法	剂量
环境表面	擦拭、浸泡、喷洒	10 000mg/L~15 000mg/L有效氯，作用2h，用量100mL/m²~300mL/m²	擦拭、浸泡、喷洒	1 000mg/L~2 000mg/L有效氯，作用1h，用量100mL/m²~300mL/m²	擦拭、浸泡、喷洒	500mg/L~1 000mg/L有效氯，作用1h，用量100mL/m²~300mL/m²
餐（饮）具	浸泡	5 000mg/L~10 000mg/L有效氯，作用1h	浸泡	1 000mg/L~2 000mg/L有效氯，作用0.5h	浸泡	250mg/L ~ 500mg/L有效氯，作用0.5h
排泄物、分泌物	浸泡	稀薄排泄物、呕吐物：1L加漂白粉50g或20 000mg/L有效氯消毒剂溶液2L，搅匀放置6h。成型粪便：50 000mg/L有效氯消毒剂溶液2份加于1份粪便中，混匀后，作用6h。尿液：每1L加入漂白粉5g或次氯酸钙1.5g或10 000mg/L有效氯消毒剂溶液100mL混匀放置6h	浸泡	稀薄的排泄物、呕吐物：1L加漂白粉50g或20 000mg/L有效氯含氯消毒剂溶液2L，搅匀放置2h。成型粪便：50 000mg/L有效氯含氯消毒剂溶液2份加于1份粪便中，混匀后，作用2h。尿液：每1L加入漂白粉5g或次氯酸钙1.5g或10 000mg/L有效氯含氯消毒剂溶液100mL，混匀放置2h	浸泡	稀薄排泄物、呕吐物：2L加漂白粉50g或20 000mg/L有效氯含氯消毒剂溶液2L，搅匀放置2h。成型粪便：50 000mg/L有效氯消毒剂溶液2份加于1份粪便中，混匀后，作用2h。尿液：每2L加入漂白粉5g或次氯酸钙1.5g或10 000mg/L有效氯消毒剂溶液100mL，混匀放置2h
尸体	铺垫、喷洒	前处理：用有效氯20 000mg/L含氯消毒液浸泡的纱布堵住开放口，用纱布包裹全身，再用上述消毒液喷湿。尽快火化。埋葬尸体的消毒处理：两侧及底部消毒剂干粉喷洒厚3cm~5cm漂白粉，棺外底部铺垫厚3cm ~ 5cm漂白粉	铺垫、喷洒	前处理：用有效氯10 000mg/L含氯消毒液浸泡的纱布堵住开放口，用纱布包裹全身，再用上述消毒液喷湿。尽快火化。埋葬尸体的消毒处理：两侧及底部用消毒剂干粉喷洒厚3cm~5cm漂白粉，棺外底部铺垫厚3cm~5cm漂白粉	铺垫、喷洒	前处理：用有效氯5 000mg/L含氯消毒液浸泡的纱布堵住开放口，用纱布包裹全身，再用上述消毒液喷湿。尽快火化。埋葬尸体的消毒处理：尸体两侧及底部用消毒剂干粉喷洒厚3cm~5cm漂白粉，棺外底部铺垫厚3cm~5cm漂白粉

表 3-9（续）

消毒对象	芽孢污染物		分枝杆菌及亲水病毒污染物		细菌繁殖体及亲脂病毒污染物	
	使用方法	剂量	使用方法	剂量	使用方法	剂量
污水	投加	疫点污水：10L 污水加入 50 000mg/L 有效氯含氯消毒剂溶液 400mL，或加漂白粉 80g，作用 4h ~ 6h，余氯不低于 100mg/L。疫区污水：有效氯 1 000mg/L ~ 1 500mg/L，作用 4h ~ 6h，余氯不低于 10mg/L	投加	疫点污水：10L 污水加入 50 000mg/L 有效氯含氯消毒剂溶液 200mL，或加漂白粉 40g，作用 1h ~ 2h，余氯不低于 10mg/L。疫区污水：有效氯 500mg/L ~ 1 000mg/L，作用 1h ~ 2h，余氯应大于 6.5mg/L	投加	疫点污水：10L 污水加入 20 000mg/L 有效氯含氯消毒剂溶液 100mL，或加漂白粉 8g，作用 1h，余氯为 4mg/L ~ 6mg/L。疫区污水：有效氯 80mg/L ~ 100mg/L，作用 1h ~ 2h，余氯应大于 6.5mg/L
衣物	浸泡	有效氯 3 000mg/L 的含氯消毒剂溶液，作用 2h	浸泡	有效氯 2 000mg/L 的含氯消毒剂溶液，作用 1h ~ 2h	浸泡	有效氯 1 000mg/L ~ 2 000mg/L 的含氯消毒剂溶液，作用 1h
病人剩余食物	浸泡	50 000mg/L 有效氯的含氯消毒剂溶液或 20% 漂白粉乳剂，浸泡消毒 6h	浸泡	50 000mg/L 有效氯含氯消毒剂溶液或 20% 漂白粉乳剂，浸泡消毒 2h	浸泡	50 000mg/L 有效氯含氯消毒剂溶液或 20% 漂白粉乳剂，浸泡消毒 2h

第十一节　紫外线消毒器卫生要求

三百五十六、紫外线消毒器卫生要求有哪些？

答：规定了紫外线消毒器的原材料要求、技术要求、应用范围、使用方法、检验方法、标志与包装、运输与贮存、铭牌和使用说明书。

三百五十七、紫外线消毒器卫生要求适用于何种紫外线消毒器？

答：适用于产生 C 波段紫外线（波长范围为 200nm ~ 280nm）杀菌因子的紫外线消毒器。

三百五十八、何谓紫外线消毒？

答：利用病原微生物吸收波长在 200nm ~ 280nm 之间的紫外线能量后其遗传物质发生

突变，导致细胞不再分裂繁殖，达到杀灭病原微生物目的的消毒方式。

三百五十九、何谓紫外线灯？

答：直接利用紫外线达到消毒目的的特种电光源。

三百六十、何谓紫外线消毒器？

答：以紫外线灯为光源，利用灯管辐射的紫外线为杀菌因子，对传播媒介上的病原微生物进行消毒的器械。

三百六十一、何谓紫外线空气消毒器？

答：利用紫外线灯、过滤网、风机和镇流器组合成的达到空气消毒目的的一种紫外线消毒器。

注：其过滤网和风机不具有杀菌因子的作用。

三百六十二、何谓上层平射紫外线空气消毒器？

答：安装于室内墙壁上端或顶端，离地≥2.1m，紫外线平行于地面射出，达到空气消毒目的的紫外线空气消毒器。

三百六十三、何谓紫外线水消毒器？

答：利用紫外线灯、石英套管、镇流器等密闭在容器中的部件组成，达到水消毒目的的一种紫外线消毒器。

三百六十四、何谓紫外线物表消毒器？

答：利用紫外线灯、电源适配器等部件，达到物体表面消毒目的的一种紫外线消毒器。

三百六十五、何谓紫外线强度？

答：单位时间内与紫外线传播方向垂直的单位面积上接收到的紫外线能量。

注：常用单位为微瓦每平方厘米（$\mu W/cm^2$）或者瓦每平方米（W/m^2）。

三百六十六、何谓紫外线有效剂量？

答：在一定运行时间内，紫外线消毒器所能实现的微生物杀灭紫外线的剂量。

注：又称为紫外线消毒器的生物验证剂量。

三百六十七、何谓消毒周期？

答：紫外线消毒器实施一次消毒操作处理达到消毒要求的全过程。

三百六十八、何谓紫外线消毒时间？

答：紫外线消毒器在标准规定的工作条件下，进行消毒处理的时间。

三百六十九、何谓（紫外线灯）有效寿命？

答：新紫外线灯的紫外线强度值降低到标准规定的70%时的累计点燃时间。

三百七十、何谓循环风量？

答：在标准空气状态下每小时通过紫外线空气消毒器内循环的空气体积流量。

注：单位为立方米每小时（m^3/h）。

三百七十一、对紫外线空气消毒器紫外线灯的原材料及其他原材料有什么要求？

答：（1）紫外线灯应采用石英玻璃或紫外线透过率不低于石英玻璃的原材料。

（2）其他原材料有以下要求。

a）过滤网滤材应具有阻挡紫外线泄漏的功能。采用纤维滤材的过滤网不应有粉尘脱落。

b）紫外线空气消毒器零部件及壳体宜采用阻燃、抗紫外线辐射、耐腐蚀的材料（柜机侧后板采用钣金件的除外），不宜采用风速调节器。

c）移动式紫外线空气消毒器万向轮宜采用静音万向轮。

d）上层平射紫外线空气消毒器应设置人体感应保护装置。

三百七十二、紫外线空气消毒器的紫外线强度规定值为多少？

答：双端和单端紫外线灯的初始紫外线强度应分别不低于表3－10和表3－11规定值的93%，其他紫外线灯强度应符合相关标准的要求。

表3－10　双端紫外线灯的初始紫外线强度规定值

标准功率/W	4	6	8	13	15	18	30	36	60	75	100	150	250	320	400	550	750	1 000
紫外线强度/（$\mu W/cm^2$）	9	15	22	35	50	62	100	135	190	250	305	400	650	720	900	1150	1300	1730

表3-11 单端紫外线灯的初始紫外线强度规定值

标准功率/W	5	7	9	11	18	24	36	55	75	95	150
紫外线强度/（μW/cm²）	9	16	22	33	51	65	110	150	170	304	400

三百七十三、紫外线空气消毒器对循环风量有什么要求？

答：紫外线空气消毒器整机初始循环风量应不小于适用体积的8倍。

三百七十四、对紫外线空气消毒器的启动性能和其他技术性能有哪些要求？

答：（1）启动性能：应有良好的启动性能，宜采用电子镇流器并应符合 GB/T 15144《管形荧光灯用交流和/或直流电子控制装置 性能要求》或 GB 19510.1《灯的控制装置 第1部分：一般要求和安全要求》等相关标准的规定。

（2）其他技术性能：应符合 GB/T 19258《杀菌用紫外辐射源》和其他相关标准的要求。

三百七十五、对紫外线水消毒器及其他原材料有什么要求？

答：（1）紫外线水消毒器与水接触的其他材料应符合 GB/T 17219《生活饮用水输配水设备及防护材料的安全性评价标准》的要求，其中石英套管每毫米石英厚度的紫外线透射率应不小于90%；

（2）紫外线强度计（若有）应有鉴定合格证明。

三百七十六、对紫外线物表消毒器有哪些要求？

答：（1）紫外灯原材料应符合紫外线空气消毒器紫外线灯材料的要求。

（2）紫外线强度应符合紫外线空气消毒器紫外线强度的要求。

（3）启动性能应符合紫外线空气消毒器启动性能的要求。

（4）其他技术要求应符合 GB/T 19258《杀菌用紫外辐射源》和其他相关标准的要求。

三百七十七、对紫外线物表消毒器的紫外线灯原材料及其他原材料有哪些要求？

答：（1）紫外线物表消毒器应采用石英玻璃或紫外线透过率不低于石英玻璃的原材料。

（2）紫外线物表消毒器宜密闭性能完好，并应安装有制动锁开关的门。

（3）紫外线物表消毒器体内胆宜耐热、表面平整、光洁。

（4）紫外线物表消毒器体内四角宜为弧形结构，有条件的宜采用反光性能较好的材料。

三百七十八、紫外线空气消毒器的基本工作条件有哪些？

答：（1）使用电源电压：220V±22V，电源频率：50Hz±1Hz；

（2）环境温度：5℃~40℃；

（3）相对湿度：≤80%。

三百七十九、紫外线空气消毒器的紫外线强度波动范围及有效寿命为多少？

答：（1）紫外线强度波动范围：在开机 5min 后正常工作状态下，紫外线强度变化应达到稳定，波动范围不大于均值的 5%；

（2）有效寿命：主要元器件紫外线灯的有效寿命应≥1 000h。

三百八十、对紫外线空气消毒器工作噪声和循环风量有何规定？

答：（1）工作噪声：整机运行时应平稳可靠、无振动，噪声限值应≤55dB（A 计权）。

（2）循环风量：整机初始循环风量应不小于适用体积的 8 倍。

三百八十一、紫外线空气消毒器消毒效果有哪些试验方法？

答：（1）模拟现场试验：在实验室温度为 20℃~25℃、相对湿度为 50%~70% 的条件下，开机作用至产品使用说明书规定的时间（最长消毒时间不应超过 2h），对空气中污染的白色葡萄球菌（ATCC 8032）的杀灭率应≥99.9%。

（2）现场试验：在现场自然条件下按照产品使用说明书规定的条件，开机作用至产品使用说明书规定的时间（最长消毒时间不应超过 2h），对空气中自然菌的消亡率应≥90.0%。用于医疗机构环境空气消毒的，消毒后空气中菌落总数应符合 GB 15982—2012《医院消毒卫生标准》的要求；用于其他场所消毒的，消毒后空气中的菌落总数还应符合相关标准的要求。

三百八十二、紫外线空气消毒器工作时，对紫外线泄漏量有何规定？

答：上层平射紫外线空气消毒器在 2.1m 以下安全区域内紫外线泄漏量应≤5μW/cm²。其他紫外线空气消毒器距消毒器周边 30cm 处，紫外线泄漏量应≤5μW/cm²。

三百八十三、紫外线空气消毒器工作时，对臭氧泄漏量有何规定？

答：紫外线空气消毒器工作时，在有人的情况下，室内空气环境中的 1h 平均容许臭氧浓度为 0.1mg/m³。

三百八十四、紫外线水消毒器消毒效果有哪些试验方法？

答：（1）实验室微生物杀灭试验：在实验室温度为 20℃~25℃的条件下，按产品使用说明书规定的消毒最低有效剂量等参数和程序进行消毒处理，应使大肠杆菌（ATCC 8099）下降至 0CFU/100mL；

（2）模拟现场试验：在试验现场自然条件下，按产品使用说明书规定的消毒最低有效剂量等参数和程序进行消毒处理，应使大肠杆菌（ATCC 8099）下降至 0CFU/100mL。

三百八十五、对紫外线水消毒器现场试验方法及其标准值有何规定？

答：在现场自然条件下，按照产品使用说明书规定的消毒最低有效剂量等参数和程序进行消毒处理。

（1）用于医疗机构污水消毒的，消毒后水中粪大肠菌群数应符合 GB 18466《医疗机构水污染物排放标准》的规定 100MPN/L。用于生活饮用水消毒的，消毒后水中微生物指标应符合 GB 5749—2022《生活饮用水卫生标准》：总大肠菌群（MPN/100mL 或 CFU/100mL）不得检出。即耐热大肠菌群（MPN100mL 或 CFU/100mL）不得检出。大肠埃希氏菌（MPN/100mL 或 CFU/100mL）不得检出。菌落总数限值为 100（CFU/mL）。

（2）用于游泳池水消毒的，消毒后水中微生物指标应符合 GB 37488—2019《公共场所卫生指标及限值要求》；菌落总数≤200CFU/mL，大肠菌群（CFU/mL）不得检出。

（3）用于再生水消毒的，消毒后水中微生物指标应符合城市污水再生利用相关标准的要求。

三百八十六、对紫外线物表消毒器实验室微生物杀灭的试验效果有何规定？

答：在实验室温度为 20℃~25℃时开机，作用至产品使用说明书规定的时间，对指标微生物的杀灭对数值应符合表 3－12 的规定。

表 3－12　紫外线物表消毒器对指标微生物的杀灭效果

消毒对象	指标微生物	试验方法	杀灭对数值
医疗器械和用品表面消毒	枯草杆菌黑色变种芽孢（ATCC 9372） 龟分枝杆菌脓肿、亚种（ATCC 19977 或 CMCC 9326） 金黄色葡萄球菌（ATCC 6538）	载体法	≥3.00
其他物体表面消毒	金黄色葡萄球菌（ATCC 6538） 大肠杆菌（8099）	载体法	≥3.00
注：按使用说明书要求选择相应的指标微生物。			

三百八十七、对紫外线物表消毒模拟现场或现场试验杀灭微生物试验有何规定？

答：在现场自然条件下，按照产品使用说明书规定的条件进行模拟现场试验或现场试验，开机作用至产品使用说明书规定的时间。经模拟现场试验对被试物体表面上污染的指标微生物的杀灭对数值应≥3.00；经现场试验被试物体表面上自然菌的杀灭对数值应≥1.00。用于医疗机构物体表面消毒的，消毒后物体表面菌落总数应符合 GB 15982《医院消毒卫生标准》的卫生标准值；用于其他物体表面消毒的，消毒后物体表面上菌落总数还应符合相关标准的规定。

三百八十八、对紫外线空气消毒器使用方法有哪些要求？

答：（1）根据待消毒处理空间的体积大小和产品使用说明书中适用体积要求，选择适用的紫外线空气消毒器机型。

（2）按照使用说明书要求安装紫外线空气消毒器。

（3）进行空气消毒时，应关闭门窗，接通电源，指示灯亮，按动开关或遥控器，设定消毒时间，消毒器开始工作。按设定程序经过一个消毒周期，完成消毒处理。动态空气消毒器采用自动间断方式运行。

三百八十九、对紫外线水消毒器使用方法有哪些要求？

答：（1）根据待消毒处理水的水质、水量、水温选择相应规格的紫外线水消毒器机型。

（2）按照使用说明书要求安装紫外线水消毒器。

（3）进行水消毒时，应接通电源，指示灯亮，按动开关或遥控器，消毒器开始工作，完成消毒处理。

三百九十、对紫外线物表消毒器使用有哪些要求？

答：（1）根据待消毒物体表面积大小和产品使用说明书的要求，选择适用的紫外线物体表面消毒器机型。

（2）进行消毒时，应接通电源，指示灯亮，按动开关或遥控器，设定消毒时间，按照产品使用说明书要求使其被消毒物品的表面均暴露于紫外线照射下。使用紫外线消毒箱时应适量放置被消毒的物品，不应放置过满、过挤，并关闭好设有制动锁开关的门，消毒器开始工作。按设定程序经过一个消毒周期，完成消毒处理。

三百九十一、如何测定紫外线空气消毒器紫外线强度波动范围？

答：设 5 个时间检测点，应包括开灯 5min 和有效消毒时间，分别测定紫外线强度，计算均值及其波动范围。

三百九十二、如何计算紫外线消毒器中紫外线灯的寿命？

答：紫外线消毒器中单支灯的寿命从新的紫外线灯点燃 5min 开始计时，按灯的紫外线强度降至 $70\mu W/cm^2$（功率 $\geqslant 30W$ 的灯），或降至 GB 28235—2020《紫外线消毒器卫生要求》规定的 70%（功率 $<30W$ 的灯）时的累计点燃时间计算。

紫外线消毒器中各支紫外线灯的累计点燃时间均 $\geqslant 1\,000h$ 判定为寿命合格。

三百九十三、如何测定紫外线灯寿命？

答：以紫外线强度计，测定紫外线消毒器中紫外线灯的强度值最低有效使用时间。

（1）从待测新的紫外线消毒器中取出紫外线灯。

（2）根据产品标识峰值波长，选择相应波长的紫外线强度计，将待测新的紫外线灯固定于测定架，调节紫外线强度计探头位置，使其距被测灯管表面中心垂直距离为 1.0m，开启紫外线灯 5min（功率 $\leqslant 36W$）稳定后，分别于 5min、1h、500h、1 000h，用紫外线强度计在灯管下方垂直距离 1.0m 的中心处测量其强度值（$\mu W/cm^2$）。

三百九十四、使用紫外线消毒器时有哪些注意事项？

答：（1）应按产品使用说明安装、使用、定期维护、保养，保养及维护时拔下电源插头。

（2）紫外线消毒器视使用时间测定紫外线强度，紫外线灯累积使用时间超过有效寿命时，应及时更换灯管。

（3）紫外线消毒器应由专业人员维修。

（4）在紫外线下消毒操作时应戴防护镜，必要时穿防护衣。避免直接照射人体皮肤、黏膜和眼睛。

（5）严禁在存有易燃、易爆物质的场所使用。

（6）使用紫外线空气消毒器时，不应堵塞紫外线空气消毒器的进风口、出风口；应根据使用环境、清洁情况定期清洁过滤网和紫外线灯表面，保持清洁。动态空气消毒期间不应随意关机。

（7）使用紫外线空气消毒器时，应保持待消毒空间内环境清洁，干燥，关闭门窗，避免与室外空气流通；不宜使用风速调节器。

（8）紫外线水消毒器的石英套管或灯管破碎时，应及时切断紫外线水消毒器电源、水源，并由专人维修。

（9）紫外线物表消毒器内不可进水，用湿布清洁时，需切断电源，用风扇吹干或晒干。消毒器工作时，不宜打开门，避免紫外线漏泄对人体造成伤害。如需中途打开应关闭电源。被消毒的器具或物品应清洁，不滴水。不宜用于多孔物体表面的消毒。

第十二节　次氯酸钠发生器卫生要求

三百九十五、次氯酸钠发生器有哪些要求？其适用范围如何？

答：（1）主要元器件要求；

（2）技术要求；

（3）应用范围；

（4）使用方法；

（5）检验方法；

（6）运输、贮存和包装以及标识、铭牌和使用说明书。

适用于产生次氯酸钠消毒液的次氯酸钠发生区。

三百九十六、何谓次氯酸钠发生器？

答：采用食盐或工业盐溶液电解法产生次氯酸钠消毒液的装置。

三百九十七、何谓次氯酸钠消毒液？

答：由次氯酸钠发生器直接产生的、不含任何添加物质的以次氯酸钠为主要成分的消毒液。

三百九十八、何谓有效氯？

答：与含氯消毒剂氧化能力相当的氯量，是衡量含氯消毒剂氧化能力的标志。

三百九十九、对次氯酸钠发生器主要元器件有哪些要求？

答：（1）电极要求：应采用钛、铂、钌、铱等金属及其涂层的电极制备次氯酸钠消毒液，不应采用石墨电极和二氧化铅电极。

（2）显示系统：仪表、开关、指示灯、标牌等应安装牢固，可靠安全。显示屏上应显示电压、电流、功率、流量等参数。

四百、对次氯酸钠发生器有哪些技术要求？

答：（1）设备要求；

（2）原料要求；

（3）次氯酸钠消毒液要求；

（4）安全性要求。

四百〇一、对次氯酸钠发生器设备有哪些要求？

答：（1）应包括自动溶盐、整流电流、电解、防垢、控制、存储及投加和氢气排除系统等结构。

（2）若有挡位，应设定各挡位流量、有效氯的额定值。

四百〇二、对次氯酸钠发生器原料的要求有哪些？

答：（1）盐：应使用未加碘盐。专用于污水处理的，应符合 GB/T 5462《工业盐》的规定。其他用途的应符合 GB 2721《食品安全国家标准　食用盐》的规定。

（2）水：采用生活饮用水。

四百〇三、对次氯酸钠消毒液有哪些要求？

答：（1）理化指标：应符合表 3 - 13 的要求。

表 3 - 13　次氯酸钠消毒液的理化指标要求

指标	要求
有效氯含量范围	额定均值 ± 15%
pH（原液）	8 ~ 10
流量	额定值 ± 5%

（2）重金属指标：用于生活饮用水消毒时，消毒过程中带入的铅、铜、镉等含量不应超过 GB 5749《生活饮用水卫生标准》的限值要求。

（3）微生物的杀灭指标：应符合表 3 - 14 的要求。

表 3 – 14　次氯酸钠消毒液对微生物的杀灭指标要求

有效氯含量/ （mg/L）	作用时间/ min	杀灭微生物指标	杀灭对数值 （总液法）
100	10	对大肠杆菌（8099）、金黄色葡萄球菌（ATCC 6538）、铜绿假单胞菌（ATCC 15442）的杀灭对数值	≥5
200	10	对白色念珠菌（ATCC 10231）的杀灭对数值	≥4
250	20	对脊髓灰质炎病毒 – Ⅰ型疫苗株的杀灭对数值	≥4
500	60	对枯草杆菌黑色变种芽孢（ATCC 9372）的杀灭对数值	≥5
注：杀菌试验时加入有机干扰物浓度为 0.3%。			

（4）安全性：用于生活饮用水消毒的次氯酸钠消毒液卫生质量应符合《生活饮用水消毒剂和消毒设备卫生安全评价规范（试行）》的规定，用于餐（饮）具、水果、蔬菜消毒的次氯酸钠消毒液卫生质量应符合 GB 14930.2《消毒剂》的规定。

四百〇四、次氯酸钠消毒液可应用在哪些方面？

答：可用于一般物体表面、餐（饮）具、瓜果蔬菜、织物、生活饮用水、游泳池水、污水、被血液及分泌物污染物品的消毒。

四百〇五、次氯酸钠发生器使用基本工作条件及安装调试要求有哪些？

答：次氯酸钠发生器在以下环境中正常工作：

（1）环境温度：5℃ ~40℃。

（2）相对湿度：≤80%。

（3）安装调试：按照产品说明书进行安装调试，有效氯含量、流量、pH 应符合理化指标的要求。

四百〇六、如何制备次氯酸钠消毒液？

答：（1）用生活饮用水溶解盐。盐水浓度范围为 20g/L ~50g/L。

（2）将充分溶解后的盐溶液按产品说明书规定的方法和容量加入次氯酸钠发生器电解槽内。

（3）接通电源，按使用说明书规定的程序进行操作。

（4）次氯酸钠发生器在有效使用寿命期内，正常运转情况下产生的次氯酸钠消毒液有效氯含量应不低于产品说明书规定的额定值。当低于说明书规定额定值的下限时，该次氯酸钠发生器应终止使用并检查维修。

四百〇七、如何使用次氯酸钠消毒液？

次氯酸钠消毒液使用方法见表3-15。

表3-15　次氯酸钠消毒液使用方法

使用范围	有效氯含量/ （mg/L）	作用时间/ min	使用方法
一般物体 表面	250	10~30	对各类清洁物体表面擦拭、浸泡、冲洗消毒
	400~700	10~30	对各类非清洁物体表面擦拭、浸泡、冲洗、喷洒消毒
餐（饮）具	250	5	对去残渣、清洗后器具进行浸泡消毒；消毒后应待残留消毒剂冲净
		20~30	标注对杀灭肠道病毒有效
	400	20	消毒传染病病人使用后的污染器具时，可以先去残渣、清洗后再进行浸泡消毒，消毒后应将残留消毒剂冲净
	500~800	30	对去残渣、未清洗的器具进行浸泡消毒；消毒后应将残留消毒剂冲净
瓜果蔬菜	100	20	将瓜果蔬菜先清洗、后消毒；消毒后用生活饮用水将残留消毒剂冲净
	200	10	
织物	250~400	20	消毒时将织物全部浸没在消毒液中，消毒后用生活饮用水将残留消毒剂冲净
生活饮用水	2~4	30	加入消毒液，消毒后水应符合GB 5749—2022《生活饮用水卫生标准》
游泳池水	—	—	加入消毒液，消毒后水应符合GB 37488—2019《公共场所卫生指标及限值要求》
医院污水	接触池出口总余氯6.5~10	≥90	加入消毒液，消毒后水应符合GB 18466—2005《医疗机构水污染物排放标准》
血液、黏液和体液污染物品	5 000~10 000	≥60	对传染病病原体污染物品、物体表面覆盖、浸泡消毒

四百〇八、对次氯酸钠发生器的检验内容及方法是如何规定的？

答：（1）检验内容：有效氯含量、pH、流量、铅、铜、镉含量、对微生物杀灭效果。

（2）检验方法：有效氯含量、pH 按照《消毒技术规范》（2002年版）的规定执行。

流量按 GB/T 20621—2006《化学法复合二氧化氯发生器》的规定执行。铅、铜、镉含量检验按 GB/T 5750.6《生活饮用水标准检验方法　金属指标》的规定执行。对微生物杀灭效果按照《消毒技术规范》（2002 年版）的规定执行。

四百〇九、对次氯酸钠发生器运输、储存和包装有哪些要求？

答：（1）运输时应有防晒、防雨淋等措施；装卸时应避免倒置；或按订货合同规定储运。

（2）储存：产品应储存在阴凉干燥处和通风良好的清洁室内。

（3）包装：包装标识应符合消毒产品标签说明书有关规范和标准的要求。图示标识应符合 GB/T 191《包装储运图示标志》。

四百一十、对次氯酸钠发生器标识、铭牌和说明书有哪些要求？

答：（1）标识：

a）额定值、有效氯含量及范围。

b）按照应用范围、使用方法规定，标明产品使用范围及使用方法。

c）生产环境、使用环境、消毒操作人员安全防护要求。

d）对意外事故处理方法或建议。

e）产品存放条件、生产日期。

（2）铭牌和使用说明书：应符合消毒产品标签说明书有关规范和标准的规定。

（3）注意事项：

a）应现用现配，使用前测定次氯酸钠消毒液有效氯含量。

b）次氯酸钠消毒液对金属有一定的腐蚀性、对织物有一定的漂白性，应慎用。

c）用于餐（饮）具等消毒后，应将残留消毒剂冲洗干净。

第十三节　酸性电解水生成器卫生要求

四百一十一、酸性电解水生成器有哪些卫生要求？适用于哪些水生成器？

答：酸性电解水生成器（以下简称"生成器"）和酸性电解水的技术要求、应用范围、使用方法、运输、贮存和包装、标识及检验方法。

适用于连续发生型酸性氧化电位水生成器和微酸性电解水生成器及其生成的酸性氧化电位水和微酸性电解水。

四百一十二、何谓酸性电解水生成器？

答：利用电解槽将氯化钠和（或）盐酸水溶液电解，生成以次氯酸为主要杀菌成分的酸性水溶液（pH＜6.5）的装置。

注：包括酸性氧化电位水生成器和微酸性电解水生成器。

四百一十三、何谓酸性氧化电位水生成器？

答：利用有隔膜式电解槽将氯化钠水溶液电解，在阳极侧生成具有低浓度有效氯、高氧化还原电位的酸性水溶液的装置。

四百一十四、何谓微酸性电解水生成器？

答：利用有隔膜或无隔膜式电解槽将盐酸和（或）氯化钠水溶液电解，生成以次氯酸为主要杀菌成分的酸性水溶液（pH5.0~6.5）的装置。

四百一十五、何谓酸性电解水？

答：在有隔膜或无隔膜电解槽中，电解氯化钠和（或）盐酸水溶液，生成的以次氯酸为主要杀菌成分的酸性水溶液（pH＜6.5）。其中，酸性氧化电位水（强酸性电解水）pH为2.0~3.0，微酸性电解水 pH 为 5.0~6.5。

四百一十六、何谓酸性氧化电位水？

答：在软化水中加入低浓度的氯化钠（溶液浓度小于0.1%），在有离子隔膜式电解槽中电解后，从阳极一侧生成的具有低浓度有效氯、高氧化还原电位的酸性水溶液。其生成原理是将适量低浓度的氯化钠溶液加入有离子隔膜式电解槽内，通过电解，在阳极侧氯离子生成氯气，氯气与水反应生成次氯酸和盐酸，与此同时，水在阳极电解，生成氧气和氢离子，使阳极一侧产生 pH 为 2.0~3.0、氧化还原电位在 1100mV 以上、有效氯浓度为 50mg/L~70mg/L 的液体。

其反应方程式如下：

阳极：$H_2O \longrightarrow \frac{1}{2}O_2 + 2H^+ + 2e^-$

$2Cl^- \longrightarrow Cl_2 + 2e^-$

$Cl_2 + H_2O \longrightarrow HCl + HClO$

阴极：$H_2O + e^- \longrightarrow \frac{1}{2}H_2 + OH^-$

四百一十七、何谓微酸性电解水？

答：在软化水中加入低浓度盐酸和（或）氯化钠，在有隔膜或无隔膜电解槽中电解后，生成的以次氯酸为主要杀菌成分的酸性水溶液（pH5.0~6.5）。微酸性电解水生成原理是将适量低浓度的稀盐酸和（或）氯化钠水溶液加入有隔膜或无隔膜式电解槽内，通过电解，在阳极生成氯气和 H^+，H^+ 溶于水使水呈酸性，pH 为 5.0~6.5，氯气与水反应生成盐酸和次氯酸（HClO），阴极只生成氢气。

其反应方程式如下：

$$Cl^- \longrightarrow \frac{1}{2}Cl_2 + e^-$$

$$Cl_2 + H_2O \Longleftrightarrow HClO + H^+ + Cl^-$$

$$H^+ + e^- \longrightarrow \frac{1}{2}H_2$$

四百一十八、何谓隔膜式电解槽？

答：槽内设有分隔阳极和阴极区的离子隔膜，并有进、出口的封闭式电解槽。

四百一十九、何谓无隔膜式电解槽？

答：槽内仅设有阴阳电极，并有进、出口的封闭式电解槽。

四百二十、何谓有效氯？

答：与含氯消毒剂氧化能力相当的氯量（非指消毒剂所含氯量），是衡量含氯消毒剂氧化能力的标志。

注：以 mg/L 或% 计。

四百二十一、何谓氧化还原电位？

答：在电解过程中，氧化物质和还原物质同处于离子状态时，在电极和溶液之间产生电位差时的电极电位。

四百二十二、何谓生成量？

答：生成器在单位时间内制备酸性电解水的量。

注：单位为 mL/min 或 L/h。

四百二十三、何谓碱性电解水？

答：在电解生成酸性氧化电位水的同时，从电解槽内阴极一侧生成的负氧化还原电位的碱性水溶液。

四百二十四、何谓软化水？

答：自来水经软化处理后，总硬度（以 $CaCO_3$ 计）小于 25mg/L 的水。

四百二十五、酸性电解水生成器卫生要求中的技术要求包括哪些？

答：（1）主要元器件及性能要求；

（2）酸性氧化电位水；

（3）微酸性电解水；

（4）安全性要求。

四百二十六、对酸性电解水生成器主要元器件及性能有哪些要求？

答：（1）电解槽：电解槽体、阴阳电极及离子隔膜对电解产物具有耐腐蚀性，且无溶出物。电解槽电极的正常使用寿命应≥3 000h。

（2）电解用溶液供给设备：由电解用溶液供给装置、贮存装置、混合装置等组成，具有向电解槽内稳定连续供给电解用溶液的功能，电解用溶液可以是氯化钠溶液、稀盐酸溶液或氯化钠和稀盐酸混合溶液。

（3）输送酸性电解水管材：由耐腐蚀、避光且无溶出物的非金属材料组成。

（4）酸性电解水贮存容器：采用耐腐蚀、无溶出物的非金属材料，且应具有避光、密闭、无浸出的功能。

四百二十七、对酸性氧化电位水的性状及理化指标有哪些要求？

答：（1）无色透明液体，有轻微氯味。

（2）主要有效成分为次氯酸（HClO），有效氯含量为 50mg/L～70mg/L。

（3）pH 为 2.0～3.0。

（4）氧化还原电位（ORP）≥1 100mV。

（5）残留氯离子<1 000mg/L。

（6）生成量≥1 000mL/min。

四百二十八、对酸性氧化电位水的杀灭微生物技术要求是如何规定的?

答:(1)酸性氧化电位水的实验室试验杀灭微生物的技术要求见表 3-16。

表 3-16　酸性氧化电位水对杀灭微生物的技术要求

杀灭对象	对清洗过的物品消毒		对未清洗过的物品消毒	
	作用时间/min	杀灭对数值	作用时间/min	杀灭对数值
金黄色葡萄球菌(ATCC 6538)	≤1.0	≥5.00	≤1.0	≥5.00
大肠杆菌(8099)	≤1.0	≥5.00	≤1.0	≥5.00
白色念珠菌(ATCC 10231)	≤1.0	≥4.00	≤1.0	≥4.00
铜绿假单胞菌(ATCC 15442)	≤1.0	≥5.00	≤1.0	≥5.00
枯草杆菌黑色变种芽孢(ATCC 9372)	≤20.0	≥5.00	—	—
脊髓灰质炎病毒 I 型疫苗株	≤5.0	≥4.00	≤10.0	≥4.00

(2)说明书标明对特定微生物有杀灭作用时,应做相应微生物杀灭试验。

(3)模拟试验和现场试验应符合 WS 628—2018《消毒产品卫生安全评价技术要求》和《消毒技术规范》(2002 年版)的要求。

四百二十九、微酸性电解水性状及理化指标有哪些?

答:(1)无色透明液体,有轻微氯味。

(2)主要有效成分为次氯酸(HClO),有效氯含量为 40mg/L~80mg/L。

(3)pH 为 5.0~6.5。

(4)氧化还原电位(ORP)≥600mV。

(5)残留氯离子<1 000mg/L。

(6)生成量≥1 000mL/min。

四百三十、对微酸性电解水的杀灭微生物技术要求是如何规定的?

答:(1)微酸性电解水的实验室试验杀灭微生物的技术要求见表 3-17。

(2)说明书标明对特定微生物有杀灭作用时,应做相应微生物杀灭试验。

(3)模拟试验和现场试验应符合 WS 628《消毒产品卫生安全评价技术要求》和《消毒技术规范》(2002 年版)的要求。

表 3 - 17　微酸性电解水对杀灭微生物的技术要求

杀灭对象	对清洗过的物品消毒		对未清洗过的物品消毒	
	作用时间/min	杀灭对数值	作用时间/min	杀灭对数值
金黄色葡萄球菌（ATCC 6538）	≤1.0	≥5.00	≤1.0	≥5.00
大肠杆菌（8099）	≤1.0	≥5.00	≤1.0	≥5.00
白色念珠菌（ATCC 10231）	≤1.0	≥4.00	≤1.0	≥4.00
铜绿假单胞菌（ATCC 15442）	≤1.0	≥5.00	≤1.0	≥5.00
脊髓灰质炎病毒Ⅰ型疫苗株	≤5.0	≥4.00	—	—

四百三十一、对酸性电解水生成器的安全性有哪些要求？

答：（1）酸性电解水中重金属含量应符合 GB 5749《生活饮用水卫生标准》的要求。

（2）酸性电解水毒理学安全性应符合 WS 628《消毒产品卫生安全评价技术要求》的要求。

四百三十二、酸性电解水生成器的应用范围有哪些？

（1）酸性氧化电位水：适用于灭菌前手工清洗手术器械、内镜的消毒，卫生手、皮肤和黏膜的消毒，食饮具、食品加工器具及瓜果蔬菜的消毒，一般物体表面和环境表面的消毒，织物类物品的消毒。其他应用范围根据产品使用说明书和产品卫生安全评价报告确定。

（2）微酸性电解水：适用于卫生手、皮肤和黏膜的消毒，食饮具、食品加工器具及瓜果蔬菜的消毒，一般物体表面和环境表面的消毒，织物类物品的消毒，口腔综合治疗台水路的消毒。其他应用范围根据产品使用说明书和产品卫生安全评价报告确定。

四百三十三、对酸性电解水的使用方法有何规定？

（1）医疗器械、内镜和用品的消毒：

a）灭菌前手工清洗手术器械和用品的消毒：按 WS 310.2《医院消毒供应中心　第 2 部分：清洗消毒及灭菌技术操作规范》手工清洗后，用酸性氧化电位水流动冲洗浸泡消毒 2min，净水冲洗 30s，取出烘干或用无菌布拭干后，再按要求进行灭菌处理。

b）内镜的消毒：按 WS 507《软式内镜清洗消毒技术规范》的要求对内镜进行预处理、测漏、清洗和漂洗后，全部浸没于酸性氧化电位水，并用全管道灌流器将酸性氧化电位水出水口与内镜各孔道连接，使用动力泵将各管道充满消毒液，流动冲洗浸泡消毒 3min～5min，再按 WS 507《软式内镜清洗消毒技术规范》的要求进行终末漂洗和干燥。

c）一般诊疗用品的消毒：一般诊疗用品充分洗净后，用酸性氧化电位水流动冲洗浸泡 3min～5min。

（2）卫生手消毒：采用酸性氧化电位水消毒时，先用碱性电解水冲洗 20s，然后用酸性氧化电位水流动冲洗消毒 1min，再用碱性电解水或自来水冲洗 10s。采用微酸性电解水消毒时，流动冲洗消毒 1min，再用自来水冲洗 10s。手部污垢较多时，应先清洗干净，再按上述方法进行消毒处理。

（3）皮肤与黏膜的消毒：用酸性氧化电位水或微酸性电解水冲洗或反复擦洗消毒 3min～5min。

（4）食饮具、食品加工器具的消毒：先用碱性电解水或洗涤剂彻底清洗表面油污垢渍，再用自来水冲净后，最后用酸性氧化电位水或微酸性电解水流动冲洗浸泡消毒 10min。

（5）瓜果蔬菜的消毒：自来水洗净后，用酸性氧化电位水流动浸泡消毒 3min～5min或微酸性电解水流动浸泡消毒 10min。

（6）一般物体表面的消毒：清洗干净后，用酸性氧化电位水流动冲洗浸泡消毒作用 3min～5min；或反复擦洗消毒 5min；或用微酸性电解水流动冲洗浸泡消毒作用 10min；或反复擦洗消毒 10min。

（7）地面等环境表面的消毒：将地面清洁干净后，用酸性氧化电位水消过毒的拖布擦拭地面 1 次～2 次（应朝同一方向擦拭）。

（8）织物类物品的消毒：清洗干净后，用酸性氧化电位水流动浸泡消毒 3min～5min。清洗干净后，用微酸性电解水流动浸泡消毒 10min。

（9）口腔综合治疗台水路的消毒：首次消毒用 40mg/L 微酸性电解水，对管路流动浸泡消毒，至水路各出水端水质达到 GB 5749《生活饮用水卫生标准》菌落总数＜100CFU/mL 要求后，日常持续应用 10mg/L 微酸性电解水对管路进行卫生处理及漱口。

（10）其他对象的消毒：按照产品说明书执行。

四百三十四、对酸性电解水生成器运输、贮存和包装有哪些要求？

答：（1）运输：生成器的运输用一般交通工具或按合同要求运输，并有防雨、防潮、防冲击和剧烈震动措施。

（2）贮存：包装后生成器应贮存在温度不低于0℃，相对湿度不超过93％，无腐蚀性物体且通风良好的室内。

（3）包装：生成器应采用箱式包装，内包装采用塑料薄膜袋封装，小型生成器外包装采用瓦楞纸板箱包装，大型生成器采用木箱包装或按订货合同包装。

四百三十五、对酸性电解水生成器产品标识有何规定的？

答：（1）标志和标签：生成器产品所使用的标志及标签应符合 GB/T 191《包装储运图示标志》的要求。包装标识应符合《消毒产品标签说明书管理规范》（2005 年版）的有关规定。

（2）铭牌和使用说明书：符合《消毒产品标签说明书管理规范》（2005 年版）的规定，且标注以下注意事项：

a）应将生成器和储水容器放置在干燥、通风良好且没有阳光直射的场所。

b）生成器应严格按照说明书操作，并应按说明书的要求定期维护、保养，维修保养时务必拔下电源插头。

c）生产用水应符合 GB 5749《生活饮用水卫生标准》的规定，经软化处理后硬度应小于 25mg/L。

d）电解用稀盐酸应符合 GB 1886.9《食品安全国家标准　食品添加剂　盐酸》的要求，氯化钠应符合 GB/T 1266《化学试剂　氯化钠》中化学纯级的要求，且不应含有添加物。

e）酸性电解水应现用现制备。贮存时应选用避光、密闭、硬质聚氯乙烯材质制成的容器，室温条件下不超过 3d。

f）每次使用前，应在使用现场酸性电解水出水口处，分别测定 pH 和有效氯浓度。

g）对除不锈钢以外的金属物品有一定的腐蚀作用，应慎用。

h）消毒前，消毒对象应彻底清除有机物，然后再进行消毒处理。

i）酸性电解水为外用消毒产品，不可直接饮用。

j）皮肤敏感人员操作时应戴手套。

k）碱性电解水不慎溅入眼内应立即用大量水冲洗。

l）不得将酸性电解水和其他药剂混合使用。

m）酸性氧化电位水生成器如仅排放酸性氧化电位水，长时间可造成铸铁材质排水管道等的腐蚀，故排放后应再排放少量碱性电解水或自来水。

四百三十六、对酸性电解水生成器的检验方法有何规定？

答：（1）酸性电解水电解槽、输送管材、贮存容器等主要部件溶出物按《生活饮用水输配水设备及防护材料　卫生安全评价规范》（2001 年版）的要求进行检测。

（2）残留氯离子按 GB/T 5750.5《生活饮用水标准检验方法　无机非金属指标》的方法进行检测。

（3）理化指标按《消毒技术规范》（2002 年版）的要求进行检测。

（4）杀灭微生物指标的检验方法见 GB 28234—2020《酸性电解水生成器卫生要求》的附录 A 和附录 B。

（5）电解槽电极寿命试验方法，按 HG/T 2471《电解槽金属阳极涂层》的强化寿命试验方法进行检测，或按 GB 28234—2020《酸性电解水生成器卫生要求》的附录 C 实际运转寿命试验方法进行检测。

四百三十七、酸性电解水洗剂的细菌定量杀灭试验的原理是什么？

答：将规定浓度的细菌悬液以一定比例与酸性电解水混合，作用至规定的时间后加入中和剂，终止酸性电解水的杀菌活性，进行活菌计数，然后与阳性对照组细菌悬液中的菌落数进行比较，以确定其杀菌效果。

具体操作见 GB 28234—2020《酸性电解水生成器卫生要求》附录 A 的细菌定量杀灭试验。

四百三十八、如何检测酸性电解水生成器的电解槽使用寿命？

答：（1）试验原理：随机抽取样机，在规定电压、电流、水压、氯化浓度和软化水的条件下，定时测定出水的 pH、氧化还原电位及有效氯含量达到规定要求的累积时间，以考察生成器电解槽的实际使用寿命是否可以达到规定的要求。

（2）样品数量：在电解槽成品中随机选择 1 台~3 台（总样品数需为选样数量的 3 倍以上）。

（3）试验步骤：

a）按照电解槽标称的水压要求，输入混有一定比例的软化水，并按照其电压和电流要求为其通电，每天连续运转 8h。

b）每隔 24h 检测出水 pH、氧化还原电位及有效氯含量三项指标，察看其指标是否符合 GB 28234—2020《酸性电解水生成器卫生要求》酸性氧化电位水和微酸性电解水的规定。

（4）结果判定：

a）连续运转 3 000h 以后，如果各项指标均符合酸性氧化电位水和微酸性电解水所示指标，则表明该电解槽合格。

b）如果电解槽不能连续运转 3 000h，或者在运行过程中指标出现大幅度的波动（超过 20%），则视为电解槽不合格。

第十四节　臭氧消毒器卫生要求

四百三十九、臭氧消毒器包括哪些卫生要求？适用于哪类臭氧消毒器？

答：臭氧消毒器卫生要求规定了臭氧消毒器的原材料要求、技术要求、应用范围、适用方法、检验方法、运输和贮存、铭牌和使用说明书。

适用于通过介质阻挡放电、紫外线照射和电解方式产生臭氧的臭氧消毒器。

四百四十、何谓臭氧发生单元？

答：组成产生臭氧的最基本部件。

四百四十一、何谓臭氧发生器？

答：通过介质阻挡放电、紫外线照射或电解方式产生臭氧所必需的装置。

四百四十二、何谓臭氧消毒器？

答：将臭氧发生器产生的臭氧以气体或水为载体用于消毒所必需的全部装置。

四百四十三、何谓气水混合装置？

答：将臭氧气体和水混合，使臭氧溶于水的装置。

四百四十四、何谓监控装置？

答：用于监测水/空气中臭氧浓度，并可手动或自动调控臭氧浓度的装置，包括现场监测控制设备、现场数据采集器和数据处理中心。

四百四十五、何谓臭氧浓度？

答：臭氧发生器产生的单位体积气体或水中所含臭氧的质量。

注：常用单位为毫克每立方米（mg/m^3）或毫克每升（mg/L）。

四百四十六、何谓臭氧产量？

答：臭氧发生器单位时间产生的臭氧质量。

注：常用单位为克每小时（g/h）或千克每小时（kg/h）。

四百四十七、何谓臭氧电耗？

答：臭氧发生器生产单位质量的臭氧所消耗的电能。

注：常用单位为千瓦时每千克（kW·h/kg）。

四百四十八、臭氧发生器产生臭氧的方式包括哪些？

答：臭氧发生器通过介质阻挡放电、紫外线照射和电解方式产生臭氧。

四百四十九、介质阻挡放电式臭氧发生器的材料有哪些要求？

答：（1）介质和材料。臭氧发生单元介质和电极材料应使用耐臭氧材料，保证在放电条件下和臭氧环境中可长期稳定工作。

（2）供气气源应符合表 3 - 18 的要求。

表 3 - 18　臭氧发生器供气气源指标

气源种类	供气压力/MPa	常压露点/℃	氧气体积分数/%
空气	≥0.2	≤-55	21
空气变压吸附（PSA）/加压<1m³/h	≥0.1	≤-50	≥90
吸附真空解吸（VPSA）制氧≥1m³/h	≥0.2	≤-60	≥90
液氧	≥0.25	≤-70	≥99.6

（3）在臭氧发生器进气端应安装滤膜孔径≤0.1μm 的过滤装置。

四百五十、对臭氧发生器的冷却系统材料有哪些要求？

答：（1）以空气为臭氧发生器冷却方式时，冷却空气的相对湿度应≤85%。

（2）以水为臭氧发生器冷却方式时，直接冷却臭氧发生器的冷却水的酸碱度符合6.5≤pH≤8.5，氯化物含量≤250mg/L，总硬度（以 $CaCO_3$ 计）≤450mg/L，浑浊度（散射浑浊度单位）≤1NTU。

四百五十一、对紫外线照射式臭氧发生器的材料有哪些要求？

答：（1）紫外线灯管应采用石英玻璃或紫外线透过率相当的原材料制成。

（2）臭氧紫外线杀菌灯的初始臭氧产出率应不低于标示值的80%，并符合 GB/T 19258《杀菌用紫外辐射源》的规定。

四百五十二、对电解式臭氧发生器有哪些要求？

答：（1）电解反应槽材料应选用耐臭氧的高分子或金属材料，膜电极材料应选用质子交换膜和贵金属及其合金。

（2）产气源应使用电导率≤5μS/cm的去离子水。

四百五十三、对臭氧产生装置需进行哪些检测？

答：（1）宜对臭氧浓度进行在线监测，将气体或水中臭氧浓度控制在工艺设计要求的范围内。

（2）应对设备工作场所空气中臭氧浓度进行监测，防止臭氧泄漏。

（3）有人状态下空气中臭氧浓度超过GB/Z 2.1《工作场所有害因素职业接触限值第1部分：化学有害因素》中规定的0.3mg/m³限值时，装置应报警并立即关机。

（4）宜具有数据储存、打印功能。

四百五十四、对臭氧消毒器的部件有哪些要求？

答：接触臭氧的部件应使用耐臭氧材料，保证在臭氧环境中可长期稳定工作。

四百五十五、对臭氧消毒器的气水混合装置有哪些要求？

答：（1）应使用低能耗、高溶气效率的气水混合元件，溶气效率≥50%；

（2）应设置气水分离装置，分离未溶解的气态臭氧，并设置臭氧尾气分解装置，将分离出的臭氧气体分解。

四百五十六、对介质阻挡放电式臭氧消毒器的基本工作条件有哪些要求？

答：在环境温度5℃~45℃，相对湿度<85%，冷却水进水温度≤35℃的条件下，臭氧消毒器应能连续使用。

四百五十七、介质阻挡放电式臭氧消毒器性能有哪些要求？

答：（1）臭氧消毒器臭氧浓度、产量、电耗应符合表3-19的要求。

表3-19　臭氧消毒器臭氧浓度、产量及电耗指标

气源种类	臭氧产量/（g/h）	臭氧浓度/（mg/L）	电耗/（kW·h/kg）
空气	额定值	≥15	≤20
氧气	额定值	≥30	≤10

（2）对于大、中型臭氧消毒器，臭氧产量的调节和控制范围应为 10% ~ 100%。

（3）臭氧消毒器输出的臭氧浓度应在其标示值 ±10% 范围内。

（4）臭氧消毒器运行 4h 后，在设计的额定功率及进气流量的工况下，2h 内臭氧浓度与臭氧电耗的变动值不应超过 5%。

（5）臭氧消毒器平均寿命应 20 000h；无故障工作时间累计应≥8 000h。

四百五十八、介质阻挡放电式臭氧消毒器有哪些副产物？

答：（1）以空气为气源，臭氧消毒器产生的氮氧化物（NO_x）浓度不得大于臭氧浓度的 2.5%。

（2）用于饮用水消毒时水中溴酸盐浓度应≤0.01mg/L，甲醛浓度应≤0.9mg/L。

四百五十九、介质阻挡放电式臭氧消毒器对臭氧泄漏量是如何规定的？

答：在有人条件下使用臭氧消毒器，使用臭氧气体消毒时应密闭，周围环境中臭氧泄漏量应≤0.1mg/m³。

四百六十、介质阻挡放电式臭氧消毒器对臭氧残留量是如何规定的？

答：密闭条件下臭氧消毒一个工作周期结束后，密闭室内臭氧气体残留量应≤0.16mg/m³。

四百六十一、紫外线照射式臭氧消毒器对其基本工作条件有哪些要求？

答：在环境温度 5℃ ~ 45℃，相对湿度≤85%，使用电源电压 220V ±22V，使用电源频率 50Hz ±1Hz 的条件下，臭氧消毒器应能连续使用。

四百六十二、紫外线照射式臭氧消毒器的性能有哪些要求？

答：（1）臭氧消毒器臭氧气体浓度应≥60mg/m³。

（2）在开机 5min 后，正常工作状态下紫外线灯辐射照度应达到稳定，波动范围不大于均值的 5%。

（3）新紫外线灯的有效寿命应≥1 000h。

四百六十三、紫外线照射式臭氧消毒器对紫外线泄漏量和臭氧泄漏量是如何规定的？

答：（1）紫外线泄漏量：距消毒器周边 30cm 处，紫外线泄漏量应≤5μW/cm²。

（2）臭氧泄漏量：在有人条件下使用臭氧消毒器，臭氧消毒时应密闭，周围环境中臭氧泄漏量应≤0.1mg/m³。

四百六十四、紫外线照射式臭氧消毒器对臭氧残留量有哪些要求？

答：密闭条件下，臭氧消毒一个工作周期结束后，密闭室内臭氧气体残留量应≤0.16mg/m³。

四百六十五、电解式臭氧消毒器对其基本工作条件有哪些要求？

答：在环境温度5℃~45℃，相对湿度≤85%，使用电源电压220V±22V，使用电源频率50Hz±1Hz的条件下，臭氧消毒器应能连续使用。

四百六十六、电解式臭氧消毒器的性能有哪些要求？

答：（1）臭氧消毒器臭氧浓度应≥100mg/L，电耗应≤52.5kW·h；

（2）臭氧消毒器输出的臭氧浓度应在其标示值±10%范围内；

（3）臭氧消毒器平均寿命应≥20 000h；无故障工作时间累计应≥4 000h。

四百六十七、电解式臭氧消毒器臭氧泄漏量是如何规定的？

答：在有人条件下使用臭氧消毒器，周围环境中臭氧泄漏量应≤0.1mg/m³。

四百六十八、臭氧消毒器空气消毒的杀灭微生物指标是如何规定的？

答：臭氧消毒器用于空气消毒时，按照产品使用说明书规定的使用方法，开机作用至产品使用说明书规定的时间，杀灭微生物指标应符合表3－20的要求。

表3－20　臭氧消毒器消毒空气时杀灭微生物指标

试验类型	微生物	指标
实验室试验	白色葡萄球菌（8032）	杀灭率≥99.9%
模拟现场试验		
现场试验	自然菌	消亡率≥90.0%

四百六十九、臭氧消毒器水消毒的杀灭微生物指标如何规定？

答：臭氧消毒器用于水消毒时，按照产品使用说明书规定的使用方法，开机作用至产品使用说明书规定的时间，杀灭微生物指标应符合表3－21的要求。

表 3 – 21　臭氧消毒器消毒水时杀灭微生物指标

试验类型	微生物	指标
实验室试验	大肠杆菌（8099）	0CFU/100mL
模拟现场试验		
现场试验	用于医疗机构污水消毒的，消毒后水中微生物指标应符合 GB 18466 的要求；用于生活饮用水消毒的，消毒后水中微生物指标应符合 GB 5749 的要求；用于其他水质消毒的，消毒后的微生物指标应符合相关标准的规定	

四百七十、臭氧消毒器对餐（饮）具和食品加工管道消毒是如何规定的？

答：（1）用臭氧食具消毒柜对餐（饮）具进行消毒，应符合 GB 17988《食品消毒柜安全和卫生》的要求。

（2）用臭氧水对餐（饮）具和食品加工管道进行消毒的，应符合表 3 – 22 的要求。

表 3 – 22　臭氧消毒餐（饮）具和食品加工管道时杀灭微生物指标

试验类型	微生物	指标（载体法）
实验室试验	大肠杆菌（8099）	杀灭对数值≥3.00
	脊髓灰质炎病毒 – Ⅰ型疫苗株[a]	灭活对数值≥4.00
模拟现场试验	大肠杆菌（8099）	杀灭对数值≥3.00
	脊髓灰质炎病毒 – Ⅰ型疫苗株[a]	灭活对数值≥4.00
[a]食品加工管道无需进行试验。		

四百七十一、臭氧消毒器对医疗器械和用品消毒杀灭微生物指标是如何规定的？

答：（1）臭氧消毒器用于医疗器械和用品消毒时，按照产品使用说明书规定的使用方法，开机作用至产品使用说明书规定的时间，杀灭微生物指标应符合表 3 – 23 的要求。

（2）内镜消毒：用于内镜自动清洗消毒的，应符合 GB 30689《内镜自动清洗消毒机卫生》的要求。

表 3 – 23 臭氧消毒医疗器械和用品时杀灭微生物指标

试验类型	微生物[a]		指标
实验室试验	金黄色葡萄球菌（ATCC 6538）	悬液法	杀灭对数值≥5.00
	大肠杆菌（8099） 铜绿假单胞菌（ATCC 15442） 枯草杆菌黑色变种芽孢（ATCC 9372）	载体法	杀灭对数值≥3.00
	白色念珠菌（ATCC 10231）	悬液法	杀灭对数值≥4.00
	龟分枝杆菌脓肿亚种（ATCC 93326）	载体法	杀灭对数值≥3.00
	脊髓灰质炎病毒 – Ⅰ型疫苗株	悬液法	灭活对数值≥4.00
模拟现场试验	相应的微生物		杀灭对数值≥3.00
现场试验	自然菌		杀灭对数值≥1.00

[a] 用于高水平医疗器械和用品表面消毒的指标微生物为枯草杆菌黑色变种芽孢（ATCC 9372），用于中水平医疗器械和用品表面消毒的指标微生物为龟分枝杆菌脓肿亚种（ATCC 93326），用于低水平医疗器械和用品表面消毒的指标微生物为金黄色葡萄球菌（ATCC 6538）。

四百七十二、臭氧消毒器对物体表面消毒杀灭微生物指标是如何规定的？

答：臭氧消毒器用于物体消毒时，按照产品使用说明书规定的使用方法，开机作用至产品使用说明书规定的时间，杀灭微生物指标应符合表 3 – 24 的要求。

表 3 – 24 臭氧消毒物体表面时杀灭微生物指标

试验类型	微生物		指标
实验室试验	金黄色葡萄球菌（ATCC 6538）	悬液法	杀灭对数值≥5.00
	铜绿假单胞菌（ATCC 15442）	载体法	杀灭对数值≥3.00
	白色念珠菌（ATCC 10231）	悬液法	杀灭对数值≥4.00
		载体法	杀灭对数值≥3.00
模拟现场试验	相应的微生物		杀灭对数值≥3.00
现场试验	自然菌		杀灭对数值≥1.00

四百七十三、臭氧消毒器应用范围有哪些？

答：适用于空气、水、餐（饮）具、食品加工管道、医疗器械、医疗用品和物体表面的消毒。

四百七十四、臭氧消毒器空气消毒使用方法如何规定？

答：（1）根据待消毒处理空间的体积大小和产品使用说明书中适用体积要求，选择适用的臭氧空气消毒器机型。

（2）空气消毒应在封闭空间，室内无人的条件下进行，一般臭氧浓度为 $5mg/m^3$ ~ $30mg/m^3$，相对湿度≥70%，作用时间 30min ~ 120min。

（3）进行空气消毒时，应关闭门窗，接通电源，指示灯亮，按动开关或遥控器，设定消毒时间，消毒器开始工作。按设定程序经过一个消毒周期，完成消毒处理。

四百七十五、臭氧消毒器对水进行消毒使用方法如何规定？

答：（1）可用于生活饮用水、医疗机构诊疗用水（非注射用水）、污水以及游泳池水、集中空调冷却水和冷凝水等公共场所水的消毒。

（2）根据待消毒处理水种类，按相关标准选择相应规格的臭氧水消毒器机型。按照使用说明书要求安装和操作臭氧水消毒器。

（3）用于生活饮用水消毒时，水出厂前臭氧与水接触时间应≥12min，消毒后的水中臭氧残留量应≤0.3mg/L，管网末梢水中臭氧残留量应≥0.02mg/L。

（4）对医疗机构诊疗用水（非注射用水）消毒，一般臭氧投入量为 0.5mg/L ~ 1.5mg/L，水中保持剩余臭氧浓度 0.1mg/L ~ 0.5mg/L，维持 5min ~ 10min。当水质较差或污染较严重时，臭氧投入量为 3mg/L ~ 6mg/L。

（5）用于医院污水处理时一般臭氧投入量为 10mg/L ~ 15mg/L，污水与臭氧充分接触 12min ~ 15min 后排放。

（6）对公共场所水消毒，一般臭氧投入量为 1.0mg/L ~ 3.0mg/L，作用时间 1min ~ 2min。用于游泳池循环水的处理，臭氧投入量宜为 2mg/L。

四百七十六、臭氧消毒器对餐（饮）具和食品加工管道消毒使用方法如何规定？

答：（1）根据待消毒的餐（饮）具、食品加工管道和产品使用说明书，选择适用的臭氧消毒器（机）机型。

（2）使用臭氧消毒柜消毒餐（饮）具时，将洗净擦干后所需消毒的餐饮具放入柜内，关闭柜门，接通电源，启动消毒键，消毒器开始工作，直至本次消毒过程全部结束，完成消毒处理。消毒时消毒柜内的臭氧浓度一般应≥20mg/L，相对湿度应≥70%，消毒时间应≥30min。

（3）使用臭氧水消毒餐（饮）具和食品加工管道时，按照使用说明书要求安装臭氧水消毒器。对餐饮具消毒时，将洗净后所需消毒的餐饮具放入容器内，接通电源，用臭氧水浸泡或持续冲洗消毒至规定的时间；对食品加工管道消毒时，用臭氧水持续冲洗消毒至规定的时间。浸泡消毒时一般水中臭氧浓度应≥10mg/L，消毒时间应≥15min；冲洗消毒时一般水中臭氧浓度应≥0.6mg/L，消毒时间应≥20min。

四百七十七、臭氧消毒器对一般医疗器械和用品消毒使用方法如何规定？

答：（1）根据待消毒的医疗器械和用品及产品使用说明书，选择适用的臭氧消毒器（机）机型。

（2）使用臭氧气体消毒医疗器械和用品时，将洗净擦干后所需消毒的医疗器械和用品放入柜内，关闭柜门，接通电源，启动消毒键，消毒器开始工作，直至本次消毒过程全部结束。消毒时消毒柜内的臭氧浓度一般应≥60mg/L，相对湿度≥70%。

（3）使用臭氧水消毒医疗器械和用品时，按照使用说明书要求安装臭氧水消毒器。消毒时，将洗净后所需消毒的医疗器械和用品放入容器内，接通电源，用臭氧水浸泡或持续冲洗消毒至规定的时间，完成消毒处理。消毒时一般水中臭氧浓度应≥10mg/L，消毒时间应≥40min。

四百七十八、臭氧消毒器对床单元消毒使用方法如何规定？

答：（1）根据待消毒的床单元及其用品和产品使用说明书，选择适用的臭氧床单元消毒器（机）机型。

（2）使用时取出床单元消毒器配备的消毒密封袋，将所需消毒的物品装入袋中，封好袋口，把消毒器上的输气管插入密封袋的气嘴中，接通电源，打开电源开关，启动消毒键，消毒器开始工作（消毒前需要先将密封袋抽真空），直至本次消毒过程全部结束。消毒时一般密封袋内的臭氧浓度≥200mg/L，相对湿度≥70%，维持时间≥30min。

四百七十九、臭氧消毒器对内镜消毒使用方法如何规定？

答：（1）根据待消毒的内镜的种类和产品使用说明书，选择适用的臭氧全自动内镜消毒器（机）机型。

（2）消毒内镜时，先将使用后的内镜手工清洗干净，再按内镜的自然弯曲状态放入机器槽内，连接好送气、送水管，将洗消槽内盖盖好，并关上洗消槽外盖。接通电源，打开电源开关，根据内镜种类选择消毒程序和时间，启动消毒键，消毒器开始工作，直至本次消毒过程全部结束，完成消毒处理。消毒时，一般要求水中臭氧浓度应≥11mg/L。

四百八十、臭氧消毒器对物体表面消毒使用方法如何规定？

答：（1）根据待消毒物体表面面积大小和产品使用说明书的要求，选择适用的臭氧物体表面消毒器机型。

（2）用臭氧气体对物体表面消毒时，应关闭门窗，接通电源，指示灯亮，按动开关或遥控器，设定消毒时间，消毒器开始工作。按设定程序经过一个消毒周期，完成消毒处理。消毒时一般臭氧浓度应≥60mg/m³，相对湿度≥70%，作用时间60min～120min。

（3）用臭氧水对物体表面消毒时，按照使用说明书要求安装臭氧水消毒器。消毒时，接通电源，一般要求水中臭氧浓度≥10mg/L，作用时间≥60min。

四百八十一、介质阻挡放电式臭氧消毒器性能要求检测是如何规定的？

答：（1）臭氧消毒器臭氧浓度按 GB 28232—2020《臭氧消毒器卫生要求》附录 A 臭氧浓度测定方法测定；

（2）臭氧消毒器臭氧产量按 GB 28232—2020《臭氧消毒器卫生要求》附录 B 臭氧产量测定方法测定；

（3）臭氧消毒器电耗检验方法按 GB 28232—2020《臭氧消毒器卫生要求》附录 C 臭氧电耗测定方法测定。

四百八十二、介质阻挡放电式臭氧消毒器调节性能及其变动值如何检验？

答：（1）调节性能：改变臭氧消毒器进气流量和功率，按 GB 28232—2020《臭氧消毒器卫生要求》附录 B 臭氧产量测定方法测定，测试臭氧产量的调节范围；

（2）变动值：臭氧消毒器运行 4h 后，在设计的额定功率及进气流量的工况下，2h 内至少测定 5 次（时间平均分布）臭氧浓度和电耗，测定值中最大值与最小值的差除以平均值所得结果即为变动值。

四百八十三、介质阻挡放电式臭氧消毒器如何测定其寿命？

答：（1）测定条件：试验电源为 50Hz、220V 交流电，电源电压和频率的瞬间波动不应超过 ±2%，环境温度为室温。

（2）测试方法：将 10 台受试的同型号规格的臭氧消毒器每通电 180min 后断电一次，每次断电时间不应小于 15min，分别记录 10 台臭氧消毒器首次工作时的平均浓度（即为初始浓度），然后记录臭氧浓度下降至初始浓度的 70% 的时间 $t_1 \sim t_{10}$，断电时间不计算在寿命时间内。计算公式如下。

$$t = (t_1 + t_2 + t_3 + t_4 + t_5 + t_6 + t_7 + t_8 + t_9 + t_{10})/10$$

注：在试验过程中，可更换一次臭氧管（片），其量小于或等于该臭氧消毒器所用的管（片）的总量。

四百八十四、介质阻挡放电式臭氧消毒器、臭氧泄漏量及臭氧残留量如何检验？

答：臭氧泄漏量按 GB/T 18202《室内空气中臭氧卫生标准》规定的方法测定。

臭氧残留量：臭氧消毒器在一个工作周期结束后，按照使用说明书规定打开消毒器柜门，用臭氧浓度测定仪测定消毒器腔体内和周围环境中的臭氧浓度。试验前应先测定原来空气中的臭氧浓度，将试验中测得的最大臭氧浓度减去原来空气中的臭氧浓度，即为臭氧残留量。

四百八十五、紫外线照射式臭氧消毒器臭氧浓度辐射照度及波动范围如何检验？

答：（1）紫外线臭氧浓度：按 GB 28232—2020《臭氧消毒器卫生要求》附录 A 臭氧浓度测定方法测定；

（2）紫外线辐射照度：按 GB 28232《臭氧消毒器卫生要求》规定的方法测定；

（3）紫外线辐射照度波动范围：开机 5min、10min、15min、30min、60min、120min 时，分别测定紫外线杀菌灯辐射照度，计算均值及其波动范围；

（4）紫外线杀菌灯有效寿命：按 GB 28235《紫外线消毒器卫生要求》规定的方法测定。

四百八十六、紫外线照射式臭氧消毒器泄漏量、臭氧残留量如何检验？

答：（1）紫外线泄漏量：开启臭氧消毒器 5min 待稳定后，在距离消毒器外表面 30cm 处，用紫外线辐射照度计检测紫外线辐射照度；

（2）臭氧泄漏量：按 GB/T 18202《室内空气中臭氧卫生标准》规定的方法测定；

（3）臭氧残留量：按 GB 28232《臭氧消毒器卫生要求》规定的方法测定。

四百八十七、电解式臭氧消毒器臭氧浓度、电耗、寿命、臭氧泄漏量如何检验？

答：（1）电解式臭氧消毒器臭氧浓度按 GB 28232《臭氧消毒器卫生要求》附录 A 臭氧浓度测定方法测定；

（2）电解式臭氧消毒器电耗按 GB 28232—2020《臭氧消毒器卫生要求》附录 C 臭氧电耗测定方法测定；

（3）寿命按介质阻挡放电式臭氧消毒器寿命检测方法测定；

（4）臭氧泄漏量按 GB/T 18202《室内空气中臭氧卫生标准》规定的方法测定。

四百八十八、臭氧消毒器内镜消毒效果如何检验?

答:内镜按 GB/T 38497《内镜消毒效果评价方法》规定的方法测定,食品消毒柜按 GB 17988《食具消毒柜安全和卫生要求》规定的方法测定,其他实验室、模拟现场和现场试验按《消毒技术规范》(2002 年版)相应方法进行测定。

四百八十九、臭氧消毒器铭牌和使用说明书有哪些要求?

答:(1)应符合消毒产品标签说明书有关规范和标准的要求。

(2)注意事项:

a)除了用于空气消毒外,产生臭氧水的臭氧消毒器各部件在正常使用条件下不得出现漏气和漏水现象。

b)产生臭氧水的臭氧消毒器尾气处理部件严禁将尾气直接排放到机外。

c)臭氧为强氧化剂,对多种物品有损坏,浓度越高对物品损坏越严重,可使铜片出现绿色锈斑,橡胶老化、变色、强度降低,以致变脆、断裂,使织物漂白褪色等。

d)多种因素可影响臭氧的杀菌作用,包括温度、相对湿度、有机物、pH、水的浑浊度、水的色度等。使用时应加以控制。

e)使用臭氧对空气消毒时,应在室内无人条件下进行,根据现场臭氧半衰期长短,确定人员安全进入时间。消毒后至少通风 30min 后,人员才能进入室内。

第四章　常用灭菌方法

第一节　干热灭菌

四百九十、物理消毒灭菌主要有哪些方法?

答：物理消毒灭菌主要有热力方法、紫外线照射方法、远红外线方法、微波照射方法、电离辐射方法、激光和等离子体方法等。其中热力消毒法包括干热方法和湿热方法；干热方法含普通干热和远红外线干热。

四百九十一、物理消毒方法的共同特点是什么?

答：（1）杀菌效果可靠，性能稳定：如热力、射线、电磁波通过一定的专用设备产生，以能量形式作用，对生物因子都有固定作用机制，这些决定了它们可靠稳定的性能。

（2）可以准确地控制剂量。所以可以人为控制生产量，容易标准化。

（3）对自然环境无污染，便于生产、便于管理。

四百九十二、干热包括哪些方法?

答：干热包括焚烧、烧灼和干烤。医疗物品消毒与灭菌常用干烤方法。

四百九十三、干热消毒与灭菌的机制是什么?

答：干热是由热原通过空气传导、辐射对物体进行加热，是在有氧而无水条件下作用于微生物，使菌体蛋白质凝固和氧化，对细胞膜和细胞壁的直接损伤，对细菌生命物质核酸的破坏，使酶失去活性导致微生物死亡。

四百九十四、干热灭菌设备有哪些类型?

答：（1）干热灭菌是在干热灭菌箱内进行的，干热灭菌箱有普通电热干烤箱和远红外电热干烤箱两种类型。

（2）远红外线比普通干热加热速度快，但在相同温度下，与普通电热干烤箱所需灭菌时间相同，达到的灭菌效果亦相同。

四百九十五、哪些物品适用于干热灭菌？

答：干热灭菌适用于耐热、不耐湿、蒸汽或气体不能穿透物品的灭菌，如玻璃、油脂、粉剂等物品的灭菌。

四百九十六、干热灭菌的监测包括哪些？

答：（1）物理监测法：每灭菌批次应进行物理监测，监测方法包括记录温度与持续时间。温度在设定时间内均达到预置温度，则物理监测合格。

（2）化学监测法：每一灭菌包外应使用包外化学指示物，每一灭菌包内应使用包内化学指示物，并置于最难灭菌的部位。对于未打包的物品，应使用一个或多个包内化学指示物，放在待灭菌物品附近进行监测，经过一个灭菌周期后取出，据其颜色或形态的改变判断是否达到灭菌要求。

（3）生物监测法：应每周监测一次，监测方法遵循 WS 310.3 的附录 B 干热灭菌的生物监测方法的要求；新安装、移位和大修后的监测应进行物理监测法，化学监测法和生物监测法检测（重复 3 次），监测合格后，灭菌器均可使用。

四百九十七、干热灭菌有哪些应用条件？

答：干热灭菌由于热传导方式和物品吸收的问题，所需灭菌温度高，作用时间长，大多在 160℃ 以上。干热灭菌所需时间包括升温时间、维持（杀菌）时间、冷却时间。例如，各种物品一般总灭菌时间分别为玻璃和金属器材 160℃、2h～4h，170℃、1h～2h，180℃、0.5h～1h。油纱条、液体石蜡、滑石粉 160℃、1h。

四百九十八、干热灭菌应注意哪些问题？

答：（1）待灭菌物品需清洁、干燥、包装完好；

（2）玻璃器皿切勿与箱壁、箱底接触，以防损坏；

（3）物品包装不宜过大，放置时留有空间，装量只能占 2/3 容积；灭菌过程中不要开烤箱，防止玻璃器皿骤冷破裂。

四百九十九、干热法和湿热法的主要特点有哪些？

答：干热法和湿热法的主要特点见表 4 - 1。

表 4 – 1　干热法和湿热法的重要特点

比较项目	干热法	湿热法
热传导介质	空气	水或蒸汽
损坏物品	比较明显	比较轻
适应对象	金属和玻璃器材	各类耐热耐湿的物品
作用温度	160℃～180℃	80℃～138℃
杀菌速度	较慢	较快

第二节　蒸汽灭菌

五百、什么是蒸汽灭菌？

答：蒸汽灭菌是采用加压产生的饱和蒸汽进行灭菌的方式［WHO（世界卫生组织）指南］。

医院语境下所说的蒸汽灭菌是医疗器械灭菌标准中所说的饱和蒸汽灭菌，属于湿热灭菌的一种方式（GB 18278.1—2015）。

为方便沟通，本文使用大家日常习惯上的称谓，即蒸汽灭菌。

五百〇一、为什么蒸汽灭菌被广泛认为是首选的灭菌方式？

答：中国、美国、欧洲、英国和 WHO 的指南都规定，耐热耐湿的高危器械的首选灭菌方式是蒸汽灭菌。这是因为：

（1）安全。灭菌剂和过程中产生的物质都是水，对人、器械和环境都是安全的。

（2）穿透力强。饱和蒸汽中的水分子以游离方式存在，体积微小，穿透力强。蒸汽灭菌器的灭菌性能验证装置就包括直径 2mm 单端 1.5m 长的管状装置，其抗力相当于等直径双倍长度的两端开口的结构的物品。

（3）快速。标准的灭菌时间在 121℃下为 15min，134℃下为 3min，即可以达到器械标识无菌所需的保障水平。

（4）工艺成熟。对灭菌剂和过程的要求都很成熟，都已经标准化，且都可循证、可检测、可验证、可监控。

五百〇二、蒸汽灭菌的原理是什么？

答：在和低于其温度的物品接触时，蒸气将热量传给物品而自身冷凝，物品表面微生物因受热而导致保持其生命作用的蛋白质和酶发生不可逆的变性或凝固，因而死亡，从而实现灭菌。

根据用途的不同，湿热灭菌实际使用的灭菌剂会有不同的形式，包括压力（饱和）蒸汽、含有压力蒸汽和热空气的混合气体，或者含有压力蒸汽和在压力环境下加热产生的（过）热水。

一般情况下，医疗机构使用的是以饱和蒸汽为媒介的灭菌剂。

五百〇三、蒸汽是水，那么蒸汽灭菌的灭菌因子是水吗？

答：只有高于特定温度的水才具有杀死微生物的能力，因此标准中明确说明湿热灭菌的灭菌因子是热，或者说，微生物是因为热而致死；但是蒸汽灭菌中微生物致死所需要的热的提供的形式是湿热，承载热的媒介即灭菌剂则是对水加热所产生的蒸汽。灭菌因子和灭菌剂是不同的概念。

根据灭菌物品和灭菌工艺的不同，实际使用的含有加热的水的灭菌剂的形式也是多样的。医疗机构常用的是由纯粹的（即所谓的"干"的）饱和蒸汽构成的灭菌剂。也就是说饱和蒸汽灭菌过程的灭菌剂是饱和蒸汽，灭菌因子则是饱和蒸汽中含有的热。

在饱和蒸汽灭菌工艺之外，还有采用蒸汽与热空气混合物的混合空气灭菌、采用蒸汽和加压热水的热喷淋灭菌和（加压）热水的水浴灭菌等。

五百〇四、既然灭菌剂是被加热的水，那为什么非要使用饱和蒸汽这种形式灭菌而不用热水呢？

答：蒸汽中的水以游离分子形式存在，表面张力小，润湿能力强，也就是蒸汽的穿透力强，可以渗透到物品的所有表面（也就是任何可能污染了细菌的位置）。

再者，采用饱和蒸汽可以在手术器械再处理流程的最后一个环节（即末端或终端）对包装了的器械灭菌，之后可以比较容易地维持被灭菌物品的无菌状态。

五百〇五、蒸汽灭菌用的蒸汽有什么特殊要求吗？

答：灭菌用的蒸汽必须是高温高压的、饱和的、清洁的。对蒸汽饱和的要求见YY/T 1612—2018《医用灭菌蒸汽质量的测试方法》。

五百〇六、什么是高温高压？灭菌用蒸汽为什么要高温高压？

答：在灭菌技术领域，大家习惯上把需要人为施加才能实现的，或高于大气压的压力称为高压，相应地，把高于100℃的温度称为高温。

在常压（即大气压力）条件下产生的饱和蒸汽是100℃，而嗜热脂肪杆菌芽孢的热致死始于105℃。因此，常压蒸汽并不足以杀死耐热的芽孢；只有增加压力，才会使产生的蒸汽的温度升高，达到杀死包括芽孢在内的所有微生物的杀菌能力。

随着暴露于蒸汽的温度的升高，微生物被杀灭的速度呈现对数下降。因此，升高灭菌温度可以大幅节约灭菌过程所需时间。

五百〇七、什么是饱和蒸汽？

答：热力工程学把蒸汽分为以下三类：

（1）饱和蒸汽，又称为干蒸汽或干燥的饱和蒸汽。它是温度等于压力对应的饱和温度的蒸汽；这里的干，意思是不含有液态水。

（2）湿的蒸汽是蒸汽与相同温度的液态水的混合物。

（3）过热蒸汽是温度高于压力对应的饱和温度的蒸汽。

五百〇八、医用灭菌为什么需要饱和蒸汽？其他形式的蒸汽不行吗？

答：除饱和蒸汽之外，还有湿的蒸汽和过热蒸汽。

饱和蒸汽内的水分子以游离方式存在，体积极其微小，可以渗透到任何非密闭结构的手术器械的所有表面。而且饱和蒸汽内具备完整的潜热，杀菌能力强大。

（1）湿的蒸汽。

a）湿的蒸汽存在大量的液态水。液态水是以分子团的形式存在的。据不完全资料，最小的水滴也有600个水分子，因此，水滴的体积远远大于饱和蒸汽内以游离子状态存在的单个水分子，对结构复杂器械的穿透力远远不如饱和蒸汽。

b）湿的蒸汽中的水，有比较小的可能性是来自锅炉内尚未形成蒸汽的水，没有潜热；有更大可能性属于冷凝水，其潜热也已经在冷凝过程中散失。无论哪种原因，因为大量液态水的存在，湿的蒸汽所含热量远远低于同样温度的饱和蒸汽，在基于饱和蒸汽定义的灭菌过程中使用，其灭菌过程未经过验证，所以灭菌过程无效。

c）湿的蒸汽含有相对大量的液态水，被大量液态水覆盖的负载的局部，其升温和降温速度会滞后于纯蒸汽接触的表面，导致局部位置达到灭菌温度的时间滞后，该部位的灭菌暴露时间可能因此不足，导致局部灭菌失败。

d）蒸汽里面如含有大量的冷凝水，因为其潜热已经丧失，因此在干燥过程中无法实现二次蒸发，还会以液态水的形式留存而导致湿包。

e）当然，使用湿的蒸汽也可以灭菌，只是需要不同于饱和蒸汽灭菌的过程，一般用于对穿透性要求不高的物品灭菌，如制药工业和食品工业的某些应用场景。

（2）关于过热蒸汽。过热蒸汽内水分子运动幅度很大，导致过热蒸汽所含水分极少，因此过热蒸汽的物理特征更像是热的空气，采用过热蒸汽的灭菌过程类似于干热灭菌。过热蒸汽杂质很少、很纯净，因此食品工业常用过热蒸汽烘干食品。

五百〇九、为什么只能使用清洁的蒸汽灭菌医疗器械？

答：任何本体之外的物质都是污染，对灭菌用的蒸汽来说也一样。如果蒸汽所含杂质超标，就有可能对器械的安全性和功能性造成不良影响，因此必须对蒸汽内含有的杂质数量予以限制。

蒸汽的清洁度指标见 GB 8599。

五百一十、如何制取符合要求的灭菌用蒸汽？如何保证进入灭菌器的蒸汽符合要求？

答：在制取蒸汽时，首先需要滤除水内杂质，然后去除水内空气，再发生蒸汽。

滤除水中杂质会污染灭菌物品（见前），某些杂质还会在加热时产生空气，这些空气在灭菌过程中并不会凝结，因此会造成被灭菌器局部蒸汽不足、物品（包括灭菌指示物）湿化不充分，因此会导致局部灭菌失败。因此，制备灭菌用蒸汽的水应经过净化，净化后发生的蒸汽的冷凝水的杂质含量不得超过 GB 8599 的要求（WS 310 规定的灭菌用蒸汽冷凝水的理化指标的要求源自 GB 8599）。

另外，水中含有空气，在蒸汽发生之前必须予以去除。在选择灭菌专用蒸汽发生器时，尤其要注意确认其去除水中空气（即非冷凝气体）的功能。

在将蒸汽发生器产生的蒸汽传输至灭菌器的过程中要注意蒸汽管道的保温隔热，适当使用疏水阀和汽水分离器，以避免冷凝水积聚导致含水量超标。

同时，因为饱和蒸汽呈现为弱酸性，因此传输蒸汽的管道应采用耐酸腐蚀的材料。

在进入灭菌器前，如果需要对蒸汽减压，应注意减压幅度不得太大，以免减压后的蒸汽过热。

五百一十一、高压蒸汽灭菌开始之前为什么要将锅内的冷空气排尽？

答：最简单来说莫过于，如果冷空气没有排尽，在冷空气残留的地方进行的就是热空气灭菌，在正在执行的蒸汽灭菌过程中无法实现灭菌。

如果有空气留存在器械或其局部的表面，那么就是被蒸汽加热的空气对器械局部灭菌，因此局部灭菌是热空气在灭菌，达到灭菌合格所需的温度和时间长度不会出现在饱和蒸汽为介质定义的灭菌过程中。

如果空气留存在灭菌器内自由空间，则根据道尔顿法则，局部就会产生分压，导致温度低于灭菌过程规定的饱和蒸汽对应的温度，导致既定灭菌周期（程序）失效。

空气没有排尽可能是灭菌器的故障造成的，通过计算无菌保障水平判定无菌的方式不再适用。只能通过逐一进行药典规定的无菌检查才能判定无菌性。

高压蒸汽灭菌程序的制定、确认和验证，无不以排尽灭菌器内所有位置的空气为前提。空气是否已经排尽，通过物理监测和灭菌效果的监测联合判定。

第三节　环氧乙烷灭菌

五百一十二、环氧乙烷性质如何？

环氧乙烷是一种广谱、高效、穿透力强、对被灭菌物品损害轻微的灭菌剂。缺点为易燃性、易爆性和毒性。

五百一十三、环氧乙烷的理化性质主要包括哪些？

答：（1）环氧乙烷又称氧化乙烯，属杂环类化合物，其分子式为C_2H_4O，相对分子质量为44.05，结构式为H_2C　CH_2，环氧乙烷在低温下为无色透明液体，4℃时密度为0.89，沸点为10.8℃，在常温下为无色、带有醚刺激性气味的气体，气体蒸汽压高，30℃时可达141kPa。环氧乙烷气体具有易燃易爆性，闪点小于<－17.8℃，常温常压下环氧乙烷的爆炸范围为3%～100%，即使在无氧的条件下也可以爆炸。

（2）环氧乙烷穿透力强，扩散性好，可穿透牛皮纸、聚酯薄膜、聚乙烯和聚氯乙烯薄膜等包装材料，有利于灭菌和物品的保存。

（3）环氧乙烷气体国内规定工作场所有害因素职业接触（GBZ 2.1）8h工作日、40h工作周PC－TWA 2mg/m³（1.15ppm），目前OSHA 29CFR 1910.1047规定8h PC－TWA为1ppm，15min短时暴露限值为5ppm。环氧乙烷可以被闻到的浓度为700ppm，立即威胁生命和健康的浓度（IDLH）为800ppm。

（4）环氧乙烷作为一种一类致癌物，上海地方标准、江苏地方标准规定环氧乙烷大气排放浓度＜5mg/m³，德国TA－Luft大气排放标准对于环氧乙烷排放浓度要求＜0.5mg/m³。

（5）环氧乙烷易溶于水，化学性质活泼，在水中可以形成乙二醇等有毒物质，在灭菌使用中应注意对环境的污染。

（6）为解决环氧乙烷易燃易爆性，加强使用的安全性，将环氧乙烷与某些惰性气体混合。常用的惰性气体有二氧化碳和氮气。

五百一十四、环氧乙烷对哪些微生物有杀灭作用？

答：环氧乙烷是一种广谱灭菌剂，通常可以杀灭各种微生物，包括大肠杆菌、沙门氏菌、链锁状球菌、病毒和大多数的霉菌，芽孢杆菌由于其以孢子形态出现，不易被环氧乙烷杀灭，所以萎缩芽孢杆菌被作为生物指示剂应用于环氧乙烷灭菌过程中。

五百一十五、环氧乙烷灭菌作用机理是什么？

答：（1）烷基化作用：目前认为是由于环氧乙烷能与微生物的蛋白质、DNA 和 RNA 发生非特异性烷基化作用。水溶液中的环氧乙烷能与蛋白质上的游离羧基（－COOH）、氨基（－NH$_2$）、巯基（－SH）和羟基（－OH）发生烷基化作用，取代不稳定的氢原子而形成带有羟乙根（－CH$_2$CH$_2$OH）的化合物使蛋白质失去了基本代谢中需要的反应基，阻碍了细菌蛋白质和 DNA 正常的生理化学反应和新陈代谢，从而导致微生物死亡。

（2）作用于生物酶：环氧乙烷能抑制微生物多种酶的活性，如磷酸脱氢酶、胆碱酯酶及其他氧化酶等，阻碍了微生物正常代谢过程的完成，导致其死亡。

五百一十六、影响环氧乙烷灭菌作用的因素有哪些？

答：环氧乙烷灭菌是实现医疗器械无菌保证计划中很重要的一个环节，影响环氧乙烷灭菌效果的因素如下：

（1）与环氧乙烷灭菌效果直接相关的因素

a）时间；

b）温度；

c）湿度；

d）环氧乙烷浓度。

（2）对环氧乙烷灭菌效果有间接影响

通常这些因素是由医疗器械生产商来控制的，但是这些因素的影响也是巨大的，如货物的密度、货物的结构、产品设计以及包装设计等。

五百一十七、作用时间对环氧乙烷灭菌效果的影响如何？

答：这里说的时间是环氧乙烷灭菌过程各阶段的时间，是个广义的概念，下面分别来说明各阶段时间对环氧乙烷灭菌或者对医疗器械的功能性有何影响。

预处理的总时间（如果使用），货物预处理的主要目的有两个，医疗器械产品在受控的温湿度的环境下放置一定的时间（时间的具体值是灭菌确认的输出）有利于医疗器械吸收一定的湿气，产品内外部的温度和湿度达到一定的数值，以利于后续的灭菌。预处理的温湿度也利于孢子形态的细菌趋于活跃，利于有效杀灭细菌。

另外，预处理的时间也需要考虑设定上限，这是出于考虑长期的高温高湿对产品功能的影响。

灭菌过程的注气和抽气时间，这两个过程的时间通常由设定的速率（注气或者抽气）来决定，同时也受真空泵能力的影响，所以即使设定了固定的速率，在实际的结果中，速率是一个变化值。注气速率过高，可能会引起柜内温度不均匀（注入的气体没有经过充分的加热），在注入环氧乙烷气体时，过快的注气会影响灭菌效果。抽气过快对医疗器械的包装是一个很大的挑战，用环氧乙烷灭菌的产品必须采用透气性包装。

五百一十八、温度对环氧乙烷灭菌效果的影响如何？

答：在整个环氧乙烷灭菌过程中，温度是一个非常重要的参数，主要原因是高温能提高环氧乙烷的活性，进而提高环氧乙烷的杀灭效果。在一定的范围内，提高温度，可提高环氧乙烷的杀灭率，但是同时必须考虑，提高温度对产品功能性的破坏，所以在环氧乙烷灭菌过程中要同时考虑杀灭效果和对产品功能性的影响，在二者之间找到平衡，同时在环氧乙烷灭菌后，必须进行产品功能性试验，以证实经过环氧乙烷灭菌后的产品的安全性和有效性。

五百一十九、湿度对环氧乙烷灭菌效果的影响如何？

答：湿度在环氧乙烷灭菌过程中起到很关键的作用，通常情况下，湿气可以携带热量进入产品内部，实现产品内外部温度和湿度的均匀性。低于30%的湿度比较难获得，因为湿度值会受到环境湿度的影响，在一定的范围内，湿度越大，灭菌效果越好，但是如果湿度过大，会在灭菌柜中形成凝水，造成产品破坏。另外，环氧乙烷遇水会溶解，如果水汽中的氯离子高，会导致氯乙醇结果超标，所以建议使用洁净蒸汽注入灭菌柜。为了确保不出现湿度过高造成的凝水现象，应定期对注入的洁净蒸汽进行干度测试，保证注入的蒸汽质量。

灭菌过程中，使用氮气置换空气时，可能会带走灭菌柜内的湿气，产品以及包装也会吸收一定的湿气，所以需要增加补湿过程，确保灭菌过程的湿度一致性。灭菌柜应有循环设备，确保灭菌柜内温度湿度的均匀性。

五百二十、环氧乙烷灭菌浓度对灭菌效果有何影响？

答：环氧乙烷浓度在整个灭菌过程中是一个非常重要的参数，在一定浓度范围内，浓度越高，灭菌效果越显著，但是如果浓度高于 600mg/L，再升高浓度，灭菌效果的增加就不明显，但是对产品残留的影响明显加大，同时也增加了解析的难度。后续如果要满足产品残留的要求，解析时间会明显延长。所以在环氧乙烷灭菌过程中，并不是环氧乙烷浓度越高越好，而是根据过程确认，合理设计，选择合适的灭菌浓度，既不浪费成本，也不增加环境负荷，最终更快达到产品残留的要求，缩短产品从生产到上市的时间。

五百二十一、待灭菌物品的表面性质及密度对环氧乙烷灭菌效果有何影响？

答：待灭菌物品的表面性质及密度对环氧乙烷气体的灭菌效果有明显的影响。在不可穿透的表面上污染的微生物，用环氧乙烷难以灭菌，如在晶体格子中的微生物往往不易被环氧乙烷杀灭。有些物质能大量吸附环氧乙烷，如合成橡胶、聚氯乙烯塑料等，灭菌时应适当加大环氧乙烷用量。

五百二十二、包装材料对环氧乙烷灭菌效果有何影响？

答：包装材料的透气性应足以保证灭菌过程的顺利进行。具体透气性大小并没有明确指标，但要和实际采用的环氧乙烷灭菌过程所使用的参数相适应，这通常通过灭菌确认过程来证实。

五百二十三、有机物及菌龄对环氧乙烷灭菌有何影响？

答：（1）有机物对环氧乙烷的杀菌作用有一定影响，但和其他灭菌剂相比，环氧乙烷受有机物的影响较小，一般来说菌体表面含的有机物越多，就越难以杀灭。这是因为，一方面有机物在微生物的外面形成了一层保护层；另一方面周围的有机物和环氧乙烷发生反应，消耗掉一部分灭菌剂，使达到微生物内部的环氧乙烷量减少。

（2）菌龄的影响：一般认为菌龄较大的微生物对环氧乙烷的抵抗力比幼龄微生物强。

五百二十四、对环氧乙烷灭菌效果有间接影响的四大因素有哪些？

答：货物的密度、货物的装载结构、产品的设计以及包装。这些因素往往是由医疗器械生产厂家来控制的，是无菌医疗器械无菌保证计划中非常重要的因素。

五百二十五、与环氧乙烷灭菌相关的注意事项有哪些？

答：（1）新建、改建、扩建环氧乙烷灭菌项目需做好消防安全、环保、职业健康三项工作；

（2）存储使用场所应注意通风、防火防爆，所用电器应有防爆认证，并做好防雷接地工作和定期检测，应使用防爆工具；

（3）使用及存储场所应安装 LEL（爆炸下限）泄漏检测探头，现场有喷淋等消防设施，制定应急预案并按照法规要求备案；

（4）使用场所应当有 ppm（百万分比）级低浓度探测及报警装置，确保现场的浓度不高于国家规定的职业健康暴露标准，一旦发生泄漏需及时按照应急预案进行处置，现场处置时浓度超标需佩戴 SCBA（独立控制呼吸设备），避免对人体产生伤害；

（5）环氧乙烷灭菌柜不能漏气，可以通过往柜体内注入氮气保压一段时间查看压力探头是否有压力变化来判断是否漏气，如果漏气需及时解决再进行生产；

（6）灭菌结束，打开灭菌柜前应对柜内产品先通风换气，避免人员立即进入灭菌柜内，以防止中毒；

（7）灭菌后物品应解析，达到安全标准，方可使用，解析区域应保持负压，确保有毒区域与无毒区域分隔，人员进入解析区域应佩戴 SCBA，防止气体逸出对员工产生职业伤害。

五百二十六、环氧乙烷灭菌前预处理的目的是什么？

答：在灭菌开始前应对产品进行预处理，以达到预定温度和相对湿度，温度越高，杀灭效率越高，所以在灭菌前，进行充分的预处理有助于灭菌效果的提升。灭菌的要素包括温度和湿度，预处理的作用是使产品得到充分地加温、加湿。灭菌确认时，应注意挑战在当地最恶劣的气候条件下（如最低温度）预处理过程的性能。

五百二十七、湿度、温度分别对灭菌效果有什么影响？

答：环氧乙烷杀灭微生物时，其与微生物细胞发生反应，使菌体无法繁殖，此反应需要水分。因此需要通过湿度来膨润菌体，亲水性较好的环氧乙烷才能透过细胞壁或芽孢壁，达到较好的灭菌效果。温度越高，灭菌效果越好，温度每增加10℃，孢子的死亡速率就增加一倍，但温度过高，会对产品本身有不利影响，一般来说，灭菌温度设定在60℃以下。

五百二十八、化学指示剂变色，能否证明灭菌效果？

答：不能。化学指示剂变色，只能证明其接触过环氧乙烷，但不能证明灭菌效果。各类化学指示剂变色机理不同，变色条件也不尽相同，选择前应谨慎。考察灭菌效果，需要结合灭菌过程参数、生物指示剂及微生物检验进行综合判断，切勿仅通过化学指示剂进行判断。

五百二十九、环氧乙烷移除时，为什么有时候用氮气清洗，有时候用空气清洗？

答：在移除环氧乙烷时，即使真空度已经很大，但灭菌柜内的环氧乙烷浓度依然很高，为了确保安全，先注入氮气进行填充，尽量减少高浓度的环氧乙烷气体与氧气接触的机会，以降低危险性，清洗 2 次 ~3 次后，柜内环氧乙烷浓度有所降低，此时再用空气清洗。氮气清洗过程仅对安全性有影响，对灭菌效果无影响。

五百三十、同等解析条件下，环氧乙烷（EO）残留量与时间呈什么关系？

答：根据 GB/T 16886.7《医疗器械生物学评价 第 7 部分：环氧乙烷灭菌残留量》中的描述可知，EO 从大部分材料和器械中的扩散遵循一级动力学，即 ln［EO］正变于灭菌后时间。在同等解析条件下，EO 残留量的自然对数值与时间呈线性关系。

五百三十一、灭菌时用纯气和混合气有什么区别？

答：混合气一般使用的是二氧化碳与环氧乙烷进行混合，以降低安全风险。在灭菌时，使用混合气，为了达到同样的浓度，需要加入的总气体量会增加，从而引起的柜内压力变化值增大。相应的，使用纯环氧乙烷气，压力变化值相对更小。往往使用混合气灭菌时，柜内压力相对于大气压为正压，而使用纯气灭菌时，柜内压力相对于大气压为负压。出于安全方面的考虑，建议尽量使用负压灭菌。

举例说明：

为达到灭菌效果，须加入 30kPa EO 将灭菌器抽真空至 -50kPa。若加入的是纯气，则气压变为 $P=$（-50+30）kPa = -20kPa。若加入的是 50% 的混合气，则压力变化为 $P=$（-50+30/50%）kPa =（-50+60）kPa = 10kPa。

五百三十二、什么是正压灭菌和负压灭菌？

答：在灭菌时，灭菌器内气压高于灭菌器外的大气压称为正压，灭菌器内气压低于大气压称为负压。两种状态对于灭菌效果均没有直接影响。注入灭菌剂时，灭菌器内的压力会随着灭菌剂的注入而升高，压力升高的程度与注入的气体量成正比。为了达到同样的环氧乙烷浓度，用混合气灭菌时，注入灭菌剂时同时注入二氧化碳或其他不可燃气体，压力变化程度会高于注入纯气引起的压力变化。注入结束时，如果使用混合气，灭菌柜内压力往往高于大气压，而使用纯气时，柜内压力往往低于大气压，即所谓的正压灭菌和负压灭菌。无论正压灭菌或负压灭菌，灭菌效果无差别。

五百三十三、注入环氧乙烷时常采用的注入量控制方式有哪些?

答:注入环氧乙烷的注入量控制有压力控制和重量控制两种方式。压力控制是通过压力传感器监测柜内压力,当注入环氧乙烷气体时,根据压力变化,控制系统采用克拉博龙方程换算出注气量。重量方式是通过测量注气过程中气瓶的重量变化控制注气量。两种方式相比,压力控制方式更加精准。环氧乙烷只有在灭菌器内充分转换为气体,才会影响压力变化,而包装和产品所吸附的环氧乙烷不会引起压力变化,重量控制法不能有效监测实际的环氧乙烷浓度。

换算公式如下:

$$PV = nRT$$

$$n = m/M$$

$$c = m/V = 44 \times P/(RT)$$

P——压力(kPa)(注:$1kPa = 0.0102kgf/cm^2 = 0.102 \times 10^3 kgf/m^2$);

V——体积(L);

n——气体的摩尔数(mol);

m——气体的质量(g);

M——气体的相对分子质量($M = 44$);

R——气体常数[8.314J/(mol·K)];

T——气体的热力学温度(等于摄氏温度 $+273.15$);

c——气体的浓度(g/L 或 kg/m^3)。

五百三十四、在灭菌器加温过程中,为什么随着柜内温度升高,压力也随之升高?

答:根据理想气体状态方程 $PV = nRT$,在灭菌器封闭空间内,当方程右边的 T 温度升高时,方程左边的 P 压强也会随之升高。所以柜内温度升高时,柜内气体受热膨胀,压力会随之升高。

五百三十五、在灭菌过程中,环氧乙烷的浓度为什么会逐渐下降?

答:在灭菌过程中,EO 进入产品、包装内,其对 EO 具有吸附作用。灭菌过程中,浓度会逐渐下降,到一定的阈值而停止。

五百三十六、环氧乙烷灭菌的无菌屏障系统有何要求?

答:产品的包装材料,对于产品来说都是阻碍灭菌效果的物理屏障。产品的初包装设计应该是透气材料，应能允许湿气和环氧乙烷渗透至最难灭菌的部分，且能允许排除空气。任何有可能增加灭菌难度的因素，都需要予以考虑，任何变更如果增加灭菌难度，都需要进行重新确认。

无菌屏障系统应能承受抽空环氧乙烷、气体填充及换气过程中的压力变化，这就要求所选的包装材料必须具有允许灭菌剂进入和排出的特性，而且能适应灭菌过程中温度和湿度的变化。无菌屏障系统应考虑在灭菌过程中产生的微小形变，无论其透气性如何，这种形变都会在一定程度上出现。无菌屏障系统的透气性还会影响环氧乙烷残留量。

五百三十七、在某些灭菌过程中，产品外包装箱为什么会炸裂？

答：在抽真空过程中，灭菌器内由于真空泵作用，压力会迅速下降，透气性不好的产品包装内部的气体无法被迅速排除，引起包装物与柜体内出现压力差，当压力差超过包装物所能承受的极限时，会出现"涨袋""爆炸"现象。

五百三十八、灭菌过程结束后产品会出现结露现象，其原因是什么？

答：由于灭菌过程中的温度（通常是 38℃～60℃）往往高于室温，所以灭菌过程中的饱和绝对湿度是大于室温下的饱和绝对湿度的。灭菌结束后，如不对灭菌器继续加热维持温度，则灭菌器内的饱和绝对湿度会下降，在绝对湿度不变的情况下，柜内相对湿度上升，甚至出现饱和，所以会出现结露现象。为避免此现象，在灭菌循环结束后，应尽快将灭菌器内的产品取出。

五百三十九、加湿时为什么只能用蒸汽而不能用其他方式？

答：使用加湿器或雾化器等方式可能导致微生物的潜在污染。GB 18279 中有相应要求：喷洒雾化未加热的水的加湿（如转盘式加湿器或喷雾器）是很大的微生物污染源。

五百四十、灭菌时环氧乙烷浓度是越高越好吗？

答：环氧乙烷浓度达到 800mg/L 时，更高的浓度对灭菌效果没用显著提高，而可能会增加灭菌后环氧乙烷的残留量。根据美国医疗仪器促进协会标准 AAMI TIR 16 中关于灭菌浓度的描述，建议通常的灭菌浓度控制在 400mg/L～650mg/L。

五百四十一、什么是氮气吹扫？

答：注气过程结束时，由于气体管路中有一些环氧乙烷残留，通过氮气冲洗可将管道内的残留环氧乙烷吹扫至灭菌柜内，吹扫过程称为"氮气吹扫"。

五百四十二、PCD（过程挑战装置）的抗性是越强越好么？

答：PCD 的抗性应高于产品的抗性，如果选择过高抗性的 PCD，会增加杀灭难度，对产品不利。

五百四十三、影响 EO 灭菌效果的因素有哪些？

答：灭菌的四要素分别是：温度、相对湿度、灭菌剂浓度和时间。

（1）温度：温度对 EO 杀灭效果有显著影响，与灭菌时间密切相关，在相同条件下，温度越高，D 值越小，所需灭菌时间越短。温度每升高 10℃，D 值至少减少 1/2，灭菌时间缩短一半。

（2）相对湿度：EO 需要水才能进行烷基化反应，当相对湿度低于临界值（30%）时，微生物抗力增加，EO 难以发挥作用。相对湿度过大，水分过多，会造成 EO 稀释和水解，从而降低灭菌效果。杀灭效果不与相对湿度呈线性关系。湿度过高会影响产品的性能及包装的完整性。

（3）灭菌剂浓度：在一定的温湿度范围内提高 EO 浓度，有助于灭菌效果的增加，浓度越高，杀灭微生物所需要的时间越短，杀灭效果越好，通常浓度为 450mg/L～800mg/L，最高浓度 800mg/L，超过 800mg/L，灭菌效果并不增加。

（4）时间：灭菌效果的评价通过灭菌后产品中微生物存活的概率来评价，在同样条件下（EO 气体浓度、温度、相对湿度），灭菌时间越长，产品中微生物存活概率越小，灭菌效果越好。

五百四十四、什么是 SLR（Spore Log Reduction，孢子对数下降值）？

答：暴露于规定条件后，生物指示物芽孢数下降的对数值，对数以 10 为底。

$$SLR = lgN_0 - lgN_u$$

N_0 是生物指示物的初始芽孢数，N_u 是生物指示物的最终芽孢数。

在温度、湿度和浓度不变的条件下，微生物下降的数量的对数值与时间是呈现线性关系的，所以计算 SLR 时要对芽孢数量取对数值。举例来说，灭菌初始微生物指示剂的芽孢数为 10^6，经过灭菌一定时间后，芽孢数为 10^3，则 N_0 为 10^6，lgN_0 的值为 6，N_u 为 10^3，lgN_u 的值为 3，$SLR = lg10^6 - lg10^3 = 6 - 3 = 3$。

如果整个过程中，无法对微生物进行计数，则无法计算 SLR。

五百四十五、何谓产品族？实施中关注点是什么？

答：产品族（Product family）就确认目的而言，是一个被证明是相似的或等效的产品的集合。划分产品族的目的是使灭菌确认过程简单化。产品族通常是在 MPQ（微生物性能确认）时按产品的 SAL（无菌保障水平）划分在一起的产品，同一产品族的 EO 残留、生物负载或生物学评价应是近似的。对于灭菌确认来说，应从灭菌过程的适当性的角度来划分产品族，产品族可由相似产品的各种组合组成。例如，一个产品族可以包含只是外形不同的一系列导管或用相同材料在相同的环境下生产的各种产品。产品族被视为所有灭菌产品具有同样的挑战性，且与内部 PCD 相比具有相同或更低的挑战性。

五百四十六、如果某批产品灭菌不合格，应从哪几个方面找原因？

答：这个问题需要根据不同情况分类讨论。

（1）灭菌运行记录不合格：如果灭菌运行记录与确认输出的日常灭菌参数不一致，则该批产品会被判为不合格，即此灭菌过程不能保证 SAL 为 10^6，应根据参数不同对照半周期的参数进行评估，通常情况，返工或者报废的决策应由医疗器械的生产商来决定。

（2）日常灭菌，灭菌运行记录合格，但无菌检验出现阳性：如果灭菌运行记录合格，但无菌检验出现阳性，首先需要对阳性生长做进一步地调查，以及进行菌种鉴定，确定是否为目标菌种，然后需要遵循以下调查过程，从人、机、料、法、环等各因素进行深入调查。

a）人：应去询问作业员是否遵循作业指导书，查看员工是否具备所从事工作的资质，如制作 PCD 的员工是否经过培训、是否按照作业指导书的要求进行工作等。

b）机：灭菌过程所涉及的所有设备均需要被调查，如 PCD 包装的封口机、灭菌柜以及灭菌柜相关的子系统。设备的校准和设备的变更均需要被考虑。

c）料：应调查环氧乙烷气体的浓度、BI（生物指示物）的菌量、D 值以及 EPCD（外部过程挑战装置）的其他材料有无变化，另外装载的密度与确认过程是否一致、装载形式有无变化以及缠绕膜（如果使用）是否与确认过程相同等。

d）法：EPCD 制作过程、样品摆放的位置和时机。

e）环：装载在灭菌前所经历的环境条件、BI 的存储环境、制作 EPCD 的环境以及 EPCD 从制作到使用的储存环境和时间等。

五百四十七、选择环氧乙烷灭菌需要注意哪些问题？

答：整个环氧乙烷灭菌过程中，可能会经历高湿度（30% ~ 80%）、高温度（30℃ ~

50℃）、负压（−95kPa～−70kPa）过程，在选择用环氧乙烷工艺前，需确认产品可以经受以上工艺且产品本身、包装物不受损害，无菌屏障的阻菌性不会受到影响。

五百四十八、什么是过程挑战装置（PCD)？采用过程挑战装置（PCD）关注点有哪些？

答：设计成对灭菌过程具有确定的抗力，用于评价过程性能的装置。PCD对过程的挑战性应大于或等于产品中最难灭菌的部位内的微生物抗力。应从产品族中选择相对最难灭菌的产品，如包装不同亦应考虑包装影响，同时确定最难灭菌部位，或者选择另外一种产品，应确定其与最难灭菌位置之间的关联，但需要证实其适合性。内部挑战装置（IPCD）是选择决定灭菌确认成功与否的先决因素，如果选择不当，则不能证明整个产品族在已定灭菌参数下灭菌后的无菌保障水平。

五百四十九、生物指示物的选择、使用和分类？

答：生物指示物（biological indicator）是将适当载体承载一定量的特定微生物，用于指示消毒或灭菌效果的制品。对规定的灭菌过程有特定的抗力，含有活微生物的测试系统（GB/T 19971—2015 定义 2.3）。

可以用多种方法证明 BI 是合适的，介绍以下三种途径。

（1）途径 1

这个途径是利用产品上发现的大部分微生物的抗力比基准微生物弱的原理。该方法适用于下列场合：

a）用于过程挑战装置（PCD）的生物指示物（BI）符合 GB 18281.2—2015 的 5 和 9.5，和

b）产品的生物负载一致，不太可能含有高抵抗力的微生物。

在这个方法中，生物负载趋势的数据是可以获得的，且易证明生物负载的微生物种类和数量的一致性。制造过程和产品接触材料也应评价以确保生物负载的可能来源被识别且受控。

（2）途径 2（常用方法）

这个途径是利用在部分周期中，产品和过程挑战装置（PCD）的无菌试验。此研究的结果宜通过使用无菌试验获得的存活数据来提供杀灭率比较的方法。

通常的做法是产品无菌检查的样品和生物指示物/过程挑战装置（BI/PCD）暴露于短周期，这个部分周期能达到所有的产品无菌试验为阴性，而生物指示物/过程挑战装置（BI/PCD）的试验微生物存活的意图。

（3）途径 3

这个途径能应用在：

a）产品的生物负载的挑战性不小于过程挑战装置（PCD）内生物指示物（BI）的挑战性；

b）产品的生物负载包含更高抗性的微生物，或

c）过程挑战装置（PCD）使用的生物指示物（BI）低于 GB 18281.2 规定的要求。

在第三种途径中，生物负载和过程挑战装置（PCD）抗力比较可以依据直接计数法和/或部分阴性法（见 GB/T 19972）。

若出现产品生物负载的挑战性超过过程挑战装置（PCD）（如，如果过程挑战装置不合适），可采用下列方法之一：

a）选择具有更多菌量和/或抗力的生物指示物放入过程挑战装置（PCD）内；

b）在灭菌前先处理产品以减少生物负载的数量；

c）可评价产品、过程或两者来确定如何减少生物负载数量或者抗力（如，改变原材料或制造过程、改善生产环境或改进产品设计）；

d）开发一个新的过程挑战装置（PCD）。

生物指示物的种类及其性能按使用特性分为条状、片状、自含式。

生物指示物的性能：

a）菌种：枯草杆菌黑色变种芽孢（ATCC 9372）。

b）芽孢数量：在标准量 -50% 和 300% 之间，日常监测用的芽孢数量必须大于 1.0×10^6，规定增殖不大于 0.1×10^6。

c）抗力：以下条件处理，D 值应在 2.6min ~ 5.8min 内，EO 浓度 600mg/L ± 30mg/L，相对湿度 60% ±10%，温度 54℃ ±1℃。

d）培养基：胰蛋白胨大豆肉汤（TSB）。

e）培养条件：30℃ ~50℃ 有氧培养。

f）BI 适用性评价：短时间运行后，BI 无菌试验阳性率应高于产品无菌试验阳性率。

五百五十、半周期法和周期计算法有什么区别？

答：在 ISO 11135 中，这两种方法是并列关系，均可用于确定一个 10^{-6} 次无菌保证水平。半周期法评估 D 值计算方法通常用简单的 SMCP 法，半周期需要呈现 IPCD 全部杀灭结果且比较容易实现。周期计算法可以用 HSK、LHSK、SMC 等公式，需要多个部分周期稳定呈现。

相比之下半周期法更加简便、稳定，缺点是杀灭比较过度；周期计算法可更加精确地

估算灭菌时间，缺点是对产品、设备、包装和操作等要求更高，需要呈现一个稳定的部分周期结果。周期计算法年度再验证通常需要一个部分周期和一个全阴周期来复核杀灭力。两者在同等灭菌立方数条件下验证开发所需使用的循环数和样品量基本相同。

五百五十一、混合灭菌注意事项？

答：混合灭菌是基于 TIR28（YY/T 1268）产品追加的相关要求，结合 ISO 11135 中关于产品族和处理族概念，将不同产品族、不同制造商的产品合并在同一个灭菌处理组的特殊概念。暂没有一个完整的标准指导混合灭菌的各项事宜。

在现有标准给定框架下，执行的不同制造商、不同产品族混合灭菌应满足主 IPCD，填充物的选择具有代表性，满足最挑战情况的要求；新产品加入此混合灭菌处理组应按照 ISO 11135：2014 的 D.7.1.2 的 19 条要求或者 TIR28（YY/T 1268）附录的 35 条要求进行技术评审，然后考虑进行部分周期评估物理学和微生物学性能，进行抗力比较。

此技术评审条件的不充分和只考虑某几条主要条款进行技术审评，未按照 TIR28（YY/T 1268）要求采用部分周期，将会导致混合灭菌被过度使用。例如，某灭菌供应商现行 IPCD 为长管路闭环模拟产品，某客户敷料产品在追加到此灭菌处理组的技术评审过程中仅考虑 ISO 11135：2014 的 D.7.1.2 "有更多的闭合" "有更长或更狭窄的腔道" 完成追加。但未评估敷料产品黏性涂层 "有对所采用的处理方式或灭菌方法有不利影响的材料和结构"。作为技术评审输出的抗力比较，错误采用过度杀灭法的半周期，两者全阴认为等效实施错误的追加。此操作未按照 ISO 11135：2014 逐条进行技术审评；未按照 TIR28（YY/T 1268）采用部分周期进行抗力比较。新版 GB 18279 基本完全按照 ISO 11135：2014 的相关要求撰写，后续此类混合灭菌操作会有法规风险。

五百五十二、关于半周期法，是否可以先运行半周期再运行部分周期？

答：根据 TIR16，先有过程定义部分周期实现（process definition），再有过程确认半周期或部分周期实现（validation）。先执行半周期需要承担风险，后执行部分周期若出现 PCD 不适用情况，半周期结论会被推翻。部分周期中关于实验室复苏技术充分性未被证实情况下运行半周期，对结果也会产生影响。最大的风险是审核风险，说服 FDA（美国食品药品监督管理局）或者 NMPA（国家药品监督管理局）不按照标准顺序执行，所需要提供的符合性证据没有办法得到理论支持。

五百五十三、填充物（dunnage）的选择需要考虑哪些方面？

答：遵循最挑战状态的概念，需选择和日常灭菌产品类似或者更加挑战的包装方式，包括材质、次级包装、运输包装、缠绕膜方式、堆垛方式等。整个装载同初级包装一样也有透气性的要求。将完成的托盘包装按照 IPCD 挑战性衍生的概念考虑，就是标准中负载配置的概念，其中可以被量化的指标是装载的密度和绕膜层数，故通常用密度最高来代表填充物的最大挑战条件。

五百五十四、MPQ、PPQ（物理性能确认）与部分周期、半周期、全周期一般有什么对应关系？

答：对应关系参考图 4-1。在过度杀灭法中，通常 3 个部分周期、半周期整合了 MPQ/PPQ 再现 3 次的要求，按照标准额外再需要一个全周期的 PPQ 数据即可满足要求。

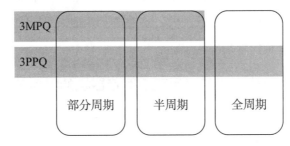

图 4-1　MPQ、PPQ 与部分周期、半周期和全周期的对应关系

第四节　过氧化氢灭菌

五百五十五、过氧化氢是什么？

答：过氧化氢是一种无机化合物，化学式为 H_2O_2。纯过氧化氢是淡蓝色的黏稠液体，可任意比例与水混溶，是一种强氧化剂，水溶液俗称双氧水，为无色透明液体。其水溶液适用于医用伤口消毒以及环境消毒和食品消毒。

五百五十六、过氧化氢作为灭菌剂的灭菌原理是什么？

答：过氧化氢是一种强氧化剂，可形成具有强氧化能力的自由羟基和活性衍生物。杀菌机理主要可分为 2 类：破坏微生物的外层保护结构，使得保护层通透性发生改变，从而引起细胞渗透压的改变，微生物因体内外的平衡系统受到破坏而死亡；通过破坏微生物体内的酶、蛋白质及 DNA 使微生物死亡。

五百五十七、过氧化氢的理化特性有哪些优缺点？

答：过氧化氢的优点是杀菌作用快、杀菌能力强、杀菌谱广；同时具有其他低温消毒剂所不具备的特点，刺激性小、腐蚀性低、容易气化、不残留有毒性，过氧化氢成品性能稳定，属于无菌类型消毒剂。缺点是过氧化氢经水稀释后极不稳定，光、热和金属离子均可加速分解，高浓度（40%以上）过氧化氢遇热分解加速，在储存运输中需防热、防震动。

五百五十八、过氧化氢气体灭菌的特点是什么？

答：过氧化氢气体引入真空灭菌设备，可用于不耐热医疗器械的灭菌，气体过氧化氢在真空状态下穿透性强、使用浓度低、灭菌效果好、对器械的损害小，是环氧乙烷、甲醛等有毒气体灭菌的良好替代灭菌形式。

五百五十九、过氧化氢灭菌对所灭菌医疗器械的材质有哪些要求？

答：过氧化氢属于低温灭菌形式，疏水性的和化学稳定的材料是很好的选择对象，而且这类材料还可以抗氧化和减少水分吸收。基于这些特性，在产品的设计上最好避免使用易于被氧化的材料（如银、铜及铜合金）和易于吸收过氧化氢的材料（如聚氨酯、尼龙和纤维素）。建议使用无接触反应，无吸收性的材料，如聚四氟乙烯（PTFE）、聚乙烯（PE）、不锈钢等被推荐使用的低铜铝合金。黏合剂中含有比例较高的胺类固化剂或交联剂，通常也是不相容的。

五百六十、影响过氧化氢灭菌效果的因素有哪些？

答：（1）浓度：增加过氧化氢浓度，杀菌力增强，细菌繁殖体的杀菌浓度系数为0.5，细菌芽孢的杀菌浓度系数为1.0，在实验室条件下，用10%过氧化氢杀灭枯草杆菌黑色变种芽孢70min，而使用5%的浓度则需要130min。

（2）温度：过氧化氢虽然也表现出随温度升高灭菌能力增强，但提高不明显，过氧化氢气体受温度影响更小。

（3）pH：过氧化氢水溶液不适宜在碱性条件下使用，碱性条件下，灭菌效果明显下降，酸性条件下，过氧化氢灭菌稳定性和灭菌效果明显增强。

（4）有机物：5%以下血清对过氧化氢的灭菌作用不会产生明显影响，10%以上血清对灭菌效果具有明显影响。

五百六十一、应用过氧化氢灭菌剂需关注哪些问题？

答：过氧化氢属于无毒消毒剂，3%以下浓度对皮肤无刺激性，1.5%以下浓度对黏膜无刺激性。高浓度过氧化氢由于其强氧化性对皮肤有损伤，气体或气溶胶对呼吸道及眼睛有刺激性，空气中最高允许浓度为1.4mg/L。

五百六十二、过氧化氢灭菌分为哪两种形式？

答：通常分为过氧化氢蒸汽灭菌和过氧化氢低温等离子体灭菌两种形式。

五百六十三、过氧化氢灭菌的工艺参数有哪些？

答：工艺参数包括：

（1）温度：代表产品灭菌温度不超过55℃；

（2）压力：灭菌要求深度真空，需考虑接受灭菌的器械能够经受压力变化；

（3）离子态（过氧化氢等离子体灭菌）。

五百六十四、过氧化氢气体等离子体低温灭菌设备使用中常见的取消原因有哪些？

答：（1）物品潮湿；

（2）物品超载；

（3）装有吸附性物品。

五百六十五、过氧化氢气体等离子体低温灭菌物理监测结果如何判定？

答：（1）查看物理打印条是否合格，根据设备品牌及不同机型物理参数提示判断。

（2）物理监测不合格的灭菌物品不得发放，并应分析原因改进，直至监测结果符合要求。

五百六十六、过氧化氢气体等离子体低温灭菌化学监测结果如何判定？

答：（1）查看包内包外化学监测结果，参照对比色变色范围判断是否合格。

（2）包外化学监测不合格的灭菌物品不得发放，包内化学监测不合格的灭菌物品不得使用，分析原因并进行改进，直至监测结果符合要求。

五百六十七、过氧化氢气体等离子体低温灭菌物理、化学监测都合格，生物监测不合格的情况怎么处理？

答：（1）通过三大灭菌质量监测方法对灭菌过程及灭菌效果进行监测，确保灭菌质量合格，因此结果应符合 WS 310.3 的要求。

（2）生物监测不合格时，应尽快召回上次生物监测合格以来尚未使用的所有灭菌物品，重新处理，分析不合格的原因，改进后，生物监测连续三次合格后方可使用。

五百六十八、使用过氧化氢作为灭菌剂，决定其残留的因素有哪些？

答：通常用于医疗器械制造的材料不会残留足以对生物相容性产生影响的灭菌剂，灭菌后通常也不需要通风。另外，过氧化氢等离子方法使用等离子态来进一步除去残留物。与设备制造商讨论与灭菌剂残留有关的具体问题是至关重要的。与环氧乙烷一样，过氧化氢的残留水平取决于材料的类别、等级、室内装载密度、装载重量、具体的循环参数和使用的包装。

第五节 过氧化氢气体等离子体低温灭菌器卫生要求

五百六十九、过氧化氢气体等离子体低温灭菌器卫生要求中规定了哪些要求？

答：规定了过氧化氢气体等离子体低温灭菌器的技术要求、应用范围、使用注意事项、检验规则、检验方法、标识与包装、运输和贮存。

五百七十、哪些器械适用于过氧化氢气体等离子体灭菌？

答：适用于不耐湿、不耐高温的医疗器械、器具和物品。

五百七十一、过氧化氢灭菌器分为几种？名称各是什么？

答：共有两种，一种是过氧化氢低温灭菌器，一种是过氧化氢低温等离子体灭菌器。

五百七十二、何谓等离子体？

答：由离子、电子和中性分子或原子组成的混合体。

注：此处的等离子体是由气体分子在电场作用下电离后形成的。

五百七十三、何谓过氧化氢气体等离子体低温灭菌器？

答：在60℃下，用过氧化氢气体进行灭菌，并用等离子分解残留过氧化氢的装置。

五百七十四、何谓过氧化氢气体等离子体低温灭菌准备期？

答：过氧化氢注入舱体前为准备灭菌进行真空和加热的过程，可有过氧化氢提纯、等离子体化过程。

五百七十五、何谓过氧化氢灭菌期？

答：过氧化氢注入舱体，依靠过氧化氢气体在一定浓度、温度、压力条件下，作用一定时间进行灭菌的过程。

五百七十六、何谓解析期？

答：排出和分解过氧化氢气体的过程，包括真空排气、等离子体化过程。

五百七十七、过氧化氢气体等离子体低温灭菌包括哪些程序？

答：（1）灭菌器应根据灭菌对象设置相应的灭菌程序，至少具有对医疗器械的表面、管腔和软式内镜的灭菌程序。

（2）灭菌程序包括准备期、灭菌期和解析期三个阶段，可重复交叉。

五百七十八、过氧化氢气体等离子体低温灭菌器准备期有哪些要求？

答：（1）灭菌舱压力下限应不高于制造商规定的压力，且应不大于80Pa。

（2）灭菌舱内壁温度在准备期结束时应不小于45℃。

（3）若发生等离子体，维持时间和输入功率应符合制造商的规定，维持时间实测值应不小于制造商规定的最低值，输入功率实测误差应在±10%范围内。

（4）若有提纯，提纯后过氧化氢浓度和剂量应符合制造商的规定，误差应在±5%范围内。

（5）灭菌物品过湿时应报警。

五百七十九、过氧化氢气体等离子体低温灭菌的灭菌期有哪些要求？

答：（1）灭菌舱内壁温度应不大于60℃；设备设定最低温度的灭菌效果应经过验证。

（2）灭菌期维持时间应符合制造商的规定，维持时间实测值应不小于制造商规定的最低值。

（3）灭菌压力范围应符合制造商的规定。

（4）灭菌期过氧化氢浓度范围应符合制造商的规定。

（5）宜对灭菌舱内过氧化氢浓度进行实时监测。

五百八十、过氧化氢气体等离子体低温灭菌的解析期有哪些要求？

答：（1）灭菌舱压力下限应不高于制造商规定的压力，且应不大于 80Pa。

（2）发生等离子体，维持时间和输入功率应符合制造商的规定，维持时间实测值应不小于制造商规定的最低值，输入功率实测误差应在 ±10% 范围内。

（3）解析期结束后，灭菌负载的过氧化氢残留值应不超过 $30mg/kg \cdot H_2O$。

五百八十一、对过氧化氢灭菌剂有哪些要求？

答：（1）过氧化氢灭菌剂应符合 GB/T 1616 中 60% 过氧化氢的质量要求；有效期内过氧化氢浓度为 53% ~60% 。

（2）灭菌器应使用制造商配套的过氧化氢，使用中的有效期不小于 10d，使用浓度应在 53% ~60% 范围内。

五百八十二、过氧化氢气体等离子体低温灭菌器显示装置有哪些要求？

答：（1）灭菌器应显示下列指标：

a）灭菌舱壁、门的温度。

b）灭菌舱压力。

c）等离子体输入功率。

d）灭菌程序各阶段名称和运行时间。

e）运行报警及代码。

（2）灭菌期宜显示灭菌舱内过氧化氢浓度。

五百八十三、过氧化氢气体等离子体低温灭菌器的记录和输出装置有哪些要求？

答：（1）灭菌器应实时导出和记录下列指标：

a）灭菌舱壁、门的温度。

b）灭菌舱压力。

c）等离子体输入功率。

d）灭菌程序各阶段名称和运行时间。

e）运行报警代码。

（2）灭菌器宜实时导出和记录灭菌舱内过氧化氢浓度。

五百八十四、过氧化氢气体等离子体低温灭菌对灭菌效果如何评价？

答：半周期满载运行，无菌生长。

五百八十五、过氧化氢气体等离子体低温灭菌器对其安全性有哪些要求？

答：（1）环境暴露：

a）灭菌器应设置过氧化氢分解（过滤）器，并具有报警提示更换功能，制造商应在使用说明书规定其更换周期。

b）在满足灭菌器使用说明书中使用环境通风条件的工作场所，过氧化氢残留量应符合 8h 时间加权允许浓度（TWA）$\leqslant 1.5mg/m^3$。

（2）生物相容性：灭菌后物品应与人体生物相容。

（3）材料相容性：对金属及非金属材料器械灭菌后进行兼容性评价，结果应为基本无腐蚀，评价结果只限用于经过测试的材质。灭菌后的材料外观不应有明显变化，如颜色、形状和裂痕等。

五百八十六、过氧化氢气体等离子体低温灭菌器应用范围是如何规定的？

答：（1）过氧化氢气体等离子体低温灭菌器适用于不耐湿、不耐高温的医疗器械、器具和物品。

（2）灭菌器不得用于以下对象的灭菌：

a）不完全干燥的物品；

b）吸收液体的物品或材料；

c）由含纤维素的材料制成的物品或其他任何含有木质纸浆的物品；

d）一头闭塞的内腔；

e）液体或粉末；

f）一次性使用物品；

g）植入物；

h）不能承受真空的器械；

i）标示为仅使用压力蒸汽灭菌法的器械；

j）器械具有内部部件，难以清洁的。

五百八十七、过氧化氢气体等离子体低温灭菌设备使用中有哪些注意事项？

答：（1）在装载入灭菌设备前，灭菌物品应进行有效、正确的清洗和干燥处理。

（2）包装材料应采用专用包装袋或医用无纺布。

（3）灭菌物品的装载应严格按照灭菌器说明书要求进行，避免因装载不正确影响灭菌效果。

（4）高浓度的过氧化氢会灼伤皮肤，正确操作灭菌设备，同时采取个人防护措施。

（5）使用灭菌剂过氧化氢的浓度及剂量与灭菌器说明书规定的要求一致。

（6）应严格按照灭菌器说明书要求进行设备保养和维护。

五百八十八、过氧化氢气体等离子体低温灭菌设备检验规则包括哪些？

答：（1）型式检验：灭菌程序中准备期、灭菌期、解析期、过氧化氢灭菌剂要求、灭菌效果评价及监测、灭菌设备安全性要求。

（2）出厂检验：灭菌程序、过氧化氢灭菌剂、显示装置、记录与输出装置、灭菌效果评价及监测。

五百八十九、过氧化氢气体等离子体低温灭菌装置灭菌程序检验包括哪些？

答：总体要求：按照制造商提供的使用说明书运行灭菌器，判断是否符合灭菌程序中规定的要求。

五百九十、过氧化氢气体等离子体低温灭菌器准备期检验判定值为多少？

答：（1）将压力测量装置与灭菌舱的压力测试端口连结，运行灭菌周期，判断是否符合准备期灭菌舱压力下限应不大于80Pa的要求。

（2）用温度传感器测量灭菌舱内壁，运行灭菌周期，判断是否符合准备期结束时应不小于45℃的要求。

（3）使用秒表计量等离子体发生阶段时间，专用功率计计量等离子体发生器运行功率、运行灭菌周期，判断是否符合准备期功率实测误差应在±10%范围内的要求。

（4）运行灭菌周期，提纯阶段结束后，停止运行装置，拆开提纯装置，提取过氧化氢溶液，按照《消毒技术规范》（2002年版）的方法测量浓度，判断是否符合准备期误差应在±5%范围内的要求。

五百九十一、过氧化氢气体等离子低温灭菌灭菌期检验判断值为多少？

答：（1）用温度传感器测量灭菌舱内壁，运行灭菌周期，判断是否符合灭菌舱内温度大于 60℃ 的要求。

（2）运行灭菌周期，使用秒表计量灭菌期时间，判断是否制造商规定维持时间实测值不小于制造商规定最低值的要求。

（3）将压力测量装置与灭菌舱的压力测试端口连结，运行灭菌周期，判断是否符合制造商规定的要求。

（4）过氧化氢浓度传感器应定期校验，判断是否符合过氧化氢浓度范围应符合制造商规定的要求。

五百九十二、过氧化氢气体等离子体低温灭菌灭菌解析检验判断值为多少？

答：（1）将压力测量装置与灭菌舱的压力测试端口连结，运行灭菌周期，判断是否符合其应不大于 80Pa 的要求。

（2）运行灭菌周期，使用秒表计量等离子体发生阶段时间，使用专用功率计计量等离子体发生器运行功率，判断是否符合输入功率实测误差应在 ±10% 范围内的要求。

（3）运行灭菌周期，灭菌周期结束后，取经过一个灭菌周期处理过的试验器材（内径为 1mm 的聚四氟乙烯管腔 2m、内径为 1mm 的不锈钢管腔 500mm），分别用 100mL 纯化水浸泡 1min，制成待检样品。按照 GB 19192—2003 中 5.1.5 的方法进行测试，每个样品测定 2 次，取平均值，判断是否符合解析期结束后，灭菌负载的过氧化氢残留量值应不超过 $30mg/kg \cdot H_2O$ 的要求。

五百九十三、过氧化氢气体等离子低温灭菌灭菌效果检测方法的原理是什么？

答：本试验以常见的硬式镜不锈钢材料管腔、软式镜聚四氟乙烯材料管腔为模拟管腔，验证微生物的灭菌效果。本试验应采用两端开口的无缝测试管腔，如有接缝，则应保证气密性。在管腔中央放置染有细菌芽孢的载体，通过半周期灭菌循环，无菌生长。以嗜热脂肪杆菌芽孢为指标菌，同时进行微生物灭菌效果评价，所有试验均为阴性培养结果，则判定结果合格。

五百九十四、过氧化氢气体等离子低温灭菌灭菌效果检测方法是如何规定的？

答：（1）生物指示物

嗜热脂肪杆菌芽孢（ATCC 7953）。

（2）验证器材

a）载体：将芽孢悬液均匀涂布在直径为 0.4mm、长度为 20mm～30mm 不锈钢检测材质上，以染菌后不堵塞管腔为限。嗜热脂肪杆菌芽孢阳性回收菌量应为 1×10^6 CFU/载体～5×

10^6CFU/载体，室温下自然干燥后再使用。

b）检测管腔：本试验宜采用两端开口的无缝测试管腔，如有接缝，则应保证气密性。

c）不锈钢材质无接缝管腔，10 根。

d）聚四氟乙烯无接缝管腔，10 根。

e）嗜热脂肪杆菌芽孢的胰蛋白胨大豆肉汤 TSB 培养基：干粉胰蛋白胨 17.0g，植物蛋白 B 胨 3.0g，氯化钠 5.0g，磷酸氢二钾 2.5g，葡萄糖 2.5g，共 30g 溶于 1L 蒸馏水中，制成 TSB 培养基。

（3）操作步骤

a）将染菌的载体送达不锈钢管腔的正中央，制作 10 根测试样本。将 10 根测试样本均匀平行摆放在器械盒内，用双层无纺布包裹，放置在灭菌舱内，灭菌舱内如仅一层隔架，则 10 根样本平行摆放在器械盒内放置在灭菌舱中央；若灭菌舱内可摆放上下两层隔架，则将 10 根样本均匀摆放在两个器械盒内，分别放置在灭菌舱内上下两层隔架中央。

按照《消毒技术规范》（2002 版）中的灭菌操作步骤进行半周期灭菌，灭菌结束后以无菌操作取出细菌芽孢载体，均放到 TSB 培养基中，56℃培养 48h，观察培养结果，如无细菌生长则继续培养至 7d，培养结果仍无细菌生长则判断为阴性。

b）将染菌的载体用细丝送达聚四氟乙烯管腔的正中间，制作 10 根测试样本。将 10 根测试样本均匀平行摆放在器械盒内，用双层无纺布包裹，放置在灭菌舱内，灭菌舱内如仅一层隔架，则 10 根样本平行摆放在器械盒内放置在灭菌舱中央；若灭菌舱内可摆放上下两层隔架，则将 10 根样本均匀摆放在两个器械盒内，分别放置在灭菌舱内上下两层隔架中央。

按照《消毒技术规范》（2002 年版）中的灭菌操作步骤进行半周期灭菌，灭菌结束后取出细菌芽孢载体，全部放到 TSB 培养基中，56℃培养 48h，观察培养结果如无细菌生长则继续培养至 7d，培养结果仍无细菌生长则判定阴性。

五百九十五、过氧化氢气体等离子低温灭菌灭菌结果如何计算及判定？

答：（1）结果计算：嗜热脂肪杆菌芽孢重复以上两种材质的模拟管腔，微生物测试各重复 5 次。

（2）结果判定：测试结果均无细菌生长，为阴性，则判定无菌合格。

五百九十六、过氧化氢气体等离子低温灭菌的生物监测方法有哪些？

答：（1）嗜热脂肪杆菌芽孢生物指示物

载体应对过氧化氢无吸附作用，每一载体上的菌量应达到 1×10^6 CFU，所用芽孢对过氧化氢气体的抗力应稳定并鉴定合格，所用产品应符合国家相关管理要求的管腔生物监测包或非管腔生物监测包对灭菌器的灭菌质量进行生物监测。

（2）管腔生物监测包的监测方法

灭菌管腔器械时，使用管腔生物 PCD 或使用等同于管腔生物 PCD 的验证装置进行监测。该装置应被证明其是与管腔 PCD 具有同等的甚至更强抗力的灭菌挑战装置。应将管腔生物监测包放置于灭菌器内最难灭菌的部位（按照制造商说明书建议，远离过氧化氢注入口，如灭菌舱下层器械搁架的后方），满载进行灭菌。灭菌周期完成后立即将管腔生物 PCD 从灭菌器中取出，56℃±2℃培养 7d（或按产品说明书执行），观察培养结果。

（3）非管腔生物监测包的监测方法

灭菌非管腔器械时，应使用非管腔生物监测包进行监测，应将自含式生物指示物置于特卫强包装袋内，密封式包装后，放置于灭菌器内最难灭菌的部位（按照制造商说明书建议，远离过氧化氢注入口，如灭菌舱下层器械架的后方），灭菌周期完成后立即将非管腔生物监测包从灭菌器中取出，按自含式生物指示物说明书进行培养，观察培养结果。

五百九十七、过氧化氢气体等离子低温灭菌生物监测结果如何判定？

答：阳性对照组培养阳性，阴性对照组培养阴性，实验组培养阴性，判定为灭菌合格。阳性对照组培养阳性，阴性对照组培养阴性，实验组培养阳性，判定为灭菌失败；同时应进一步鉴定实验组阳性的细菌是否为指示菌或是污染所致。

第六节 低温蒸汽甲醛灭菌

五百九十八、何谓低温灭菌技术？

答：低温灭菌技术是指用来处理不耐受湿热的医疗器械与物品的一类灭菌方式的总称。

五百九十九、甲醛的性质？

答：甲醛又称蚁醛，它的分子式为 CH_2O，相对分子质量为 30.03，纯净的甲醛（未稀释的）在常温下是无色、可燃性气体，燃点 300℃，具有强烈的醛刺激性气味，气体相对密度为 1.067（空气=1），沸点 -19.5℃，极易溶于水，并在水中聚合迅速，可形成聚合物，35%~40% 的甲醛水溶液商品名为福尔马林。

甲醛嗅阈值极低，0.06mg/m³ 即可被闻到，被称为自警性物质，大大降低了意外中毒的风险。甲醛可被人体自然代谢，不会产生生物聚积，甲醛在血液中半衰期约为1min～1.5min。人体内甲醛日代谢量达到50mg，血液中甲醛含量通常为3mg/L。

甲醛作为最简单的醛类，是医疗中心和多种工业领域普遍使用的物质之一，并广泛存在于自然界中，如雨水、城市空气、水果、蔬菜、咖啡、化妆品、建筑材料、报纸中。由于其对微生物的广谱杀菌作用，甲醛在医疗领域被广泛作为消毒剂、杀菌剂、防腐剂。

六百、甲醛作为灭菌剂的灭菌原理是什么？

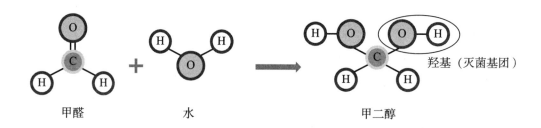

答：甲醛和水的化学反应物羟基，在大于50℃的气态条件下对有机物具有极高的活性，这一特点使低温蒸汽甲醛具有较高的灭菌性和穿透力；微生物细胞由于蛋白质凝聚和核酸的甲基化而失去活性；蒸汽形态提高了甲醛的穿透力和灭活能力。

六百○一、什么是低温蒸汽甲醛灭菌？

答：低温蒸汽甲醛灭菌是改良的蒸汽灭菌程序，使用含甲醛的蒸汽作为灭菌介质（常见甲醛灭菌液浓度有2％、3％、36.5％～38％），借助蒸汽的穿透作用，在预设可控的浓度、温度、压力、作用时间条件下，对热敏物品进行灭菌的过程。低温蒸汽甲醛的灭菌温度通常在55℃～80℃之间。

六百○二、低温蒸汽甲醛灭菌与甲醛熏蒸有何区别？

答：低温蒸汽甲醛灭菌以甲醛溶液为灭菌介质（甲醛溶液浓度最低仅为2％），在密闭舱体内全程负压下运行，灭菌温度、时间、灭菌剂浓度等过程参数可控，灭菌效果可通过物理参数、化学和生物指示物进行监测，具有可重复性，有效确保灭菌效果。灭菌过程全程负压，并有可控的解吸程序去除灭菌后的甲醛残留，保证了患者和操作者的安全。

甲醛熏蒸的方法使用甲醛熏蒸柜，通过甲醛气体扩散的方法进行灭菌，通常使用高锰酸钾促进甲醛气体的穿透，过程参数无法控制，不具有可重复性，无灭菌效果监测，不能保证灭菌效果。且熏蒸过程在正常大气压下进行，熏蒸后无专门的解吸过程，被灭菌物品和操作环境中甲醛残留量大，危害患者和操作者安全。目前甲醛熏蒸的方法已被淘汰。

六百〇三、低温蒸汽甲醛灭菌是否有国际和国内标准？

答：在设备设计、外观和检测方面，具有 EN 14180：2014《医用灭菌器　低温蒸汽甲醛灭菌器　要求和测试》标准，该标准于 1997 年起草，2003 年首次发布。我国行业标准 YY/T 0679—2016《医用低温蒸汽甲醛灭菌器》标准（2008 年首次发布）参考 EN 14180 标准制定。

在操作和过程验证方面，具有 ISO 25424：2018《医疗器械的灭菌　低温蒸汽甲醛医疗器械灭菌程序的研发、验证和日常控制要求》（源于 EN 15424：2005）。我国行业标准 YY/T 1464—2016《医疗器械灭菌　低温蒸汽甲醛灭菌过程的开发确认和常规控制》等同采用 ISO 25424 标准。

六百〇四、低温蒸汽甲醛灭菌过程是什么？

答：低温蒸汽甲醛灭菌主要包括三个过程：

（1）灭菌介质传递阶段（空气移除和灭菌介质吸附）：灭菌器通过若干次脉动真空，将灭菌舱内空气移除，并注入甲醛蒸汽，使灭菌介质以足够的量到达须处理的医疗器械的所有表面。

（2）灭菌维持阶段（微生物杀灭）：灭菌介质在特定的物理条件下以一定的浓度维持一定的时间。在这一阶段，灭菌舱内压力通过气压计调节以保持稳定水平。

（3）解吸阶段（包括干燥）：灭菌器通过若干次脉动真空向灭菌舱注入纯水蒸汽，用于清洗灭菌物品，将医疗器械上残留的灭菌剂和最终的化学反应物全部移除。循环在解吸和干燥阶段后结束，物品即可被卸载并直接用于病人，无需额外通风。

六百〇五、影响低温蒸汽甲醛灭菌效果的关键因素有哪些？

答：影响低温蒸汽甲醛灭菌效果的关键因素有三个：灭菌温度、灭菌剂浓度和灭菌维持时间。

六百〇六、低温蒸汽甲醛灭菌器使用是否安全？

答：低温蒸汽甲醛灭菌具有专门的欧洲标准 EN 14180：2014《医用灭菌器　低温蒸汽甲醛灭菌器　要求和测试》和国内行业标准 YY/T 0679—2016《医用低温蒸汽甲醛灭菌器》，标准中对于灭菌后物品表面的甲醛残留、设备运行过程中工作区域的甲醛浓度、排放等均有明确要求，符合相关标准的灭菌器，参照设备厂家使用说明书进行正确操作，可完全确保使用安全。

六百〇七、甲醛灭菌剂存放是否有特殊要求？使用后如何处理？

答：2% 浓度甲醛灭菌剂，存放无特殊要求，注意避免阳光直射，阴凉处存放即可，储存温度在 5℃~40℃ 之间。因灭菌剂甲醛浓度很低，少量甲醛溶液可被下水系统稀释，不会对环境造成影响，空溶液袋可作为普通垃圾进行处理。

其他浓度甲醛灭菌液，参照设备厂家说明书注明的储存和处理方法操作。

六百〇八、低温蒸汽甲醛灭菌对包装材料有什么要求？

答：低温蒸汽甲醛灭菌对包装材料没有特殊要求，可使用无纺布、皱纹纸、纸塑包装袋、特卫强包装袋等，如使用塑料或金属灭菌盒（对于后一种，薄铝材质最好），顶部和底部应配有过滤器。

棉布因较强的吸附性，不适用于低温蒸汽甲醛灭菌。

六百〇九、低温蒸汽甲醛灭菌如何进行日常灭菌效果监测？

答：依据 WS 310.3，每个灭菌批次应进行物理监测，详细记录灭菌过程的参数，包括灭菌温度、相对湿度、压力与时间。灭菌参数应符合灭菌器的使用说明或操作手册的要求。每个灭菌物品包外应使用包外化学指示物，作为灭菌过程的标志；每包内最难灭菌位置应放置包内化学指示物，通过观察其颜色变化，判定其是否达到灭菌合格要求。灭菌管腔器械时，可在灭菌舱内最难灭菌部位（一般为下层篮筐中间位置）放置 PCD，作为管腔器械灭菌验证。生物监测应每周监测一次。

六百一十、低温蒸汽甲醛生物监测采用什么菌种？

答：依据 ISO 11138-5，低温蒸汽甲醛灭菌生物监测采用嗜热脂肪杆菌芽孢。

六百一十一、低温蒸汽甲醛灭菌生物指示物的初始菌量、抗力有何要求？

答：依据 ISO 11138-5：2017《医疗用品的灭菌　生物指示物　第 5 部分：低温蒸汽甲醛灭菌的生物指示物》及 GB 18281.5—2015《医疗保健产品灭菌　生物指示物　第 5 部分：低温蒸汽甲醛用生物指示物》，低温蒸汽甲醛灭菌的生物指示物初始菌量应不小于 1.0×10^5/单位。抗力应表示为 60℃ 时的 D 值，D_{60} 值应 $\geqslant 6 min$。

六百一十二、低温蒸汽甲醛灭菌适用于哪些器械？

答：低温蒸汽甲醛灭菌适用于绝大多数的热敏器械，例如，各种软、硬式内镜（如腹腔镜、支气管镜、结肠镜、胃镜、肠镜、十二指肠镜、胆道镜、喉镜、输尿管镜等）以及所有的眼科手术使用的热敏器械、塑料制品及动力器械等。

60℃可灭菌器械包括：各种软镜及其附件、电刀、超声乳化器、硬膜外导管、双极电缆、探头、胸骨锯、活检瓶、X射线覆盖物、软骨刀、长窄管腔等。

78℃可灭菌器械包括：各种硬镜及其附件、微创手术器械、眼科器械、ECG（心电图）和电极线，动力器械及电池、光导纤维等。

六百一十三、低温蒸汽甲醛灭菌的管腔穿透力如何？

答：低温蒸汽甲醛灭菌借助蒸汽的穿透力，通过反复脉动真空移除空气和注入甲醛蒸汽，对于长窄管腔穿透能力极强，以某品牌低温蒸汽甲醛灭菌器验证结果为例，可穿透直径0.5mm、长4m的盲端聚合物管腔，以及直径0.7mm、长2m的盲端不锈钢管腔。不同品牌设备的管腔穿透极限数据详询各厂家技术人员。

六百一十四、如何判断热敏器械是否可使用低温蒸汽甲醛灭菌？

答：（1）依据热敏器械再处理说明书，是否标有低温蒸汽甲醛灭菌方式；
（2）可依据热敏器械生产厂家出具的灭菌兼容性证明文件。

低温蒸汽甲醛灭菌作为欧洲普遍使用的低温灭菌方式，很多热敏器械的说明书中已列有此灭菌方式，如国内说明书尚未更新，或热敏器械厂家无法确认，亦可咨询低温蒸汽甲醛灭菌器生产厂家获取相关信息。

六百一十五、使用低温蒸汽甲醛灭菌软镜时，是否有灭菌数量的限制？是否可同时灭菌其他物品？

答：使用低温蒸汽甲醛灭菌软镜时，对于一个锅次可灭菌的软镜条数没有限制，只要满足设备对灭菌物品装载重量和体积要求即可，均可达到有效穿透。这是因为低温蒸汽甲醛在灭菌过程中，随着甲醛蒸汽的冷凝，不断向灭菌舱补充新的甲醛蒸汽，直至压力达到预设值，故灭菌剂随着消耗不断补充，确保灭菌剂浓度要求。并非一次注入不再补充，导致灭菌剂浓度随消耗而衰减。

灭菌软镜时，只要不超过设备规定的装载重量和体积，可以同时灭菌其他物品。这是因为低温蒸汽甲醛灭菌无论灭菌软镜或普通热敏器械，均采用同样的灭菌程序和循环过程，并非为软镜灭菌单独设计特殊的灭菌程序，故没有对灭菌物品类别的要求，灭菌软镜时可以同时灭菌其他物品。

六百一十六、使用低温蒸汽甲醛灭菌时，应如何准备被灭菌物品？

答：（1）物品在灭菌前应清洗干净，以使微生物污染、致热源、蛋白类污染、矿物质污染等降至最低。

（2）如物品经过干燥后温度较高，应冷却至室温再进行装载。

（3）灭菌软式内镜时，装载前要确认内镜的通风帽已正确安装。

（4）灭菌管路时，装载前确认所有管路的封闭架子已经打开，或者三通开关等全部旋至开放状态。

（5）灭菌电子设备时，装载前确认电源已经关闭，有电池的设备，电池已经取出。

（6）软式内镜、超声探头、液晶显示装置，只能在60℃程序下灭菌。

（7）液体不能在低温蒸汽甲醛灭菌器中灭菌。

六百一十七、使用低温蒸汽甲醛灭菌时，物品装载有何要求？

答：（1）装载灭菌物品时不应触及灭菌腔四壁和门，灭菌物品应放置在金属制的灭菌篮筐中。

（2）灭菌物品应松散地放置在篮筐中。

（3）器械包尽量竖放或斜放，避免大的灭菌包水平放置，使冷凝水不易排出，导致湿包。

（4）较大较重的器械包放在下层，轻的器械包放在上层。

（5）注意装载物品不要超过设备说明书标注的最大重量和体积要求。

（6）打包物品最好侧放，纸对纸，塑对塑，避免塑面遮挡纸面，影响灭菌剂的穿透。

六百一十八、低温蒸汽甲醛灭菌设备安装场地有何要求？

答：（1）供水：需一路软水（保证供水温度＜15℃）、一路纯水（电导率≤5μS/cm）。

（2）排水：内口径大于50cm。

（3）供电：380V电压。

（4）设备安装房间内有通风装置，以保证通风散热，房间对角换气次数大于6次/h，设备运行环境温度25℃～35℃，湿度40%～60%。

第七节 辐射灭菌

六百一十九、射线灭菌的方法及原理是什么？

答：射线包括辐射灭菌法、紫外线灭菌法、微波灭菌法。

（1）辐射灭菌法：射线可直接或间接破坏微生物的化学键及DNA，导致微生物无法繁殖或死亡。

（2）紫外线灭菌法：利用紫外线作用于菌体核酸蛋白，促使其变性，同时空气受紫外线照射后产生微量臭氧，从而起共同杀菌作用。

（3）微波灭菌法：采用频率300MHz～300kMHz电磁波照射产生热能，杀灭微生物的方法。

六百二十、辐射灭菌的射线有几种？

答：（1）γ射线：钴－60（60Co）、铯－137；

（2）电子束：电子加速器；

（3）X射线：通过电子加速器打靶转换。

注：灭菌剂量、验证剂量、耐受剂量不能直接在不同射线种类的装置转换，转换需要进行评估，并书面记录。

六百二十一、辐射灭菌剂量应如何确定，其关注点主要有哪些？

答：（1）应考虑辐射灭菌剂量不使物品发生一系列物理、化学改变，不影响物品的性能和成分；

（2）电离辐射照射物品，将全部或部分能量传递给被照物品，引起很复杂的效应，这种效应的大小与物品吸收的能量有关；

（3）灭菌剂量的选择应从初始污染菌的种类和污染程度开始，在产品污染严重或具有增殖条件时需要考虑微生物培养过程；

（4）物品灭菌剂量的确定：初始污染菌种类/程度和物品材料耐辐射性，并且需要考虑物品的结构、密度和摆放方式，最终进行灭菌剂量的确定。

六百二十二、什么是生物负载？

答：产品和/或无菌屏障系统表面或内部存活微生物的总数。

六百二十三、什么是最大可接受剂量？

答：过程规范所规定的剂量，作为最大剂量，能被应用到规定产品而又不会危及产品的安全、质量和性能。

六百二十四、什么是无菌保证水平？

答：灭菌后产品上存在单个活微生物的概率。

六百二十五、什么是灭菌剂量？

答：达到规定的无菌要求的最小剂量。

六百二十六、什么是灭菌剂量审核？

答：证实已建立的灭菌剂量的适合性的活动。

六百二十七、什么是吸收剂量？

答：传输到物质单位质量上的电离辐射能的量。

注1：吸收剂量单位是 Gy，$1Gy = 1J/kg = 100rad$。

注2：在辐射强度一定的情况下，所接受到的辐射剂量与材料本身的原子密度有关；密度大者，接受的剂量大，密度小者，接受的剂量小。

六百二十八、何谓验证剂量？

答：在建立灭菌剂量中，能够达到预定 SAL（无菌保障水平）$\geq 10^{-2}$的灭菌剂量。

六百二十九、何谓剂量计？

答：对辐照有可重复出现、可测量的响应的器件或系统，可用于测量指定的剂量测量系统中的吸收剂量。

剂量计是用于记录辐照过程中投送剂量，有薄膜类也有液体类。通过专门的测量系统，将记录的剂量测算出来。剂量计一般需要避光保存，温湿度需要控制。

六百三十、材料验证应考虑的内容有哪些？

答：（1）医疗产品的设计应考虑经过辐射灭菌后，产品仍应满足在保存期内具有预期的功能性和生物相容性；

（2）材料鉴定剂量：

a) 建立最大可接受剂量；

b) 在接受最大可接受剂量辐射后，保证产品的功能性和安全性；

c) 考虑过程温度和剂量率。

六百三十一、验证产品材料时检测主要内容有哪些？

答：（1）材料物理检测：拉力测试、弯曲测试、冲击阻力、耐压强度、脆度、硬度、色度、透明度；

（2）包装测试：参考 GB/T 19633/ISO 11607；

（3）生物相容性：参考 GB/T 16886.1/ISO 10993.1；

（4）老化试验以及产品的包装质量：安全和性能。

六百三十二、选择材料时应考虑哪些耐辐射问题？

答：（1）交联聚合物比可降解聚合物稳定；

（2）芳香族的材料比脂肪族的更耐辐射；

（3）抗氧化剂和 UV（紫外线）稳定剂能提高耐辐射能力；

（4）低渗透性材料更耐辐射；

（5）耐辐射的高分子材料：如聚乙烯、烯烃共聚物、聚苯乙烯、聚氯乙烯（照一次）、纤维素、聚甲基丙烯酸甲酯、聚酰胺（尼龙）；不耐辐射的高分子材料：如聚丙烯、聚四氟乙烯；

（6）辐射对材料有累积效应。

六百三十三、产品的装箱模式有哪些重要性？

答：产品验证时的装箱模式应与实际辐照时的装箱模式保持一致。

（1）产品的装箱模式影响产品的实际吸收剂量。

（2）装箱模式：密度、产品的码放位置。

a) 产品在产品箱中的装箱模式；

b) 产品箱在辐照容器中的装箱模式。

六百三十四、依据 GB 18280 或 ISO 11137 的程序灭菌，如何证明达到无菌保证水平？

答：（1）建立灭菌剂量实验：给出能够达到预定的无菌保证水平的最低剂量；

（2）建立最大可接受剂量：给出产品特性不被破坏情况下能承受的最大剂量；

（3）进行剂量分布实验：得出产品箱中的剂量最大值、最小值及可重复性；

（4）建立常规灭菌参数：确定灭菌的剂量；

（5）剂量审核：确定灭菌剂量持续有效进行再确认。

六百三十五、辐照对高分子材料有哪些影响？

答：（1）有的高分子材料依据其化学结构不同可能发生降解或交联。趋向降解的高分子，随辐射剂量增加可产生无规则的键断裂现象，分子量逐步减小，力学性能变差。趋向交联的高分子则可能产生变化，甚至形成三维网状结构，因而分子量增大。

（2）另一重要影响是颜色变化，辐射后材料可能变黄，甚至完全变暗。在有氧存在时，这种变化发生的范围很广泛。在贮存中可进一步发展。因此，灭菌中剂量的控制显得特别重要。

六百三十六、辐照消毒灭菌的特点有哪些？

答：辐照消毒灭菌与常规的化学消毒灭菌相比，具有更大的优越性。

（1）消毒灭菌更彻底：辐照剂量为 $10^3 Gy \sim 10^4 Gy$ 时，可以使活的细菌、霉菌、真菌的数量减少到百万分之一；

（2）可在常温下灭菌：辐射25kGy，样品温度只增加几摄氏度至十几摄氏度（和材料有关），特别适用于热敏材料制成的医疗用品及生物制品、敷料等；

（3）辐照灭菌时间短：电子束定向性好，功率密度高，灭菌速度快，可以做到立等可取；减少产品的氧化效应，减少了材料性能的退化；

（4）由于射线的能量高、穿透性好，能够辐照密封包装产品，杀灭内部微生物；密封包装产品经辐照灭菌后可长期保存，不会被二次污染；

（5）没有化学残留和污染，也不会产生感生放射性（能量≤10MeV）。

六百三十七、产品辐照灭菌验证有哪些方法？

答：利用生物负载信息设定剂量、从增量剂量实验中得到阳性分数的信息确定外推因子的剂量设定、25kGy 或 15kGy 作为灭菌剂量的证实。

六百三十八、如何区分未辐照和已辐照产品？

答：产品外箱和/或内部张贴辐照灭菌指示标签，未辐照标签为黄色，已辐照标签为红色或深红色（此方法只能用于定性，不能作为无菌的依据）。

六百三十九、如何证明辐照的合格？

答：灭菌剂量≤产品实际吸收剂量≤最大可接受剂量。

六百四十、影响剂量分布的因素有哪些？

答：（1）产品的面密度：面密度（g/cm^2）＝密度（g/cm^3）×高度（穿透深度）（cm），对于同一种辐射装置，对于产品的面密度要求是一定的，也就是说穿透深度取决于产品的密度；

（2）材料成分；

（3）装载模式。

六百四十一、辐照技术有哪些应用？

答：医疗器械的灭菌消毒、食品保藏、农业中的应用、治理环境污染物、高分子材料的辐射改性、安全检测。

六百四十二、D_{10}值定义是什么？

答：在规定的条件下，杀灭90%的数量的微生物所需要的剂量或时间。

注：在标准中D_{10}值仅用于剂量，不用于时间。

六百四十三、什么是电子束辐射灭菌？

答：辐射灭菌又称辐照灭菌，是利用电离辐射产生的电磁波杀死大多数物质上的微生物的一种有效方法。它们都能通过特定的方式控制微生物生长或杀死微生物，使其他物质氧化或产生自由基再作用于生物分子，或者直接作用于生物分子，打断氢键、使双键氧化、破坏环状结构或使某些分子聚合等方式，破坏和改变生物大分子的结构，从而抑制或杀死微生物。

六百四十四、工业电子辐照加速器根据能量分为哪几类？

答：低能加速器、中能加速器、高能加速器。

六百四十五、电子束加速器种类有几种，其特点是什么？

答：电子束加速器分直线型和回旋型。

（1）直线型加速器：

a）在真空管中，电子在阴极被加速打击至阳极。阴极和阳极之间的电势差决定了电子束的最终能量；

　　b）能够释放出持续能量（≤5MeV）。

（2）回旋型加速器：

a）电子通过无线电频率波反复应用而产生的电磁场；

b）能够释放出持续高能量（≥10MeV）。

六百四十六、电子直线加速器的主要组成结构？

答：电子枪、加速结构、调制器、功率源、微波传输系统、聚焦系统、导向系统、偏转系统、真空系统、水冷系统以及控制系统。

六百四十七、电子束辐射医疗器械灭菌验证包括哪些方面？

答：（1）材料验证：最大可接受剂量。

（2）剂量分布：吸收剂量范围及可重复性。

（3）剂量设定：最小灭菌剂量。

六百四十八、电子束的穿透能力由什么决定？

答：电子束的穿透能力与其能量大小密切相关，工业大规模使用的加速器能量≤10MeV是考虑到辐射残留问题，大于10MeV必须考虑产品是否有辐射残留。

六百四十九、电子束的剂量主要和哪些因素有关？

答：加速器安装之后，地理位置决定之后，电子束的投送剂量主要与三个参数有关，分别是加速器输出电流，加速器扫描宽度以及束下传送装置的速度。这三个参数的精度决定了投送剂量的精度。

不同地理位置的电子束还需要考虑 K 值。K 值主要和地理位置和环境因素决定，一旦确定，一般为固定值。

六百五十、加速器是如何投送剂量的？

答：加速器产生的电子束是一束光斑，该光斑理想状态的形状是圆形。圆形光斑在投送过程中经过扫描磁铁的作用，以一定的频率快速扫描，产生线束，产品在该束下经过，完成辐照。

六百五十一、电子束的产能与什么有关？

答：在相同情况下，电子束的产能主要与加速器的功率有关，功率越大，单位产能就越高。加速器的功率是能量和电流的乘积。例如 10MeV 的加速器，最大输出电流为 8mA，那么它的最大功率就是 80kW。

六百五十二、加速器的能量一定是固定的吗？

答：一般来说，直线加速器的能量在设计的时候就已经决定好了，是单一能量输出的。但是对于回旋式加速器来说，其能量是可选的。由于回旋式加速器经过多次回旋加速，在对应的能量段可以单独引出，形成不同的能量。但是不能同时输出不同能量，需要在不同能量间进行切换。

六百五十三、加速器产生的是什么射线？

答：加速器主要产生 β 射线，也会产生少量 X 射线。

六百五十四、加速器需要哪些特殊防护？

答：加速器产生的电子束在非真空环境下很快就会消失，穿透能力有限，但是依然会产生少量 X 射线，所以防护过程中主要针对 X 射线进行防护设计，参考的辐射防护设计和 gamma 工厂是一致的。

六百五十五、剂量分布实验是什么，需要注意什么？

答：剂量分布实验最主要的目的是获取产品箱内部的最大和最小剂量。

需要注意的是，剂量分布实验必须有合理的设计方案，通过一定数量的剂量计，找到箱内产品和箱子空间内的最高和最低剂量，剂量分布实验需要重复多次。电子束的剂量分布实验需要考虑更多因素。

六百五十六、如何选择电子束辐照？

答：建议在产品设计的阶段就需要考虑灭菌方式，如果选择电子束灭菌，在设计过程中就需要考虑电子束对产品的影响，包括产品材料、包装方式、装箱模式等。

六百五十七、辐照灭菌是如何放行的？

答：由于灭菌过程是一个特殊工艺，没有办法进行产品检验，所以灭菌过程都是过程放行的。因此辐照灭菌也是一样，产品的放行是依据所有的过程数据及报告，辐照灭菌一般不使用生物指示剂。

对于过程放行的要求是：①要有完整的周期性检测、校准、维护任务和需要进行再认证的输出记录，记录必须是由授权人员签字审阅和签字的。②要有对记录审核和产品放行的程序，程序中应规定灭菌过程合格的标准。

对于 gamma 和电子束/X－ray 而言都需要确认：①产品的尺寸、密度、摆放方式和可接受的变量；②装载方式；③传输路径；④最大可接受剂量；⑤灭菌剂量；⑥最晚灭菌时间；⑦常规剂量计监控位置，监控位置的剂量和最大最小剂量之间的关系；⑧对于需多次辐照的产品，每次产品的摆放方式。

对于电子束/X－ray 来说，额外需要考虑辐照装置的操作条件和限制（如电子束特性和传送速度）。

过程数据简单说就是系统的一些关键数据的控制和记录，通过管理体系来证明整个辐照过程是在满足辐照验证条件下完成的。

六百五十八、电子束和 gamma 产能如何换算？

答：在同等产品灭菌剂量条件下，一般来说 15kW 的电子束产能约等于 100 万居里的 gamma 工厂产能，这只是一个经验公式，方便简单的换算。

六百五十九、电子束需要做定期校准吗？

答：加速器是需要进行定期校准的，以保证设备处于正常的工作状态，其中包括能量、电子束束斑、扫描宽度、传输装置速度和电子束电流是最关键的，对于验证的频率必须有明确的规定以及报告输出。一旦校准失败，必须立即修复，否则对产品的灭菌会造成严重后果。

六百六十、灭菌过程异常后可以重复灭菌吗？

答：一般来说，电子束灭菌过程中出现剂量异常（如电子束在投送过程中异常中断），产品是不可以继续辐照的，除非有证据可以证明该过程是连续的，不会对产品的吸收剂量产生影响。

六百六十一、电子束辐照灭菌是如何追溯的？

答：电子束灭菌相对于传统 gamma 灭菌来说，灵活性是其特色之一。通过电子束辐照，产品可以实现单箱辐照，因此在工厂追溯系统完善的情况下，是可以追溯到每一箱产品的辐照过程的。这对于后续产品异常的调查，追溯和召回是非常有利的。电子束生产过程控制系统可以生成对应的号码，分配给每个产品箱，通过在外箱上贴条形码的方式进行实时跟踪。

第五章　消毒剂应用中的质量控制

第一节　喷雾消毒效果评价方法

六百六十二、喷雾消毒效果评价主要适用哪些方面？

答：适用于使用喷雾方法的消毒剂和消毒器械的消毒效果评价。

六百六十三、何谓喷雾消毒？

答：通过机械力或其他作用方式，使消毒剂形成水雾状细小水滴或雾化成气溶胶，对物体表面或空气进行消毒的方式。

六百六十四、何谓密闭小空间？

答：一个相对密闭、容积小于或等于 $20m^3$ 的小环境。

六百六十五、喷雾消毒评价的原则包括哪些？

答：（1）试验分组；
（2）杀灭微生物指标。

六百六十六、如何进行喷雾消毒效果评价的试验分组？

答：喷雾消毒效果评价分为实验室试验、模拟现场试验和现场试验。实验室试验为必做项，模拟现场试验和现场试验可选做其一。

六百六十七、喷雾消毒杀灭微生物指标如何规定？

答：（1）实验室试验杀灭微生物指标见表 5 - 1。

表 5 – 1　实验室试验杀灭微生物指标

使用范围	指示菌株	杀灭对数值
物体表面消毒	金黄色葡萄球菌（ATCC 6538）	≥3.00
	大肠杆菌（8099）	≥3.00
	铜绿假单胞菌（ATCC 15442）	≥3.00
空气消毒	白色葡萄球菌（8032）	≥3.00
注：标注对特定微生物有杀灭作用的，应做该微生物的杀灭试验，且杀灭对数值大于或等于 3.00。		

（2）模拟现场试验杀灭微生物指标见表 5 – 2。

表 5 – 2　模拟现场试验杀灭微生物指标

使用范围	指示菌株	杀灭对数值
物体表面消毒	金黄色葡萄球菌（ATCC 6538）或铜绿假单胞菌（ATCC 15442）	≥3.00
注：应选择实验室试验中抵抗力最强的菌作为模拟现场的指示菌株。		

（3）现场试验杀灭微生物指标。

a）物体表面消毒：对物体表面自然菌的杀灭对数值大于或等于 1.00，相应的目标微生物不得检出。

b）空气消毒：对空气中自然菌的消亡对数值大于或等于 1.00，β – 溶血性链球菌不得检出。

六百六十八、物体表面喷雾消毒的消毒效果试验方法有哪些？

答：（1）实验室试验；

（2）模拟现场试验；

（3）现场试验。

六百六十九、物体表面喷雾消毒的消毒效果实验室试验方法是如何规定的？

答：（1）试验目的：用于鉴定喷雾消毒对实验室指示菌的杀灭作用，以验证该喷雾消毒在实验室内的消毒效果。

（2）试剂或材料：试验菌株、试验试剂、设备与耗材、菌片（染菌载体）的制备程序、中和剂鉴定试验、载体喷雾定量杀菌试验参见 GB/T 38504 附录 A 物体表面喷雾消毒效果实验室试验方法。

六百七十、物体表面喷雾消毒的消毒效果模拟现场试验方法是如何规定的？

答：（1）试验目的：用于鉴定喷雾消毒对人工污染于物体表面的细菌的杀灭作用，以验证该喷雾消毒对物体表面的消毒效果。

（2）试剂或材料：试验菌株、试验试剂、设备与耗材、试验步骤、评价规定、注意事项参见 GB/T 38504—2020 附录 B 物体表面喷雾消毒效果模拟现场试验方法。

六百七十一、物体表面喷雾消毒的消毒效果现场试验方法是如何规定的？

答：（1）试验目的：用于鉴定喷雾消毒对一般物体表面自然菌的消毒效果，以验证该喷雾消毒对物体表面的消毒效果。

（2）试剂或材料：设备与耗材、试验步骤、评价规定、注意事项参见 GB/T 38504—2020 附录 C 物体表面喷雾消毒效果现场试验方法。

六百七十二、密闭小空间空气喷雾消毒效果实验室试验方法是如何规定的？

答：实验室试验在 $1m^3$ 空气舱进行；消毒设备过大，无法在 $1m^3$ 空气舱进行试验时，可用 $20m^3$ 空气舱进行实验室测验。

（1）目的：用于验证消毒剂或消毒器械使用喷雾消毒后对空气中的细菌的消毒效果。

（2）试剂或材料：实验室试验现场消毒效果鉴定试验参见 GB/T 38504—2020 附录 D 空气喷雾消毒效果试验方法。

六百七十三、密闭小空间现场空气消毒现场试验效果是如何规定的？

答：（1）按说明书选择相应大小的房间，在室内无人情况下进行试验。用六级筛孔空气撞击式采样器采样空气中自然菌，作为消毒前样本（阳性对照）。根据产品说明书进行消毒处理后，再做一次采样，作为消毒后的试验样本；同时将血琼脂平板放入六级筛孔空气撞击式采样器进行采样，检测是否有 β - 溶血性链球菌。

（2）采样时，采样器置室内中央离地 1.0m 高处。房间大于 $10m^2$ 的，每增加 $10m^2$ 增设 1 点，最多设 5 点。

（3）因现场试验环境条件变化较多，难以统一，无法测定准确的自然沉降率，故只按所得消亡率（自然消亡和消毒处理中杀菌的综合效果）做出验证结论。消亡率的对数值即为消亡对数值，按下式计算消亡率：

$$消亡率 = \frac{消毒前样本平均菌数 - 消毒后样本平均菌数}{消毒前样本平均菌数} \times 100\%$$

（4）试验采样完成后，将未用的同批培养基，与上述试验样本同时进行培养或者接种后培养，作为阴性对照。阴性对照组若有菌生长，说明所用培养基有污染，试验无效，更换后重新试验。

（5）试验重复 3 次。

（6）β - 溶血性链球菌的培养和结果观察：采样后的血琼脂平板在 35℃ ~ 37℃ 下培养 24h ~ 48h；培养后在血琼脂平板上形成呈灰白色、表面突起、直径 0.5mm ~ 0.7mm 的细小菌落，菌落透明或半透明，表面光滑有乳光；镜检为革兰氏阳性无芽孢球菌，圆形或卵圆形，呈链状排列，长度在 4 个 ~ 8 个细胞至几十个细胞之间；菌落周围有明显的 2mm ~ 4mm 界限分明、完全透明的无色溶血环；符合上述特征的菌落为 β - 溶血性链球菌。

（7）评价规定：除有特殊要求外，对无人室内进行的空气消毒，每次的自然菌消亡对数值均大于或等于 1.00，β - 溶血性链球菌为阴性，则判定为合格。

六百七十四、密闭空间空气消毒效果的试验方法是如何规定的？

答：实验室试验：实验室试验在 20m³ 空气舱进行。

现场试验（多个点）：以上的试验方法均与密闭小空间空气消毒效果试验方法一致。试验方法参见 GB/T 38504—2020 附录 D 空气喷雾消毒效果试验方法。

六百七十五、空气喷雾消毒效果试验有哪些注意事项？

答：（1）每次实验室试验均应同时设置试验组与对照组。两组条件尽量保持一致。消毒前后及不同次数间的环境条件应保持一致。

（2）用中和剂鉴定方法筛选出的中和剂，用于现场采样时，还需进一步验证，必要时可对中和剂的浓度进行适当调整。

（3）注意记录试验过程中的温度和相对湿度，以便分析对比。

（4）所采样本应尽快进行微生物检验，以免影响结果的准确性。

（5）每次试验完毕，空气舱应充分通风。必要时消毒冲洗间隔 4h 后，方可做第二次试验。

（6）试验时，空气舱应保持密闭，设有空气过滤装置，以防染菌空气外逸，污染环境。

（7）试验时，空气舱或者现场房间应防止日光直射，以免造成杀菌作用不稳定。

（8）雾柜排风过滤装置中的滤材应定期更换，换下的滤材应经过灭菌后再作其他处理。

（9）在空气舱或者密闭房间进行消毒喷雾消毒时，用悬挂染菌样片法观察的消毒效果，不能代表对空气的消毒效果。

第二节　消毒剂稳定性评价方法

六百七十六、消毒剂稳定性评价方法中有哪些规定？

答：（1）消毒剂保存稳定性评价基本要求；

（2）试验分类；

（3）检测与评价要求和方法。

六百七十七、消毒剂稳定性评价方法对哪些消毒剂适用？

答：适用于对各类消毒剂保存稳定性的评价。

六百七十八、消毒剂稳定性评价方法对哪些消毒剂不适用？

答：消毒剂开瓶后或活化后的保存稳定性的评价。

六百七十九、何谓有效期？

答：在规定存放条件下，能保证消毒剂稳定性符合要求的期限。

六百八十、何谓稳定性？

答：消毒剂经规定条件存放后能继续有效使用的能力。

注：常通过测定杀灭微生物的有效成分含量或杀灭微生物能力的变化来确定其保存稳定性。

六百八十一、何谓定型包装消毒剂？

答：消毒剂包装的材质和封装条件与上市产品一致的包装产品。

六百八十二、何谓加速试验？

答：通过加温、加湿、光照等超常条件，加速消毒剂的化学和物理变化，缩短试验的留观时间，以推测其稳定性结果的方法。

六百八十三、何谓长期试验？

答：消毒剂在规定条件（温度25℃±2℃、相对湿度60%±10%或温度30℃±2℃、相对湿度65%±5%）或说明书标注的保存条件存放后，测定其稳定性的方法。

六百八十四、何谓强光照射试验？

答：针对新活性成分产品，消毒剂经规定的光照条件照射后，测定其稳定性的方法。

六百八十五、何谓照度？

答：照射到表面一点处面元上的光通量除以该面元的面积。

注：单位为勒克斯（lx）。

六百八十六、何谓有效成分？

答：在消毒剂配方中，对病原微生物具有杀灭作用的物质。

六百八十七、稳定性试验依据什么来分类？分为几类？

答：稳定性试验按存放条件来分类，分为加速试验、长期试验和强光照射试验。

六百八十八、对待测消毒剂样品有何要求？

答：（1）待测样品应为包装完整的同一产品的3个批次。

（2）应是批量生产的定型包装消毒剂产品，若产品为试验条件受限制的大桶包装，应改用模拟小包装，其包装材质和封装条件应与大桶包装的内包装一致。

六百八十九、什么情况下消毒剂采用加速试验？

答：进行加速试验可初步确定产品有效期，作为上市销售的依据。

六百九十、什么情况下消毒剂采用长期试验？

答：长期试验结果作为消毒剂实际有效期的最终依据，如产品通过了加速试验，但未通过相应的长期试验，应按实际长期试验的结果确定有效期；如产品未通过加速试验，但通过了相应的长期试验，按长期试验测定结果确定有效期。

六百九十一、什么情况下消毒剂采用强光照射试验？

答：采用新原料作为消毒剂有效成分的，应进行强光照射试验，该试验证明为对光不稳定的消毒剂应采用避光包装。

六百九十二、稳定性试验测定方法有几种？首选哪种方法？

答：按测定方法分为化学法和微生物法，在测定消毒剂稳定性时首选化学法。

六百九十三、消毒剂稳定性试验什么情况下采用微生物法？

答：测定消毒剂稳定性时首选化学法；测定有效成含量的变化时，可采用微生物法。

六百九十四、消毒剂应用化学法进行稳定性试验如何评价？

答：在应用化学法时，不稳定的消毒剂（如过氧乙酸、过氧化氢、二氧化氯、次氯酸钠等）有效成分含量下降率应≤15%，其他消毒剂有效成分含量下降率应≤10%，且存放后有效成分含量均不应低于产品企业标准规定含量的下限值。

六百九十五、消毒剂应用微生物法进行稳定性试验如何评价？

答：（1）应用微生物法时，存放前后对微生物杀灭效果应无明显变化。杀灭微生物效果无明显变化是指，对只使用原液的消毒剂，存放后对微生物的杀灭效果能保持消毒合格水平以上者；

（2）对需要稀释后使用的消毒剂，存放后杀灭微生物达到消毒合格所需的最短时间小于或等于存放前杀灭相同微生物达到消毒合格所需最短时间者。

六百九十六、消毒剂稳定性试验有关物理性状包括哪些？

答：除测定消毒剂有效成分含量或杀灭微生物效果外，还应观察记录消毒剂有无颜色变化；并且对液体消毒剂应观察记录有无沉淀或悬浮物产生，对片剂应观察记录外观性状是否完好。性状变化的记录应写进检测报告。物理性状变化应符合产品企业标准要求。

六百九十七、不同保存条件下，消毒剂加速试验有效期的预测如何规定？

答：见表 5-3。

表 5-3　不同保存条件下消毒剂加速试验有效期的预测

保存条件	保存期限	有效期
54℃±2℃	14d	12 个月
37℃±2℃	90d	24 个月
40℃~45℃	180d	36 个月
35℃~40℃	270d	36 个月
注：固体消毒剂要求相对湿度 75%±5%，液体消毒剂可不要求相对湿度。		

六百九十八、消毒剂加速试验检测方法及其评价如何规定？

答：（1）检测方法：按化学法分别测定存放前、后消毒剂有效成分含量，或按微生物法分别测定存放前、后消毒剂杀灭微生物能力。

（2）评价方法：

a）有效成分含量或杀灭微生物能力符合应用化学法稳定性试验的评价结果或应用微生物法稳定试验初步确定产品有效期。

b）在加速试验条件下，消毒剂的有效成分含量不符合化学法评价要求或杀灭微生物能力不符合微生物法要求时，该消毒剂的有效期暂不做确定。应按长期试验的方法进行试验，以确定有效期。

六百九十九、消毒剂进行长期试验待测试样品存放有哪些要求？

答：将待测样品置温度25℃±2℃、相对湿度60%±10%或温度30℃±2℃、相对湿度65%±5%恒温恒湿箱内或说明书标注的保存条件下，存放12个月（对溶液或混悬液等液体消毒剂可不要求相对湿度）。12个月后仍需继续观察者，可存放至观察结束。采用温度25℃±2℃或30℃±2℃存放条件，由企业自己决定，如采用25℃±2℃存放条件，应在产品标签和说明书上加注"避免高温"或"于阴凉处保存"等说明性文字。

七百、消毒剂进行长期试验的检测方法及评价方法如何规定？

答：（1）检测方法：分别于存放前和存放后第3个、第6个、第9个和第12个月，按化学法分别测定存放前、后消毒剂有效成分含量，或按微生物法分别测定存放前、后消毒剂杀灭微生物能力。如于12个月后仍需继续观察时，分别于存放至第18个月和第24个月及以后每隔12个月取样进行检测，直至有效成分含量或杀灭微生物能力低于相关标准要求。

（2）评价方法：以有效成分含量符合化学法规定或杀灭微生物能力符合用微生物法要求的最长存放时间确定消毒剂的有效期。

七百〇一、消毒剂进行强光照射试验，待测样品存放有哪些要求？

答：分别将3个批次待测固体样品或其原料置于敞口培养皿中，厚度≤5mm，对液体待测样品置于250mL的无色透明磨口瓶内，装量宜为磨口瓶容量的80%，将盖子盖紧，然后放置于强光照试验箱中，在照度为4 500lx±500lx，温度为25℃±2℃，相对湿度为

60% ±10% 的条件下存放 10d。

七百〇二、消毒剂进行强光照射试验检测方法及评价方法如何规定？

答：（1）检测方法：按化学法分别测定存放前、后消毒剂有效成分含量，或按微生物法分别测定存放前、后消毒剂杀灭微生物能力。

（2）评价：经强光照射后，有效成分含量不符合应用化学法规定要求或杀灭微生物能力不符合微生物评价规定要求时，为光不稳定消毒剂。

七百〇三、消毒剂化学法试验法应如何进行检测？

答：（1）可按照《消毒技术规范》（2002 年版）中 2.2 的方法测定各种消毒剂有效成分含量。

（2）每批次待测样品各测 1 份样品。每份样品重复测 2 次，取其平均值作为该批次样品有效成分含量。按下式计算 3 个批次待测样品批间相对平均偏差。若批间相对平均偏差 ≤5%，取 3 个批次的平均值作为判定依据；若批间相对平均偏差＞5%。则以平均偏差最大者作为判定依据。

$$RAD = \frac{\sum\limits_{i=1}^{n} |\bar{x} - x_n|}{n \times \bar{x}} \times 100\%$$

式中：

RAD——相对平均偏差，%；

$\bar{x}$——n 个批次样品有效成分含量的平均值；

x_n——第 n 个批次样品的有效成分含量；

n——样品批次，n =3。

（3）有效成分含量无国家标准和行业标准检验方法者，可按企业标准执行。

七百〇四、消毒剂微生物法应如何检测？

答：（1）将按规定方法存放的 3 个批次待测样品等量混合后取样，按《消毒技术规范》（2002 年版）中 2.1 的方法检测各种消毒剂杀灭微生物能力。

（2）在杀灭微生物试验中，所用指标微生物应为使用说明书中拟杀灭微生物中抗力最强者。

（3）对只使用原液进行消毒的消毒剂，存放后，仍用消毒剂原液进行杀灭微生物试验；对稀释后进行消毒的消毒剂进行杀灭微生物试验，存放前后稀释倍数应相同。

（4）存放后杀灭微生物试验的作用时间及其他试验条件均应与存放前杀灭微生物试验相同。

第三节　消毒剂金属腐蚀性评价方法

七百〇五、消毒剂金属腐蚀性评价方法包含哪些内容？

答：规定了气溶胶喷雾、超声雾化、汽化、气体、常量喷雾、擦拭、浸泡或冲洗消毒条件下消毒剂、消毒器械对金属腐蚀性的评价方法。

七百〇六、消毒剂金属腐蚀性评价方法适用范围是什么？

答：适用于在消毒过程中与各类金属和合金材料接触的消毒剂及利用化学因子消毒的消毒器械对金属腐蚀性的评价。

七百〇七、何谓腐蚀？

答：金属与环境间通过物理 – 化学相互作用使金属的性能发生变化的过程。

七百〇八、何谓腐蚀速率（R）？

答：单位时间内金属因消毒因子腐蚀而引起的变化。

七百〇九、金属腐蚀性的试验方法如何选择？

答：（1）应根据消毒剂或消毒器械消毒的对象及环境，选择相应的金属或合金材料进行腐蚀性试验。无特定使用对象的，应对常用的碳钢、铝、铜和不锈钢材料进行测试。

（2）根据化学消毒方式选择相应的金属腐蚀性试验方法。

七百一十、金属腐蚀性试验方法及适用的消毒方式有哪些？

答：金属腐蚀性试验方法及适用的消毒方式见表 5 – 4。

表 5 – 4　金属腐蚀性试验方法及适用的消毒方式

试验方法		适用消毒方式	
气雾腐蚀性试验	气雾柜（1m³）	气溶胶喷雾、超声雾化、汽化或气体消毒	气溶胶喷雾的化学消毒剂
	气雾室（20m³）		a）气溶胶喷雾的化学消毒剂；b）消毒器械和采用超声雾化、汽化（干雾）或气体消毒的化学消毒剂ᵃ
全浸腐蚀性试验	连续冲洗法	常量喷雾、擦拭、浸泡或冲洗消毒	由发生器产生易挥发、低浓度的臭氧水、二氧化氯水和氧化电位水等，说明书上注明为冲洗方法时
	浸泡法		由化学消毒剂配制的消毒液或发生器产生的消毒液使用非冲洗方法时
ᵃ配合超声雾化、汽化（干雾）或气体器械进行消毒的化学消毒剂，应选择与空气消毒效果鉴定试验相同的器械，相应设备由厂家提供。			

七百一十一、腐蚀性分级标准的依据是什么？分几级？

答：根据金属腐蚀速率将消毒剂金属腐蚀性划分为 4 个腐蚀等级，见表 5 – 5。

表 5 – 5　消毒剂金属腐蚀性分级

腐蚀速率（R）/（mm/a）	级别
＜0.010 0	基本无腐蚀
0.010 0 ~ 0.100 0	轻度腐蚀
0.100 0 ~ 1.000 0	中度腐蚀
≥1.000 0	重度腐蚀

七百一十二、消毒剂腐蚀性试验对金属和合金材料试样有何要求？

答：（1）外观要求：圆形，直径 24.00mm，厚 1.0mm，穿一直径为 2.0mm 小孔，表面积总值约为 9.80cm²（包括上、下、周边表面与小孔侧面）。

（2）材料及品质要求：

a）碳钢应符合 GB/T 700《碳素结构钢》的要求。碳钢易氧化生锈，应保存于油中。

b）铜应符合 GB/T 1176《铸造铜及铜合金》的要求。

c）铝应符合 GB/T 1173《铸造铝合金》的要求。

d）不锈钢应符合 GB/T 1220《不锈钢棒》的要求。

e) 锌应符合 GB/T 1175《铸造锌合金》的要求。

（3）选用要求：

a）所用金属片大小、厚薄（规格）应一致，表面应磨光。

b）金属试样仅可使用一次，不应影响试验的准确性。

七百一十三、进行消毒剂腐蚀性测试前，试样品如何处理？

答：试样品的前处理：在有表面活性作用的清洁剂中浸泡 10min，充分去油，洗净或用氧化镁糊剂涂抹除油后洗净。以 120 号粒度水砂纸磨去金属片两面和周边表面的氧化层（在同一张砂纸上只能磨同一种材料的试样），再用纯化水冲净。用无水丙酮或无水乙醇再次脱脂。置 50℃恒温箱中干燥 1h，用塑料镊子取出储存于干燥器内，放置室温后再用游标卡尺测量表面积和天平秤重，备用。

七百一十四、消毒剂腐蚀性对测试后试样如何处理？

答：（1）试样作用到规定时间后，取出金属片，先用纯化水冲洗，再用软毛刷或橡皮器具去除腐蚀产物，并应按下列化学方法配合超声波清洗机清除，以便彻底去除腐蚀物。

a）铜片：在室温下浸泡于盐酸溶液（500mL 36%～38% 盐酸，加纯化水至 1 000mL，盐酸密度为 1.19g/cm³）中 1min～3min。

b）碳钢片：浸泡于 75℃～90℃柠檬酸铵溶液（200g 柠檬酸铵加纯化水至 1 000mL）中 20min。

c）铝片：在室温下浸泡于硝酸溶液（66%～68% 硝酸 100mL 加纯化水至 1 000mL，硝酸密度为 1.42g/cm³）中 1min～5min。

d）不锈钢：浸泡于 60℃硝酸溶液（66%～68% 硝酸 100mL 加纯化水至 1 000mL，硝酸密度为 1.42g/cm³）中 20min。

e）锌：浸泡于 70℃氯化铵溶液（100g 氯化铵加纯化水配制成 1 000mL 溶液）中 2min～5min。

（2）金属试样除去腐蚀产物并清洗后，用粗滤纸吸干水分，置于垫有滤纸的平皿中，放入 50℃恒温箱，干燥 1h，用塑料镊子夹取，取出储存于干燥器内，放置室温后再称重。

七百一十五、如何对试样进行测量？

答：（1）用游标卡尺测量试验前试样的直径、厚度、孔径（精确至 0.1mm），计算试样表面积总值。

（2）用分析天平分别对试验前和试验清洗后的试样称重，将天平调零，每个金属片称重 3 次，精确至 0.1mg，取其平均值分别作为试验前和试验后的重量。

（3）在进行测量尺寸、称重等操作时，应戴洁净手套，使用的测量工具应干净无油污，用塑料镊子夹取样片，手不可直接接触试样。

七百一十六、气雾腐蚀性试验，试验设备有何要求？

答：相邻的一对气雾柜（1m³）或气雾室（20m³），一个用于试验，一个用于对照。一对气雾柜或气雾室所处环境（包括温度、湿度、光照、密闭性和通风条件等）应一致。柜（或室）宜以不锈钢或铝合金和玻璃构建。应安装温度和湿度调节装置以及通风机装置和相应管道。

七百一十七、进行气雾腐蚀性试验的试样如何放置？

答：（1）3 片试样沿气雾柜或气雾室一条对角边的内、中、外等距离依次悬挂，在气雾柜内的悬挂高度为试样在气雾柜高度中央位置，在气雾室内的悬挂高度为试样离地 0.8m～1.2m 位置。试验组和对照组的摆放方式和位置应相同。

（2）试样放置的位置其测试表面不应直接受到喷雾。

（3）试样支架应由惰性非金属材料制成，如玻璃、塑料或有涂层的木制品。悬挂试样的材料应使用人造纤维、棉纤维或其他惰性绝缘材料。试样支架的材质及悬挂试样的材料应对消毒液和试样呈惰性，悬挂试样的材料与试样的接触面积应尽可能小。

七百一十八、如何对试样进行气雾腐蚀试验？

答：（1）同时调节两个气雾柜（或室）的温度、相对湿度至试验要求的温度（20℃～25℃）和相对湿度（70%～80%）。

（2）按试样放置的要求，放置试验组和对照组试样。

（3）试验组根据气雾柜（或室）的体积，按照消毒剂产品使用说明书（浓度和使用量）和循环次数配制所需消毒液，根据喷雾装置流量计算喷雾时间；消毒机器按照使用说明书和循环次数调节参数，设定开机时间。如使用配置消毒液不稳定的消毒剂（如氧化类）应当天使用当天配制。

（4）将喷雾装置或消毒机器和通风装置连接至智能定时插座或开关。根据每个循环时间（喷雾或开机时间、消毒时间和消毒后 30min 通风时间总和）和 45 次循环设定智能定时插座或开关，开启开关进行循环处理试样。

（5）循环结束后，取出金属片按试验后试样处理和试样测量分别进行试样清洗和称重。

（6）整个试验期间试验不应中断。当需要中断试验时间较长时，应同时将试验组和对照组的被测试样从气雾柜（或室）中取出，并按照试验完成后处理试样的相同方式进行试验处理，处理完毕后保存在干燥器中直至试验恢复。

七百一十九、气雾腐蚀性试验的试验对照组有何要求？

答：对照组除用试验用水代替消毒液或消毒机关闭消毒因子外，其余试验步骤和过程均与试验组相同。循环结束后，取出金属片，随同试验组试样用相同方法进行清洗、化学处理、水冲洗、干燥、称重，并计算其平均失重值。

七百二十、采用浸泡法进行金属腐蚀性试验时对消毒液更换有何要求？

答：（1）易挥发或有效成分不稳定的消毒剂，如二氧化氯、酸性电位水和氧化类消毒剂等，用于浸泡试样的消毒液每天更换1次。

（2）更换消毒液时，操作应迅速，不应使试样暴露空气中过久。

（3）有效成分稳定的消毒剂，如胍类、酚类、季铵盐类、醛类等，用于浸泡试样的消毒液无需更换。

七百二十一、采用浸泡法、连续冲洗法进行金属腐蚀性试验如何进行？

答：（1）浸泡法：按消毒剂最高使用浓度配制试验用消毒液，用以浸泡试验试样。浸泡时，每一金属片需浸泡在至少200mL消毒液中。

（2）连续冲洗法：将发生器消毒因子调到最高浓度，将出液管（非金属制）插入浸泡容器底部，打开发生器，调节流量，使消毒液不断溢出而试样金属片不明显摆动。

（3）一个容器盛的消毒液只能浸泡或冲洗同一种金属。

（4）金属试样用塑料线系以标签，注明编号，日期，悬挂于消毒液中。连续浸泡或冲洗72h。

（5）每种金属每次试验放置3片试样。浸泡或冲洗时，若同种金属每一试样相隔1cm以上，可在同一容器内（浸泡法含600mL消毒液）进行。

（6）浸泡或冲洗到规定时间后，取出金属片，按试验后试样的处理、试样测量分别进行试样清洗和称重。

七百二十二、浸泡法或连续冲洗法中对试验对照组有何要求？

答：对照组试样按与试验组完全相同的程序（表面处理、清洗、称重等）处理后，在不含消毒因子的纯化水中连续浸泡或冲洗72h。浸泡或冲洗到规定时间后，取出金属片，随同试验组试样用相同方法进行清洗、化学处理、水冲洗、干燥、称重，并计算其平均失重值。

七百二十三、如何进行金属腐蚀性速率计算及报告？

答：（1）采用腐蚀速率作为试验结果的表达形式。

（2）腐蚀速率的计算见下式：

$$R = \frac{8.76 \times 10^7 \times (m - m_t - m_k)}{S \times T \times D}$$

式中：

R——腐蚀速率，单位为毫米每年（mm/a）；

m——试验前金属片平均质量，单位为克（g）；

m_t——试验后金属片平均质量，单位为克（g）；

m_k——对照组试样平均失重值，单位为克（g）；

S——金属片的表面积总值，单位为平方厘米（cm^2）；

T——试验时间，单位为小时（h）；

D——金属材料密度，单位为千克每立方米（kg/m^3）。

（3）评价：腐蚀速率按所试验的全部平行试样的平均值进行评价。当某个平行试样的腐蚀速率与平均值的相对偏差超过10%时，应取新的试样做重复试验，用第二次试验结果进行计算与评价。当再次不符合要求时，则应以两次试验全部试样的平均值进行评价。报告其结果时，应对试验后金属试样外观变化（如锈蚀感官、色泽变化）等现象进行描述。

第四节　工艺用水及其质量控制

七百二十四、何谓工艺用水？

答：在医疗器械生产过程中，根据不同的工序和质量要求，所用的不同要求水的总称，依据《中华人民共和国药典》（2020年版）的规定，工艺用水包括饮用水、纯化水、注射用水和灭菌注射用水。

七百二十五、工艺用水的原则是什么？

答：（1）按工艺用水在产品生产过程中所起的作用和可能带来的风险而确定使用工艺用水种类。

（2）对出厂的无菌产品、植入产品最终使用状态均应无菌。因此有必要对产品的最终清洗做出相应的要求。

（3）工艺用水在医疗器械生产过程中根据不同工序及质量要求，可用不同要求的水。

七百二十六、工艺用水法规要求有哪些？

答：（1）《医疗器械生产质量管理规范》中规定：对于直接或间接接触心血管系统、淋巴系统或脑脊髓液或药液的无菌医疗器械，若水是最终产品的组成成分时，应使用符合《中华人民共和国药典》（2020年版）要求的注射用水；若用于末道清洗，应使用符合《中华人民共和国药典》（2020年版）要求的注射用水或用超滤等其他方法产生的同等要求的注射用水；与人体组织、骨腔或自然腔体接触的无菌医疗器械，末道清洗用水应使用符合《中华人民共和国药典》（2020年版）要求的纯化水。

（2）YY/T 0033《无菌医疗器具生产管理规范》规定：设备、工装上与产品直接接触的部位及工作台面、工位器具应定期清洗、消毒，保持清洁、洁净区（室）内的工位器具应在洁净区（室）内用纯化水进行清洗、消毒。根据法规要求，工艺用水主要适用于无菌类医疗器械、植入性医疗器械、体外诊断试剂生产企业产品生产过程中用于产品清洗、配制、洁净服清洗、工位器具清洗、环境清洗环节以及作为检测试剂制备的底液等。

七百二十七、何谓饮用水？

答：饮用水是指供人生活的饮水和生活用水，应符合GB 5749《生活饮用水卫生标准》的要求。

七百二十八、何谓纯化水（PW）？

答：纯化水是指饮用水经蒸馏法、离子交换法、电渗析法、反渗透法或其他适宜的方法制得供药用的水，不含任何附加剂。

纯化水中的电解质几乎已完全去除，水中不溶解的胶体物质与微生物、微粒、溶解气体、有机物等也已去除至很低程度，并在使用前进行混合床与膜过滤等终端处理，以确保用水过程中水质的高纯度。

七百二十九、何谓电导率及其意义？

答：（1）电导率是表征物体导电能力的物理量，其值为物体电阻率的倒数，单位是mS/m 或 μS/cm。

（2）测定电导率是为了检查制药用水的电导率，进而控制水中电解质总量。

（3）水溶液的电导率高低取决于其内含可溶性离子的浓度。水样本的电导率是测量水的含盐成分、含离子成分、含杂质成分等的重要指标。在固定温度下，水越纯净，电导率越低，电阻率越高。因此电导率作为纯化水检测项目尤其重要。

七百三十、何谓总有机碳及其意义？

答：总有机碳是指水体中溶解性和悬浮性有机物含碳的总量。水中有机物的种类很多，目前还不能全部进行分离鉴定，常以 TOC 表示。TOC 是一个快速鉴定的综合指标，它以碳的数量表示水中含有机物的总量。总有机碳包含了水中悬浮的或吸附于悬浮物上的有机物中的碳和溶解于水中的有机物的碳，它以水中碳的有机物总量来计算。前者称为悬浮性有机碳（SOC），后者称为溶解性有机碳（DOC），TOC 为 SOC 与 DOC 之和。TOC 对于水洁净程度的影响很大，作为纯化水检测项目极其重要。

七百三十一、微生物限度及其意义？

答：纯化水微生物指标不高于 100CFU/mL，但这不是合格或不合格的标准，这仅是警戒限量，若超过该限量，企业必须调查原因。规定警戒限量的目的是保证水系统在可控状态下运行。水系统警戒限量的规定取决于系统制水情况。

七百三十二、何谓注射用水（WFI）？

答：注射用水是指以纯化水为原水经多效蒸馏水机或超滤法制备的同等要求的水，其中氨＜0.000 02%，内毒素≤10CFU/mL，细菌微生物≤10CFU/mL。

七百三十三、纯化水设备应去除哪些物质？

答：纯化水中应去除的物质包括电解质、有机物、悬浮颗粒、微生物。其中电解质为各类可溶性无机物、有机物离子状态存在于水中，因具有导电性可通过测量水中的电导率反映这类电解质在水中的含量；溶解气体包括 CO_2、CO、H_2S、Cl_2、O_2、CH_4、N_2 等。有机酸、有机金属化合物等有机物在水中常以阴性或中性状态存在，分子量大，通常用总有机碳（TOC）和化学耗氧量（COD）反映这类物质在水中的相对含量。悬浮颗粒主要以泥沙、尘埃、微生物、胶化颗粒、有机物等为主，采用颗粒计数反映这类杂质在水中的含量。微生物包括细菌、浮游生物、藻类、病毒、热原等。

七百三十四、工艺用水的用途有哪些？

答：（1）饮用水：主要用于纯化水制备的原料水、设备冷却、部分零件工位器具的清洗等。

（2）纯化水（PW）：主要用于零部件清洗、生产工艺冷却水、工位器具清洗、洁净区（室）工作台面清洗、消毒液配制、内包装清洗以及作为配料用水等。

（3）注射用水（WFI）：应用于药液直接接触的零配件的末道清洗、产品配料用水、储水器清洗、内包装清洗等。详见 YY/T 0033《无菌医疗器具生产管理规范》。

七百三十五、纯化水设备材料要求及关注点有哪些？

答：（1）纯化水系统的部件，包括但不限于管道、阀门、配件、密封、隔膜和仪表均应适当，并满足静态/动态及消毒期间可能接触的全部工作温度范围和潜在化学品风险控制。结构应具备恰当的质量。纯化水系统建筑材料应适当，过流部分应不浸出、不吸附、不吸收、耐腐蚀。一般推荐使用不锈钢等级 304 或 316L。材料的选择应考虑到消毒的方法。

（2）纯化水设备法兰盘、连接头和阀门应是卫生型设计。阀门应是锻造隔膜阀或机加工阀体。适用于纯化水系统的取样阀应为卫生型阀门，表面粗糙度不超过 1.0μm。

（3）纯化水系统安装应提高排水能力，以允许完全排水的方式安装系统。预处理系统和除盐系统应满足系统的产水要求，同时工艺配置是合理的适宜的。

（4）纯化水储存与分配系统应进行控制，降低污染风险和微生物快速滋生风险。控制措施可包括适当使用化学消毒或热消毒程序。保持水的连续循环，保持湍流，确保卫生设计，包括采用零死角隔膜阀，最大限度地减少死角。应测量和计算可能存在死角的区域。

七百三十六、反渗透膜有哪些特点？

答：反渗透膜是脱盐设备的主要组成部分。反渗透膜可分为均相膜和非对称膜两种，常规反渗透（RO）膜均可采用常规化学消毒，因使用要求不同，可选用高温（85℃）杀菌膜。反渗透膜能截留大于 0.000 1μm 的物质，反渗透是最精密的膜法液体分离技术，反渗透膜是一种只允许水分子通过而不允许溶质透过的半透膜，能阻挡所有溶解性盐及相对分子质量大于 100 的有机物。醋酸纤维素反渗透膜脱盐率一般可大于 95%，反渗透复合膜脱盐率一般大于 98%。

七百三十七、电去离子系统（EDI 系统）有哪些特点？

答：（1）电去离子系统也称为 EDI 系统，是一种离子交换系统。这种离子交换系统是使用一个混合树脂床采用选择性的渗透膜，其主要功能是为了进一步除盐。电去离子系统在工艺过程中驱动力为恒定的电场，使水中的无机离子和带电离子迁移，阴离子向正电极（阳极）移动，而阳离子向负电极（阴极）移动，离子选择性的渗透膜确保只有阴离子能够到达阳极，且阳离子能够到达阴极，并迁移防止方向颠倒。与此同时，电位的势能又将水电解成氢离子和氢氧根离子，从而使树脂连续再生，且不需要添加再生剂。

（2）EDI 系统包括反渗透（RO）产水箱、供水泵、阀门、管路、仪表及控制系统等。

（3）EDI 技术与混合离子交换技术相比有如下特点：

a）水质稳定；

b）容易实现全自动控制；

c）不会因再生而停机；

d）无需化学再生；

e）运行费用低；

f）厂房面积小；

g）无污水排放。

七百三十八、纯化水设备结构组成有哪些？

答：纯化水设备的结构组成按照工艺要求分为以下四部分：

（1）预处理部分；

（2）除盐部分；

（3）后处理部分；

（4）分配系统。

七百三十九、预处理组成部分包括哪些？

答：预处理部分一般包括原水箱（一般为饮用水）、原水泵、多介质过滤器、软化过滤器（或加药阻垢设备）、活性炭过滤器、5μm 保安过滤器。常见预处理工艺见图 5 - 1。

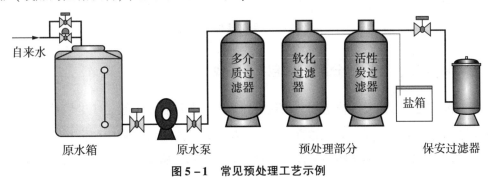

图 5 - 1 常见预处理工艺示例

七百四十、除盐部分组成包括哪些？

答：除盐部分一般为 RO/RO、RO/EDI、RO/RO/EDI。根据水质要求不同及原水水质情况不同所选择的工艺也不尽相同。常见除盐部分见图 5 - 2。

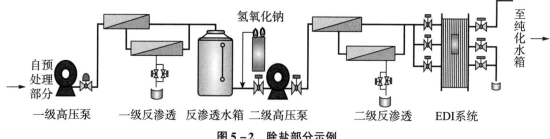

图 5-2 除盐部分示例

七百四十一、后处理部分组成包括哪些？

答：后处理部分包括纯化水的存储、提升、消毒、杀菌、终端过滤和混床。常见后处理部分见图 5-3。

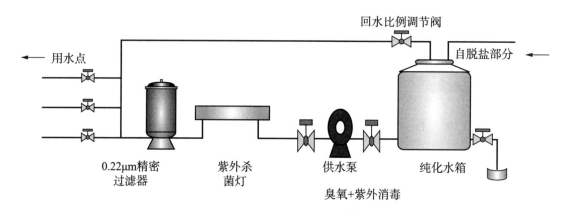

图 5-3 后处理部分示例

七百四十二、存储和分配组成包括哪些？

答：包括纯化水储罐、输送泵、输送管路等。工艺纯化水的输送工艺管路安装宜采用由顶棚穿越进入用水点（不宜从地面穿出），以避免工艺用水在管中的滞留，分配系统应设计为环路，可连续循环散装纯化水。供水、回路管路安装也不宜过低、可能造成双向污染的风险，管通的设计和安装应避免死角、盲管。纯化水系统流程图示例见图 5-4。

七百四十三、预处理设备的要求与管理的关注点是什么？

答：（1）原水箱：原水箱具有原水的缓冲作用，在短期停水或原水压力不稳定的情况下具有稳定水源的作用。原水箱作为原水的第一个处理单元，设置体积应与其设备相匹配，由于缓冲时间较长可能会导致细菌和微生物的滋生。因此，原水箱内壁应光滑，设置水箱排空阀、全自动入水阀、液位传感器、必要时根据原水情况增设加药装置（个别地区

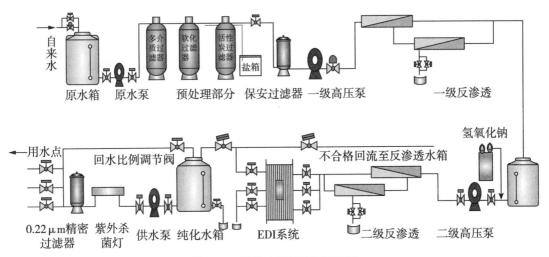

图 5 - 4　纯化水系统流程图示例

原水细菌指标过高并且原水箱内原水置换频率过低时，设次氯酸钠加药装置，可根据原水箱的腾空频率适当加药以保证原水水质的稳定）。

（2）多介质或石英砂：多介质过滤器大多填充石英砂、无烟煤等。其作用主要利用薄膜过滤、渗透过滤及接触过滤作用去除水中大颗粒杂质、悬浮物、胶体等。多介质维护相对简单，多采用全自动控制方式，对截流在滤孔中的杂质进行清洗，反洗可将截流在滤孔中的杂质有效排除，以恢复其截流效果。根据过滤器前后压力差定期反洗功能同时根据过滤器前后运行压差和原水水质情况，定期进行反洗更换过滤介质（根据原水水质情况必要时可配比相应的锰砂代替石英砂）。建议反洗频率为每周一次（根据设备的使用频率和原水水质情况进行设定），过滤介质更换周期为 2 年 ~ 3 年。过滤填料要求必须经特殊处理的符合水处理过滤要求的石英砂，装载罐体的 2/3。

（3）软化装置或阻垢剂：

a）软化装置：软化器的主要功能是去除水中的硬度，如钙离子、镁离子。软化器通常由盛装树脂的容器、树脂、阀或调节器以及控制系统组成。软化原理主要是通过钠型的软化树脂来对水中的钙离子、镁离子进行离子交换，从而将其去除。通常情况下，软化器出水硬度应小于 1.5mg/L。为了保证系统的回收率达到 60% 以上，并预防反渗透浓水端，特别是反渗透压力容器中最后一根膜元件的浓水侧出现碳酸根、硫酸根和 Ca^{2+}、Mg^{2+} 离子的化学结垢，保护反渗透膜，以防止反渗透膜表面产生结垢问题，确保系统安全稳定运行。过滤介质为强酸性阳离子交换树脂，建议选用食品级；软化树脂应定期再生，根据运行情况每年对树脂填充量进行定期检查。

b）阻垢剂加药装置：阻垢剂采用螯合的原理防止膜元件的浓水侧出现钙、镁等结晶析出，避免膜元件的性能下降。在原水进入膜元件之前投加阻垢剂处理，不仅能在朗格利尔指数（LSI）=2.8 情况下防止结垢，还能增加水中易结垢物质的溶解性，以防止这些物质对膜的堵塞。

（4）活性炭装置：活性炭过滤器主要是通过活性炭表面毛细孔的吸附能力去除水中的游离氯、微生物、有机物以及部分重金属等有害物质，达到除味、除色的目的，防止对反渗透膜系统造成影响。过滤介质通常由颗粒活性炭（如椰壳、褐煤或无烟煤）构成的固定层。经过处理后的出水余氯应小于 0.1mg/L。对水中总有机碳和余氯吸附能力是活性炭的重要指标。活性炭具有很强的物理吸附能力，既能有效吸附水中的有机污染物和异味，也能呈现一定的化学吸附性。活性炭针对水中的余氯、氯胺、内毒素具有极强的吸附作用，即可以防止反渗透膜的水解，同时降低产水中的内毒素含量。活性炭维护比较简单，多采用全自动控制方式，当活性炭吸附趋于饱和时需对活性炭进行定期反洗。同时根据吸附饱和程度进行滤料更换，因为活性炭吸附饱和后无法恢复性能，一般 2 年 ~ 3 年更换一次，建议选用高碘值椰壳活性炭。

（5）保安过滤器：保安过滤器作为预处理的最后一级处理单元，大都采用不锈钢材质，内部安装滤芯。保安过滤器按照精度分为 0.5μm、1μm、5μm、10μm 等，根据不同场合选用不同等级的保安过滤器。预处理中常用的为 5μm 过滤器。可拦截一切大于 5μm 的所有颗粒，保障膜过滤系统不受大颗粒物质的损坏，保障系统的稳定运行；保安过滤器的进、出水口配备压力在线检测装置。当进、出水压差达到规定值时，则表示需要更换滤芯。保安过滤器正常更换周期为 3 个 ~ 4 个月，最长不超过 6 个月，前后压差不超过 10% ~ 15%。过滤器前后会设置压力仪表或压差传感器。

注：超滤是一种加压膜分离技术，即在一定的压力下，使小分子溶质和溶剂穿过一定孔径的特制的薄膜，而使大分子溶质不能透过，留在膜的一边，从而使大分子物质获得部分纯化。超滤原理也是一种膜分离过程原理，超滤是利用一种压力活性膜，在外界推动力（压力）作用下截留水中的胶体、颗粒和分子量相对较高的物质，而水和小的溶质颗粒透过膜的分离过程。通过膜表面的微孔筛选可截留分子质量为 3×10 000 ~ 1×10 000 的物质。当被处理水借助于外界压力的作用，以一定的流速通过膜表面时，大于 0.01μm ~ 0.1μm 的物质可以被有效拦截，从而使水得到净化。也就是说，当水通过超滤膜后，可将水中含有的大部分胶体硅除去，同时可去除大量的有机物等。超滤在纯化水制备过程中，作为预处理单元取代机械过滤环节，被广泛应用，根据使用环境不同酌情选择。

七百四十四、脱盐设备管理的要求和关注点是什么？

答：（1）脱盐设备主要由一级脱盐和二级脱盐组成，正常情况下一级反渗透产水电导率≤20μS/cm，此要求可有效提高后级脱盐系统的使用效率。二级反渗透系统产水要求电导率≤5μS/cm，此环节配置 CO_2 去除装置，一般为氢氧化钠加药或脱气膜系统。CO_2 在水中的含量直接影响 EDI 系统或后级脱盐系统的脱盐效果。

（2）EDI 系统为电脱盐装置，维护方便，无须酸、碱再生。产水电阻率为 10MΩ ～ 16MΩ，可将纯化系统产水电导率维持在比较低的水平，既可以提高产品水的合格率，又可以将纯化水系统的使用效率维持在较高水平。关注设备运行压力是否在合理范围内并做出相应运行记录。

（3）原水、产水电导率及供水电导率（电阻率）是否在合理范围并做出相应的记录。

（4）脱盐设备的管路各配件应明确标识。

（5）纯化水系统初次运行记录包括分配系统消毒、钝化报告、备品、备件、更换及报告等作为系统运行初始档案。

纯化水系统常见的运行数据及计算公式见表 5 – 6。

表 5 – 6　纯化水系统常见的运行数据及计算公式

运行参数	单位	数值	备注
工作压力	kg/cm^2	10 ~ 18	具体根据实际运行情况确定（详见各厂家说明书）
进水温度	℃	4 ~ 35	最高不超过 45℃（25℃为最佳运行状态）
脱盐率	%	≥97	脱盐率 = $\dfrac{原水电导率 - 产水电导率}{原水电导率} \times 100\%$
回收率	%	≥60	回收率 = $\dfrac{产水流量}{产水流量 + 浓水流量} \times 100\%$

七百四十五、分配系统设备管理的关注点是什么？

答：分配系统设计对纯化水系统成功与否尤其重要，是纯化水输送的核心单元，需保证压力、流量、温度及电导率等符合使用要求。分配系统主要由以下四个部分组成：

（1）储水罐：作为纯化水存储单元储水罐应为医药级不锈钢，罐体配备排空阀、液位传感、360°喷淋球。罐体的大小与设备产能及使用点的水量和使用量息息相关。罐体实际使用率应为罐体有效体积的 80% ~ 85%；罐体设计应考虑置换率（每小时将罐内纯化水置换 3 次 ~ 5 次）。

（2）呼吸器：材质应选择疏水性材质（PTFE），孔径为 0.22μm，更换周期为 6 个 ~ 12 个月。

（3）供水泵：供水泵是提供供水压力的原动力，为保证水质的稳定建议选择开放式叶轮卫生级流体泵（有效避免细菌滋生）。供水泵扬程不宜过高，建议 50m ~ 60m。

（4）管路系统：常用的材料是 300 系列不锈钢，例如 304、304L 或 316L 不锈钢，内壁粗糙度（Ra）为 0.6μm ~ 0.8μm（不同工艺对管路要求不同，见 ISO 2037 或 ASME BPE），保证一定坡度（1%），保证无死腔、无死角。卫生卡扣连接采用氩弧焊进行焊接。

使用食品级垫片、U型三通、隔膜阀、弯头、变径、卡箍等。分配系统管路流速应＞1.0m/s～1.2m/s，供水管路不宜过长，理想状态为400m左右（管路过长可根据企业具体情况由厂家进行深化设计）。

七百四十六、纯化水设备常见的消毒方法有哪些？

答：消毒技术是控制微生物指标最普通也是最重要的技术，是降低水系统微生物负荷的手段。水系统中微生物指标会随着时间的推移而增长，企业进行周期性消毒保证水中微生物符合变更满足药典要求。常采用以下消毒方式：

（1）化学消毒：氢氧化钠定期消毒或双氧水消毒。

（2）臭氧消毒：在线紫外杀菌＋臭氧定时杀菌。

（3）巴斯德消毒：定期80℃以上热水管网循环消杀。

七百四十七、纯化水设施如何实施化学消毒（以过氧化氢为例）？

答：（1）关闭纯化水制备系统；

（2）排空储罐、循环系统及各用水点纯化水；

（3）关闭各使用点阀门及储罐阀门；

（4）在储罐中注入5%过氧化氢溶液，注入量需满足最低循环要求量；

（5）启动供水泵对纯化水储罐、循环管路进行消毒，循环消毒时间为＞30min；

（6）关闭循环泵，打开各使用点阀门，排空管路内剩余过氧化氢溶液，同时对阀门进行消毒，要求排空时间≥2min；

（7）打开储罐排水阀门，排空储罐内剩余过氧化氢溶液；

（8）关闭各使用点阀门及储罐阀门；

（9）启动纯化水制备系统，向储罐内注入新鲜纯化水，达到最低循环要求量（满足管路的最低循环要求）后启动循环泵冲洗储罐及管路≥10min；

（10）关闭循环泵，打开各使用点阀门，排空管路内剩余冲洗纯化水，同时对使用点阀门进行冲洗，要求排空时间≥2min；

（11）打开储罐排水阀门，排空储罐内剩余冲洗纯化水；

（12）按（8）～（11）步骤反复冲洗操作，冲洗三次后用高锰酸钾测试各使用点是否有过氧化氢残留（不变色即无残留），电导率及pH是否符合要求；

（13）按上述步骤及测试方法测试后合格，消毒完毕，可进行正常使用。

七百四十八、如何实施臭氧＋紫外线消毒（臭氧消毒的步骤）？

答：（1）关闭紫外杀菌灯（确认臭氧系统处于完好状态）；

（2）关闭供水泵，将回水管路切换至旁路并关闭紫外灯；

（3）打开臭氧发生器；

（4）开启臭氧发生器过程中应充分检查臭氧发生器是否发生泄漏（臭氧可能对身体造成损害）；

（5）臭氧量是否满足使用要求（根据管路长度计算出所需臭氧量，该部分由使用部门进行现场验证）；

（6）开启供水泵并观察供水压力是否正常（0.3MPa/cm～0.4MPa/cm）；

（7）循环不小于45min后，关闭臭氧发生器、供水泵继续循环＞30min，保证臭氧水充分循环至管路及纯化水储罐的每个角落（管路长度决定循环时间）；

（8）采用臭氧检测试剂盒对纯化水管路中臭氧浓度进行检测（臭氧浓度应达到3μg/L～4μg/L），检测合格方可认定臭氧消毒过程有效；

（9）开启用水点阀门开始放水、关掉循环泵、打开水箱排污阀门，同时将设备运行状态旋至手动或停止状态；

（10）纯化水箱臭氧水排尽后关闭排污阀，开启制水设备开始给纯化水箱补水；

（11）纯化水箱水满后打开供水泵同时开启紫外灯，供水泵运行1h后放空纯化水箱，系统再次产水后即可使用；

（12）臭氧消毒过程中应关闭紫外杀菌灯，紫外灯会将臭氧分解为氧气和水。

臭氧消毒流程示意见图5-5。

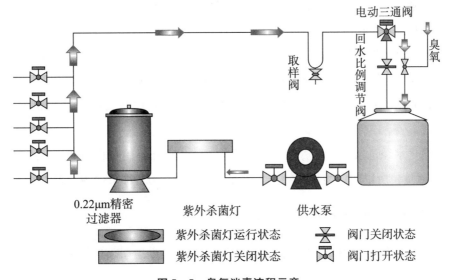

图5-5　臭氧消毒流程示意

七百四十九、臭氧消毒的注意事项有哪些？

答：（1）臭氧是一种广谱杀菌剂，可杀灭细菌繁殖体和芽孢、病毒、真菌等，并可破坏肉毒杆菌毒素。安全使用臭氧可保证人的健康不受伤害。臭氧作为强氧化剂过量摄入会对人员造成伤害。安全使用臭氧可保证人的健康不受危害。

（2）臭氧浓度和量的选择：建议选择氧气源臭氧发生器，根据管路长度选择臭氧发生器的大小和制备能力。

（3）臭氧的摄入方法：臭氧应通过射流器（文丘里混合器）将水和臭氧混合体通过输送泵输送至管路的每个角落以达到杀菌消毒的目的。禁止直接将臭氧管接在水箱中曝气。

（4）消毒过程中操作人员需离场，同时关闭在线紫外杀菌设备。

七百五十、纯化水采用紫外线消毒的原理是什么？

答：紫外线杀菌消毒原理是利用适当波长的紫外线破坏微生物机体细胞中的 DNA（脱氧核糖核酸）或 RNA（核糖核酸）的分子结构，造成生长性细胞死亡和（或）再生性细胞死亡，达到杀菌消毒的目的。

七百五十一、纯化水常用紫外线消毒的关注点及注意事项有哪些？

答：（1）在选用紫外灯时尤其注意紫外杀菌设备波长，建议选 253.7nm～300nm 不锈钢套管，内壁经镜面处理（有利于紫外线的充分折射，杀菌效果更优），同时与管路连接，符合药典标准，无死腔、无死角、对接方式为卫生卡盘连接。

（2）水层厚度的限制：为达到更优的杀菌效果，纯化水通过紫外灯石英套管和金属管壁水层厚度有严格的标准；建议 1cm～2cm 水层厚度，不超过 3cm。

（3）计时系统：实时累计紫外灯的运行时长（通电计时功能）来判断灯管的使用寿命。

（4）纯化水经过紫外杀菌后杀死的细菌的尸体仍存在于纯化水中会影响水中总有机碳（TOC）的含量，所以建议纯化水经过紫外杀菌后应设置 0.22μm 精密过滤器进行拦截。

七百五十二、何谓巴斯德消毒？

答：巴斯德消毒简称巴氏消毒，是由法国生物学家路易斯·巴斯德于 1862 年发明的消毒方法，原理是用 60℃～90℃的短暂加热杀死液体中的微生物，以达到杀菌的效果。

七百五十三、巴斯德消毒常用的方法有哪些？

答：（1）第一种是将介质加热到 62℃～65℃，保持 30min。灭菌效率可达 97.3%～

99.9%，经消毒后残留的只是部分嗜热菌及耐热性菌以及芽孢等。

（2）第二种方法将介质加热到75℃～90℃，保温15s～16s，其杀菌时间更短，工作效率更高。但杀菌的基本原则是能将病原菌杀死即可；对于纯化水系统再回水侧配置双管板换热器，将纯化水罐及管路中纯化水进行巴氏消毒，时间一般为≥45min。

七百五十四、巴斯德消毒技术要求有哪些？

答：（1）纯化水输配系统必须保证输配的纯化水流速为1m/s～1.5m/s，平时纯化水总回水流速为1.2m/s。

（2）循环水泵的变频控制：根据回水流量对泵进行变频控制，同时具备液位温度、报警保护功能。

（3）巴斯德消毒使用的换热器：采用双板管换热器，材质为316L不锈钢。加热介质采用工业蒸汽。工业蒸汽管路配有气动薄膜蒸汽调节阀、专用过滤器等用于加热的自动控制。换热器的换热能力应能保证将系统内的水在45min内加热到85℃以上（保证巴氏消毒效果）。

七百五十五、巴斯德消毒有哪些特点？

答：系统初始配置成本较高，自控要求较高，消毒操作较复杂，消毒后无残留，灭菌效果良好，投资成本相对较高。巴斯德消毒示意见图5-6。

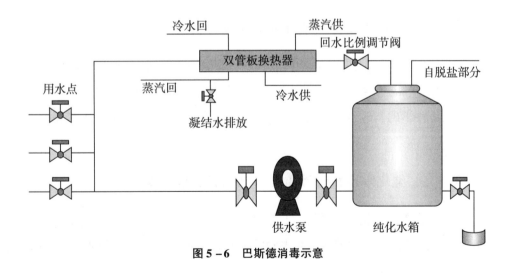

图5-6　巴斯德消毒示意

七百五十六、简述纯化水设备安装过程有哪些要求？

答：（1）公用系统安装符合要求：对原水、压缩空气、蒸汽管路、电源的安装情况及材质等内容进行检查，设备出厂前的设备完整性测试；确认公用系统的安装情况符合设计及工艺要求。

（2）系统各单元安装符合要求：检查系统各单元（包括原水储罐、原水泵、板式换热器、多介质过滤器、活性碳过滤器、软水器、保安过滤器、二级反渗透装置、纯化水储罐、分配系统等）安装位置是否正确，并通过对系统各单元的材质、罐体尺寸、开口位置及罐体、抛光情况、配置仪表及管路的安装等内容进行检查，确认系统各单元的安装情况及各项参数是否符合设计及工艺要求。

七百五十七、简述纯化水设备运行有哪些要求？

答：（1）检查整个系统各制备单元的管路、阀门、密封圈及设备等有无泄漏等缺陷；检查各水泵转向是否正确，运转是否正常，流量、压力等参数是否显示正常。

（2）检查整个纯化水制备单元的联动性，按操作规程开启反渗透系统，连续运行制水设备，检查相关设备运行是否正常，动作是否协调，自动、手动运行转换是否均可正常工作，自动控制是否有效，各项功能是否与设备功能设计说明及设计要求一致。

（3）检查系统运行过程中的生产参数，确认纯化水制备系统的生产参数是否与设计及工艺要求相符，并对日常生产过程中原水储罐、中间水储罐、纯化水储罐的液位设定值进行确认。

（4）对每个报警或联锁进行测试，确认所有的报警联锁是否能够正确地触发、报警触发时是否可产生预期的结果和动作。

七百五十八、纯化水设备验证分为哪几步？

答：工艺用水系统确认包括设计确认（DQ）、安装确认（IQ）、运行确认（OQ）和性能确认（PQ）四个部分，生产企业在工艺用水系统安装、试运行和验证之前应充分确认该系统的设计是科学的、适宜的。运行确认（OQ）和性能确认（PQ）工作由使用单位完成。

七百五十九、纯化水系统设计需要考虑的有哪些重要因素？

答：（1）质量是企业发展的源泉，工艺用水的质量可靠性是企业产品保证的关键。因此，采用"质量源于设计"的理念，在水质质量要求、工艺选择、安装要求、运行要求、验证要求等各个方面合理设计。

（2）"质量源于设计"的理念，首先要定义工艺用水的用途，然后确定其符合的质量标准，水系统的运行不能超越其设计能力。

（3）动态过程控制是质量长期稳定的基础。一个符合"动态过程控制"理念的制水系统应满足以下 2 个条件：

a）产生的水质必须符合《中华人民共和国药典》（2020 年版）要求；

b）系统长期稳定运行，确保水质始终符合《中华人民共和国药典》（2020 年版）要求，就要可靠的设计、安装、验证运行等多个环节进行风险分析，合理实现来保障。

七百六十、纯化水初期验证标准是什么？

答：（1）《中华人民共和国药典》（2020 年版）纯化水和注射用水检验项目见表 5-7。

表 5-7　纯化水和注射用水检验项目

检验项目	纯化水	注射用水
酸碱度	取本品 10mL，加甲基红指示剂，不得显示红色；另取 10mL，加溴麝草酚蓝指示液，不得显示蓝色	pH 为 5.0~7.0
硝酸盐	＜0.000 006%	同纯化水
亚硝酸盐	＜0.000 002%	同纯化水
氨	＜0.000 03%	＜0.000 02%
电导率	≤3.6μS/cm@10℃； ≤4.3μS/cm@20℃； ≤5.1μS/cm@25℃	同纯化水
总有机碳	0.50mg/L	同纯化水
易氧化物	符合规定	—
不挥发物	1mg/100mL	同纯化水
重金属	＜0.000 01%	同纯化水
细菌内毒素	—	＜0.25EU/mL
微生物限度	≤100CFU/mL	≤10CFU/mL

注：总有机碳和易氧化物两项可选做一项。

纯化水温度—电导率要求见表 5-8。

表 5-8　纯化水温度—电导率要求

温度/℃	电导率/（μS/cm）	温度/℃	电导率/（μS/cm）
0	2.4	60	8.1
10	3.6	70	9.1
20	4.3	75	9.7
25	5.1	80	9.7

表 5 – 8（续）

温度/℃	电导率/（μS/cm）	温度/℃	电导率/（μS/cm）
30	5.4	90	9.7
40	6.5	100	10.2
50	7.1		

注：当纯化水的电导率符合表 5 – 9 的注射用水电导率要求可以免做重金属的检验。

注射用水温度—电导率要求见表 5 – 9。

表 5 – 9　注射用水温度—电导率要求

温度/℃	电导率/（μS/cm）	温度/℃	电导率/（μS/cm）
0	0.6	55	2.1
5	0.8	60	2.2
10	0.9	65	2.4
15	1.0	70	2.5
20	1.1	75	2.7
25	1.3	80	2.7
30	1.4	85	2.7
35	1.5	90	2.7
40	1.7	95	2.9
45	1.8	100	3.1
50	1.9		

内插法的计算公式为：

$$\kappa = \left(\frac{T - T_0}{T_1 - T_0} \right) \times (\kappa_1 - \kappa_0) + \kappa_0$$

式中：κ——测定温度下的电导率限度值；

κ_1——高于测定温度的最接近温度对应的电导率限度值；

κ_0——低于测定温度的最接近温度对应的电导率限度值；

T——测定温度；

T_1——高于测定温度的最接近温度；

T_0——低于测定温度的最接近温度。

（2）体外诊断试剂用纯化水初期验证方案应符合 YY/T 1244—2014《体外诊断试剂用纯化水》的要求。

a）性状：本品应为澄清、无色的液体。

b）电导率：电导率（25℃）应不大于0.1mS/m。

注：电导率是表征物体导电能力的物理量，其值为物体电阻率（MΩ·cm）的倒数，电导率单位换算公式为：1mS/m＝10μS/cm。

c）微生物总数：不大于50CFU/mL。

d）总有机碳：总有机碳不大于500μg/L。

e）易氧化物：取本品100mL，加稀硫酸（10%）10mL，煮沸后，加高锰酸钾滴定液（0.02mol/L）0.10mL，再煮沸10min，粉红色不得完全消失。

注：以上d）和e）两项可选做一项。

七百六十一、制水设备日常维护主要有哪些要求？

答：（1）设备管理及操作人员应经过培训并严格按照操作说明书的操作规程实施。

（2）制水系统的维护和保养：如石英砂、活性炭过滤器的冲洗更换、树脂的再生、滤芯/滤膜（保安过滤器的滤芯、反渗透膜等）、在线灭菌部件的更换等；维护保养的频次规定以部件生产厂商规定的为依据，企业可依据制水系统的使用频次和制水量的大小等因素进行维护。维护保养频次的规定，必要时形成验证文件。

（3）制水设备的储水单元、管路的清洗消毒等以及消毒后应对制备的工艺用水进行检验。

（4）验证清洗消毒的效果及灭菌有效性的验证报告。

（5）纯化水制水设备系统的日常检查和维护见表5-10。

表5-10 纯化水制水设备系统的日常检查和维护

部位	检查项目	检查周期
饮用水	防疫站全检	至少1次/年
机械过流器	SDI	1次/2h
活性炭过滤器	余氯	1次/2h
RO膜	电导率流量	1次/2h
紫外灯管	计时器时间	1次/d

七百六十二、何谓钝化？

答：金属经强氧化剂或电化学方法氧化处理，使表面变为不活泼态即钝化的过程，是金属表面转化为不易被氧化的状态，而延缓金属的腐蚀速度的方法。金属由于介质的作用生成的腐蚀产物如果具有致密的结构，形成了一层薄膜（往往是看不见的），紧密覆盖在金属的表面，则改变了金属的表面状态，使金属的电极电位向正方向跃变，而成为耐蚀的钝态。如 $Fe \rightarrow Fe^{2+}$ 时标准电位为 $-0.44V$，钝化后跃变到 $+0.5V \sim 1V$，而显示出耐腐蚀的贵金属性能，这层薄膜就叫钝化膜。

七百六十三、为什么要对分配系统进行钝化？

答：纯化水管路输送系统施工过程中难免要对不锈钢制品进行切割、加工、焊接。在此过程中会造成奥氏体不锈钢不同程度的污染，尤其在焊接过程中会对不锈钢焊道造成不同程度的氧化，焊接过程中因高温氧化产生铁锈（Fe_2O_3）。钝化有助于除去污染物（尤其是铁锈），还可帮助恢复合金表面由于焊接加工破坏的钝化膜。纯化水分配系统在运行过程中也可能造成钝化膜的破坏生成铁锈和红锈。铁锈和红锈的生成会造成不锈钢表面粗糙度增大，同时水质也会不断恶化，其电导率、总有机碳、微生物含量与细菌内毒素等指标都可能出现不同规律的波动，给企业生产带来隐患。因此定期进行分配系统及管路钝化对保障纯化水系统水质稳定尤其重要。

七百六十四、在生产过程中哪些情况下必须进行钝化？

答：（1）新建设备初次投入使用的工艺用水系统。

（2）因生产需要对纯化水点进行增加或减少改造时。

（3）系统运行大于 12 个月时有可能会造成因钝化而形成的钝化膜的损坏，如供水水质发生波动，且不是因为制备系统导致的变化应考虑对分配系统及管路进行酸洗钝化。

（4）在生产过程中因多次、多项水质检测存在不合格项时，应考虑进行分配系统钝化。

七百六十五、纯化分配系统酸洗钝化注意事项有哪些？

答：（1）酸洗钝化需在通风良好的室内进行操作；

（2）酸洗钝化液：盛装容器应为不锈钢或塑料制品；如有少量沉淀，摇动使其回复凝胶状态，可继续使用；若有大量沉淀，则不予使用（保障所用试剂均为质保期内的合格品）；

（3）操作时需佩戴防护用品：防护眼镜、耐酸碱橡胶手套、口罩；

（4）操作人员不得穿凉鞋、拖鞋、薄布鞋，防止烧伤；

（5）现场附近需要设置应急冲洗水点，可以冲洗身体和眼睛；

（6）将在整个工作区域/房间悬挂警戒标识；

（7）酸洗钝化液不得与皮肤直接接触。若滴溅到皮肤上，少量则立刻用大量清水冲洗，大量则立刻用干净抹布擦除，并用大量清水冲洗（必要时及时就医）；

（8）因钝化过程中所使用的酸、碱为化学试剂，请使用部门务必做到安全存放、安全作业。

七百六十六、纯化水分配系统酸洗钝化的步骤如何？

答：（以硝酸为例）分配系统酸洗钝化的执行可分为以下几个步骤：（清洗、脱脂、钝化）预冲洗（打压、冲洗）→脱脂清洗→纯化水冲洗→钝化→中和（纯化水再次冲洗）→排放→检测（检测钝化结果）等几个步骤。钝化作业之开始之前对管路中压力表、电导率表压力传感器等采用卫生级盲板进行替换，其目的是防止钝化过程中对仪表造成不可逆的破坏。

（1）纯化水循环预冲洗：在纯化水罐中注入足够的纯化水（满足管路循环的最少量，避免资源浪费，可根据供水管路的长度进行计算），开启纯化水供水泵加以循环，15min后打开排水阀，边循环边排放（初次使用的管路系统应首先完成管路系统的施压工作）。

（2）脱脂清洗：系统内表面在制作、安装、过程中产生油脂，使用酸洗液能完全彻底地和系统内表面接触，从而使清洗彻底，钝化膜完整；在贮存罐中注入足够的常温纯化水，准备 NaOH 化学纯试剂，配制成 1%～3%（体积浓度）的碱液。脱脂液 pH 要求维持在 12 以上，当 pH 小于 12 时应添加氢氧化钠。开启分配系统纯化水泵进行循环，时间不少于 30min，然后排放。

（3）纯化水冲洗：水力冲洗的目的是除去脱脂后脱落的污物，并将系统表面残留的脱脂液冲洗干净。将纯化水加注入纯化水罐，启动纯化水泵，打开管路最远端排水阀进行排放，用视觉观察冲洗水至透明无微粒，测定 pH 小于 9。

（4）钝化：酸洗钝化的目的是利用酸洗液将金属表面的铁锈氧化物等污垢进行化学和电化学反应，生成可溶性物质，并利用酸洗液的冲刷作用除去污垢。用纯化水配比成 8% 硝酸溶液（或钝化液），在常温下循环 45min～60min 后排放；排空后纯化水机开启制水模式，采用大量纯化水进行管路冲洗［如条件允许酸液进行加温（45℃～60℃）效果更好］。

（5）中和：冲洗完毕后用 1%～3% 的氢氧化钠溶液对储水罐及管路进行冲洗，同时也对残留的钝化液进行中和，以保证管路酸碱中和至中性便于冲洗。

（6）最后冲洗：排尽钝化液洗液，用纯化水（氯离子小于 0.1ppm）对管路进行冲洗，除去残留的钝化液，直到供、回水口纯化水，当 pH 直接近中性 pH＞6，电导率差小于 0.5μS/cm 即可结束。对管路进行蓝点测试、酸碱度测试，测试合格则钝化工作完成，生成钝化报告并存档。

注：钝化液或食品级柠檬酸：因硝酸（HNO$_3$）属于危险化学品（易爆），在纯化水管路钝化过程中可取代硝酸达到酸洗钝化的目的。详见钝化液厂家具体操作方法。

第五节　内镜消毒效果评价方法

七百六十七、内镜消毒效果评价方法规定了哪些内容？

答：规定了用于内镜消毒的消毒剂和清洗消毒机（简称消毒机）的消毒效果的评价原则和试验方法。

七百六十八、内镜消毒效果评价方法的适用范围是什么？

答：适用于内镜消毒的消毒剂和消毒机消毒效果的评价。

七百六十九、何谓内镜？

答：内镜是一种具有图像传感器、光学镜头、光源照明、机械装置等，可以经口腔进入胃内或经其他天然孔道进入体内的诊疗设备。

七百七十、何谓内镜消毒剂？

答：内镜消毒剂是用于内镜消毒并能达到消毒效果的化学制剂。

注：包括商品化的消毒剂与即产即用的消毒剂。

七百七十一、内镜消毒效果评价的原则有哪些？

答：（1）检测要求。

（2）评价指标。

（3）结果判定。

七百七十二、内镜消毒效果评价原则中检测有哪些要求？

答：（1）内镜消毒剂的消毒效果鉴定：应做实验室试验和模拟现场试验。

（2）内镜消毒机的消毒效果鉴定：

a）自产消毒剂的，应做实验室试验、模拟现场试验。

b）外带消毒剂的，消毒剂应符合我国消毒产品管理的相关规定，应进行实验室试验，试验结果应符合实验室试验杀灭微生物指标的要求，同时消毒机应做模拟现场试验。

七百七十三、内镜消毒效果评价杀灭微生物指标如何规定？

答：（1）实验室试验杀灭微生物指标见表5–11。

表5–11 实验室试验杀灭微生物指标

指示菌株	杀灭对数值
大肠杆菌（8099）	$\geqslant 5.00$
金黄色葡萄球菌（ATCC 6538）	$\geqslant 5.00$
铜绿假单胞菌（ATCC 15442）	$\geqslant 5.00$
白色念珠菌（ATCC 10231）	$\geqslant 4.00$
龟分枝杆菌脓肿亚种（ATCC 19977）	$\geqslant 4.00$
脊髓灰质炎病毒Ⅰ型（PV–Ⅰ）疫苗株	$\geqslant 4.00$
枯草杆菌黑色变种芽孢（ATCC 9372）	$\geqslant 5.00$

注1：不标注杀灭芽孢，可不做枯草杆菌黑色变种芽孢杀灭试验。
注2：已做枯草杆菌黑色变种芽孢杀灭试验，可不做其他微生物杀灭试验，除非有特别要求。
注3：试验均为悬液定量杀菌试验。

（2）模拟现场试验杀灭微生物指标见表5–12。

表5–12 模拟现场试验杀灭微生物指标

指示菌株	杀灭对数值
铜绿假单胞菌（ATCC 15442）	$\geqslant 5.00$
龟分枝杆菌脓肿亚种（ATCC 19977）	$\geqslant 4.00$
枯草杆菌黑色变种芽孢（ATCC 9372）	$\geqslant 3.00$

注1：标注杀灭芽孢，应做铜绿假单胞菌和枯草杆菌黑色变种芽孢杀灭试验。
注2：不标注杀灭芽孢，应做铜绿假单胞菌和龟分枝杆菌杀灭试验。

七百七十四、内镜应用酸性氧化电位水臭氧消毒效果应如何评价？

答：酸性氧化电位水和臭氧消毒的消毒效果评价：酸性氧化电位水和臭氧用于内镜消毒时，其消毒效果评价应分别按照 GB 28234《酸性电解水生成器卫生要求》、GB 28232《臭氧消毒器卫生要求》的规定。

七百七十五、内镜消毒合格结果判定标准如何规定？

答：（1）消毒剂合格判定标准

在消毒剂、消毒机说明书中的最短作用时间、最低作用浓度、最低温度下，实验室试验、模拟现场试验结果均应符合实验室试验杀灭微生物指标、模拟现场试验杀灭微生物指标的要求；连续使用模拟试验按说明书中的使用方法连续使用最长时间及最多次数后，实验室试验结果应符合实验室试验杀灭微生物指标的要求。

（2）消毒机合格判定标准

a）自产消毒剂的消毒机：在消毒剂、消毒机说明书中的最短作用时间、最低作用浓度、最低温度下，实验室试验、模拟现场试验结果均应符合实验室试验杀灭微生物指标、模拟现场试验杀灭微生物指标的要求。

b）外带消毒剂的消毒机：在消毒剂、消毒机说明书中的最短作用时间、最低作用浓度、最低温度下，消毒剂应符合我国相关规定，应符合实验室试验杀灭微生物指标的要求；消毒机应做模拟现场试验，应符合模拟现场试验杀灭微生物指标的要求。连续使用模拟试验按说明书中的使用方法连续使用最长时间及最多次数后，实验室试验结果应符合实验室试验杀灭微生物指标的要求。

七百七十六、内镜消毒实验室试验有哪些要求？

答：（1）试剂、培养基、器材

a）实验菌种：金黄色葡萄球菌（ATCC 6538）、龟分枝杆菌脓肿亚种（ATCC 19977）、大肠杆菌（8099）、铜绿假单胞菌（ATCC 15442）、枯草杆菌黑色变种（ATCC 9372）、脊髓灰质炎病毒Ⅰ型（PV－Ⅰ）疫苗株，根据消毒剂特定用途或试验特殊需要，可增选其他菌株。

b）试验器材：0.3% 牛血清白蛋白、中和剂，恒温培养箱、Ⅱ级生物安全柜等。

（2）中和剂鉴定试验：按 GB/T 38502《消毒剂实验室杀灭效果检验方法》的规定进行。

（3）定量杀灭试验：按 GB/T 38502《消毒剂实验室杀灭效果检验方法》的规定进行。

（4）病毒灭活试验：按 GB/T 38502《消毒剂实验室杀灭效果检验方法》的规定进行。

七百七十七、内镜消毒模拟现场试验器材有哪些要求？

答：（1）试验菌株：铜绿假单胞菌（ATCC 15442）、枯草杆菌黑色变种芽孢（ATCC 9372）和龟分枝杆菌脓肿亚种（ATCC 19977）；根据特定用途或试验特殊需要，可增选其他菌株。

（2）消毒剂、中和剂、稀释液：胰蛋白胨生理盐水溶液（TPS）、0.3%牛血清白蛋白等。

（3）模拟内镜：聚四氟乙烯管，外径10mm，内径6mm，总长度2 000mm，分别在50mm、1 000mm、1 950mm处剪断，共分为4截。其内壁能与载体外壁紧密相套连接。

（4）载体：聚四氟乙烯管（外径6mm，内径4mm，长度30mm）经脱脂处理高压灭菌后备用。

（5）蠕动泵：可调节流速，有单个或多个通道，驱动器转速在1r/min～100r/min。

七百七十八、内镜消毒模拟现场试验步骤有哪些要求？

答：（1）染菌载体的制备：取0.02mL芽孢液/菌悬液滴染于聚四氟乙烯管载体内壁，涂抹均匀，置37℃培养箱中干燥30min备用。

（2）染菌模拟内镜的制备：试验时，先将模拟内镜在50mm、1 000mm和1 950mm处剪开，取染菌载体分别连接在50mm、1 000mm和1 950mm处，将染菌载体分别连接在灭菌后的模拟内镜50mm、1 000mm和1 950mm处，连接处用封口膜密封。

（3）清洗消毒程序

a）浸泡消毒程序：将染菌模拟内镜完全浸没在消毒剂中，染菌模拟内镜一端与蠕动泵连接，以0.1L/min～0.2L/min的流速，进行流动浸泡消毒，按消毒剂使用说明书的规定浸泡至作用时间。

b）机械自动清洗程序：将模拟内镜体装放于清洗消毒机内规定的位置，按照供应商提供的说明书规定的程序运行。

七百七十九、内镜消毒处理后如何进行细菌菌落计数？

答：消毒处理完毕后，用灭菌镊子将染菌载体取出，分别置于含有10mL中和剂溶液的试管内，敲打200次，分别吸取洗脱液1.0mL接种平皿，每份样本接种两个平皿。

阳性对照组，取2个染菌载体，放置室温环境中，不做消毒处理，待试验组处理至最长作用时间，将染菌载体置于含有10mL中和剂溶液的试管中，敲打200次，用稀释液做10倍系列稀释，选适宜稀释度的悬液，分别吸取1.0mL接种平皿，每份样本接种两个平皿。同时分别吸取试验用中和剂和稀释液各1.0mL接种平皿，每份样本接种两个平皿，作为阴性对照组。各组接种平皿后，倾注15mL～20mL TSA（胰蛋白胨大豆琼脂培养基），待凝固后，置37℃培养箱内，细菌芽孢培养72h，细菌培养48h，计数菌落数，试验重复3次。计算杀灭对数值。

七百八十、内镜清洗消毒机模拟现场消毒结果判定有哪些要求？

答：内镜清洗消毒机模拟现场消毒时，在规定的作用时间内，3 次试验均达合格要求，阳性对照组有菌生长，阴性对照组无菌生长，且铜绿假单胞菌回收的菌落数达 1×10^7 CFU/载体 ~ 5×10^7 CFU/载体，枯草杆菌黑色变种芽孢、龟分枝杆菌脓肿亚种的回收的菌落数达 1×10^6 CFU/载体 ~ 5×10^6 CFU/载体。试验重复 3 次，计算各组的活菌浓度（CFU/载体），并换算为对数值，然后按下式计算杀灭对数值。

$$KL = N_0 - N_x$$

式中：

KL——杀灭对数值；

N_0——对照组平均活菌浓度的对数值；

N_x——试验组平均活菌浓度的对数值。

七百八十一、内镜消毒连续使用模拟试验如何进行？

答：每天将 3 条模拟内镜浸泡于按产品说明书规定的足够量的消毒液中，取出模拟内镜，洗净晾干，连续浸泡至说明书规定最长时间及最多次数后进行杀灭微生物（选用抵抗力最强的）试验。试验按照模拟现场试验进行。试验重复 3 次。

第六节　消毒剂实验室杀菌效果检验方法

七百八十二、消毒剂实验室杀菌效果检验方法规定了哪些方法？适用于哪些消毒剂？

答：消毒剂实验室杀菌效果检验的术语和定义、基本要求以及消毒与灭菌效果试验方法。适用于各种消毒剂实验室杀菌效果的检验和评价。

七百八十三、何谓消毒剂？

答：用于杀灭传播媒介上的微生物使其达到消毒或灭菌要求的制剂。

GB 38850 规定的消毒剂既包括由化学成分、生物成分和金属离子配制成的制剂，也包括由专门的发生器或生成器产生的次氯酸钠、臭氧气体、臭氧水、酸性氧化电位水、微酸性电解水和二氧化氯等。

七百八十四、何谓中和剂？

答：在微生物杀灭试验中，用以消除试验微生物与消毒剂混悬液中和微生物表面上残留的消毒剂，使其失去对微生物抑制和杀灭作用的试剂。

七百八十五、何谓中和产物？

答：中和剂与消毒剂作用后的产物。

七百八十六、何谓菌落形成单位？

答：在活菌培养计数时，由单个菌体或聚集成团的多个菌体在固体培养基上生长繁殖所形成的集落，以其表达活菌的数量。

七百八十七、何谓杀灭对数值？

答：消毒前后微生物减少的对数值。

七百八十八、何谓载体？

答：试验微生物的支持物。

七百八十九、实验室有何要求？

答：消毒实验室进行致病微生物包括分枝杆菌、黑曲霉菌、白色念珠菌、金黄色葡萄球菌、铜绿假单胞菌的消毒学试验时或检测现场标本时，应在生物安全Ⅱ级以上的实验室内进行，并符合 GB 19489 中的相关要求。实验室应采取封闭式布局，具备完成相关试验所需仪器设备，且便于清洁、消毒。

七百九十、消毒产品检测对人员有哪些要求？

答：（1）消毒产品检测的实验室人员应为经过消毒学实验操作技术培训的专业人员。

（2）实验审核人员应具有中级专业技术职称、5 年以上的消毒产品检测经历，并经过专门培训。

（3）实验室技术负责人和质量负责人应具有高级专业技术职称、5 年以上的消毒产品检测经历，并经过专门培训。

七百九十一、实验室无菌操作有哪些要求？

答：（1）试验开始前，应以湿式方法清洁台面和室内地面。

（2）实验室人员应穿戴工作服、防护鞋、口罩、帽子，进行无菌检验时，正确穿戴好无菌隔离衣、鞋套、帽子和口罩。

（3）每吸取一次不同样液应更换无菌吸管，接种环（针）应在火焰上烧灼灭菌后，才可再次使用，也可用一次性使用的无菌吸管和接种环（针）。

（4）要求无菌的试剂，如蒸馏水、生理盐水、磷酸盐缓冲液、培养基、标准硬水、中和剂等，均应灭菌。

（5）无菌器材和试剂，使用前应检查容器或包装是否完整，有破损者不得使用。

（6）正在使用的无菌器材和试剂，不得长时间暴露于空气中。

七百九十二、消毒剂实验室杀灭效果检测和评价有几种？

答：（1）消毒剂实验室试验：以悬液定量试验，载体定量试验、无菌试验应用载体定性试验。

（2）消毒效果评价和消毒剂试验及消毒效果鉴定试验。

七百九十三、消毒剂消毒试验检测有哪些要求？

答：实验室试验以悬液定量试验为主，试验应重复 3 次。对不适宜用悬液定量试验评价的消毒剂，如黏稠的消毒剂、冲洗用消毒剂和原液使用的消毒剂等的实验室试验可用载体定量试验，试验应重复 3 次。无特殊要求的情况下，载体定量试验以布片为载体，用途单一明确的可以选用对应的玻璃片、不锈钢片、滤纸片等。

七百九十四、评价消毒剂实验室试验方法如何规定？

答：评价消毒剂的实验室试验，消毒剂试验浓度应用产品说明书规定的该消毒剂对某一有代表性消毒对象的最低使用浓度。试验设 3 个不同作用时间，原则上第一时间为说明书规定的最短作用时间的 0.5 倍，第二时间为最短作用时间，第三时间为最短作用时间的 1.5 倍。

七百九十五、多用途的消毒剂实验室测试方法如何规定？

答：多用途的消毒剂，消毒对象涉及的微生物相同时，若使用浓度相同时，选择各种用途中最短的作用时间。若作用时间相同，选择各种用途中最低的使用浓度。使用浓度低，作用时间短者与使用浓度高、作用时间长者同时存在时，以前者为准。使用浓度高、时间短者与使用浓度低，作用时间长者同时存在时，每个剂量均应进行试验。

七百九十六、消毒剂灭菌试验，实验室测验方法如何规定？

答：灭菌试验应用载体定性试验，普通医疗器械的灭菌以不锈钢片为载体，特殊用途的可以选用玻璃片、聚四氟乙烯片等。灭菌试验按产品说明书规定的最低使用浓度（强度）和0.5倍的最短作用时间进行试验。载体定性试验应重复5次，样本总量应不少于30个，每次试验均应设立规定数量的阴性对照和阳性对照。

七百九十七、不经过清洗或较脏的消毒器械进行试验时有哪些规定要求？

答：进行实验室试验时，对用于不经过清洗或较脏的消毒对象的消毒剂，有机干扰物牛血清白蛋白的浓度为3.0%；对用于经过清洗或较清洁的消毒对象的消毒剂，有机干扰物牛血清蛋白的浓度0.3%；对用于经过严格清洗或极清洁的消毒对象的消毒剂，可不使用有机干扰物。

七百九十八、消毒剂杀灭效果重复性试验有哪些要求？

答：重复性试验不是只在同次试验中增加菌片数，或多做几份样本，而是应分期分批进行。必要的器材和试剂应重新制备或灭菌，以防产生系统性误差。

七百九十九、消毒产品采用悬液定量杀菌试验其结果合格指标的规定值为多少？

答：（1）去除残留消毒剂效果的鉴定试验合格。

（2）悬液定量杀菌试验时，每次试验对细菌繁殖体和细菌芽孢如金黄色葡萄球菌、大肠杆菌、铜绿假单胞菌和枯草杆菌黑色变种芽孢的杀灭对数值大于或等于5.00，对龟分枝杆菌脓肿亚种、白色念珠菌和黑曲霉菌的杀灭对数值大于或等于4.00。对照组微生物数在规定范围内。

八百、消毒产品采用载体浸泡定量杀菌试验，其合格指标的规定值为多少？

答：（1）去除残留消毒剂效果的鉴定试验合格。

（2）载体浸泡定量杀菌试验时，每次试验对各类微生物的杀灭对数值或灭活对数值大于或等于3.00，对照组微生物数在规定的范围内。

（3）载体浸泡定性灭菌试验时，各次试验所有载体均无试验菌生长，对照组微生物数在规定的范围内。

八百〇一、残留消毒剂（化学因子）去除方法的原则是什么？

答：（1）应有效去除残留的消毒剂或消毒剂的影响。

（2）对试验微生物无害，不减少其回收菌量。

（3）不破坏培养基的营养成分，不影响其透明度。

八百〇二、残留消毒剂去除目的是什么？

答：在化学消毒试验中，达到规定消毒时间终点时，要求立即终止残留消毒剂的继续作用，以便准确检测出消毒体系中残留存活的微生物及其数量。因为消毒体系中残留的消毒剂，可能对微生物的生长繁殖具有一定抑制作用，从而可导致对杀菌效果偏高的错误判断，甚至产生假阴性结果。残留消毒剂的去除，可排除残留消毒剂对微生物的抑制，从而使试验获得正确结果。

八百〇三、残留消毒剂采用稀释中和法，其操作要点有哪些？

答：在消毒剂与微生物作用到达规定时间。取样加于适宜种类和浓度的中和剂中，将残留消毒剂迅速中和，使其不再持续杀灭和抑制微生物的方法。

（1）将经消毒剂作用过的微生物样本，在达到规定作用时间，即刻取样移入鉴定合格的中和剂溶液中；

（2）所用中和剂的浓度与用量应与鉴定试验结果规定的相同；

（3）即刻混匀，并按规定时间吸取样液进行随后的培养检测；

（4）应在规定的时间内进行样本接种培养基以前的操作，以免微生物与中和剂或中和产物接触过久。

八百〇四、残留消毒剂过滤冲洗法操作要点有哪些？

答：将经消毒剂作用过的微生物样本，立即加入适量稀释液中混匀（通过适量稀释，可减轻消毒剂的持续作用），并倾入装有微孔滤膜的滤器内，接真空泵抽吸过滤（或加压过滤）后，再加适量稀释液冲洗，同时过滤，可去除残留的消毒剂。多用于难以找到适宜中和剂的消毒效果试验。其操作要点如下：

（1）微孔滤膜、滤器灭菌后备用；

（2）初次过滤后，应使用对微生物无害的稀释液进行冲洗，以洗净消毒剂为准；

（3）冲洗、滤净后，以无菌操作方法取出微孔滤膜，进行随后的培养检测。

八百〇五、残留消毒剂的去除注意事项有哪些?

答:(1)每次吸液,均应更换无菌吸管,以防交叉污染。

(2)所用吸管的容量宜尽量与拟吸取的液体量相近,不要用大吸管取少量液体。

(3)试验条件可影响残留消毒剂的去除效果,故每进行一种消毒效果试验,均应按规定对所选方法进行去除效果的鉴定试验。

八百〇六、中和剂鉴定试验设计原则有哪些规定?

答:(1)通过所设各组试验结果综合分析,应可确定所用中和剂是否具有良好的中和作用,对试验用微生物恢复和培养无不良影响。

(2)试验中所用消毒剂的浓度应为杀菌试验中使用的最高浓度。

(3)同一消毒剂多种微生物杀灭试验时,所用中和剂应按微生物种类分别进行鉴定试验:

a)对细菌繁殖体,一般在大肠杆菌、金黄色葡萄球菌、铜绿假单胞菌中任选其一进行试验,特殊情况按试验结果再行选择;

b)对细菌芽孢、白色念珠菌、黑曲霉素、分枝杆菌应分别进行鉴定试验;

c)当用其他特定微生物进行杀灭试验时,均应以该特定微生物进行中和鉴定试验。

(4)鉴定时根据所用杀菌试验方法,相应使用悬液或载体进行试验。

八百〇七、中和剂鉴定试验,实验如何分组?

答:各种试验如下:

第1组:中和剂+菌悬液;

第2组:(消毒剂+中和剂)+菌悬液;

第3组:稀释液+菌悬液;

第4组:稀释液+中和剂+培养基。

中和剂悬液定量鉴定试验操作程序、中和剂载体定量鉴定试验操作程序及评价规定,见 GB/T 38502—2020《消毒剂实验室杀菌效果检验方法》中 5.4.4、5.4.5、5.4.6 的规定。

八百〇八、过滤冲洗法去除残留消毒剂试验设计原则有哪些规定?

答:(1)通过所设各组试验结果综合分析,应可确定所选方法是否对测试消毒剂有良好的去除作用,对试验用微生物恢复和培养无不良影响。

（2）试验中所用消毒剂的浓度应为杀菌试验中使用的最高浓度。

（3）同一消毒剂拟对多种微生物进行杀灭试验时，所用中和剂应按微生物种类分别进行鉴定试验，具体如下：

a）细菌繁殖体，可在大肠杆菌、金黄色葡萄球菌、铜绿假单胞菌中任选其一进行试验；

b）细菌芽孢、白色念珠菌、黑曲霉菌、分枝杆菌应分别进行鉴定试验；

c）当用其他特定微生物进行杀灭试验时，均应以该特定微生物进行中和剂的鉴定试验。

（4）鉴定中应根据杀灭试验的设计，选择合适的试验方法。一般悬液鉴定试验结果可用于载体试验。

过滤冲洗去除方法的鉴定及评价的规定见 GB/T 38502—2020《消毒剂实验室杀灭效果检验方法》中 5.5.3、5.5.4 的规定。

八百〇九、细菌杀灭试验，对实验器材有哪些要求？

答：（1）实验菌种：金黄色葡萄球菌、大肠杆菌、铜绿假单胞菌和枯草杆菌黑色变种芽孢等微生物的悬液或菌片。

（2）消毒剂：作用浓度应以实验菌与消毒剂的混合液中有效成分的最终浓度为准。

（3）去除残留消毒剂的中和剂或设备。

（4）实验试剂：消毒剂稀释用标准硬水（硬度 342mg/L）、有机干扰物质、TSA 培养基见 GB/T 38502 的附录 B、含中和剂的胰蛋白胨大豆肉汤培养基（中和剂 TSB），中和剂经鉴定合格。

（5）设备与耗材：刻度吸管（1.0mL、5.0mL）、恒温水浴箱、恒温培养箱、电动混均器、秒表。

八百一十、进行细菌杀灭试验时如何分组？

答：试验中应分以下各组：

（1）实验组：按测试目的有两种选择。

a）第一种适用于消毒产品鉴定。根据使用说明书，选定试验菌和一个消毒剂浓度（即产品使用说明书中指定的最低浓度）以及 3 个作用时间（说明书指定最短作用时间，指定最短作用时间的 0.5 倍，指定最短作用时间的 1.5 倍。如说明书最短时间为 20min，则 3 个作用时间应分别为 20min、10min 和 30min）进行试验。

b）第二种适用于消毒产品日常监测。根据所试菌种和消毒剂对该菌的杀灭能力，选定一种或以上的微生物和一个消毒剂浓度（即产品使用说明书中指定的最低浓度）以及1个作用时间（说明书指定最短作用时间）进行试验。

（2）阳性对照组：用标准硬水代替消毒剂溶液，按上述同样的步骤进行试验。所得结果代表试验体系中的菌液浓度，以其作为对照组活菌浓度。

八百一十一、细菌杀灭试验有哪些注意事项？

答：（1）在杀菌试验中，每次均应设置阳性对照。

（2）试验中所使用的中和剂、稀释液和培养基等各批次均应进行无菌检查，发现有菌生长，则全部试验重做。

八百一十二、标准硬水（硬度342mg/L）中包括哪些成分？

答：（1）氯化钙（$CaCl_2$）：0.304g；

（2）氯化镁（$MgCl_2 \cdot 6H_2O$）：0.139g；

（3）蒸馏水加至1 000mL。

将各成分加入1 000mL蒸馏水中，待完全溶解后，用0.45μm滤膜过滤除菌备用。

八百一十三、细菌杀菌试验操作中有哪些程序？

答：（1）悬液定量杀菌试验操作程序；

（2）载体浸泡杀菌试验操作程序，其中载体浸泡定量杀菌试验操作程序及载体浸泡定性灭菌试验操作程序；

（3）滤膜过滤悬液定量杀灭试验及评价规定；

（4）分枝杆菌杀灭试验；

（5）真菌杀灭试验。

上述试验程序及评价规定按GB/T 38502相关规定。

八百一十四、细菌杀灭试验评价消毒效果如果规定？

答：（1）评价消毒效果时，要求在产品说明书指定的浓度与3个作用时间重复试验3次。在产品指定最低浓度与最短作用时间，以及最短作用时间的1.5倍时，要求悬液定量杀灭试验中各次的杀灭对数值均大于或等于5.00。载体定量杀灭试验中，各次的杀灭对数值均大于或等于3.00，判定为消毒合格。在产品指定浓度与最短作用时间的0.5倍时，可允许对不同细菌或在部分重复次数中出现不合格结果。

（2）对载体浸泡定性灭菌试验，阳性对照组有菌生长且菌数符合要求，阴性对照组无菌生长，5 次试验均无菌生长，判定为灭菌合格。

（3）报告中应将各次试验的结果全部以表格的形式列出。阳性对照组应列出各次实验菌浓度，以及平均实验菌浓度。实验组应列出杀灭对数值，例如，杀灭对数值大于或等于 5.00 时，可表示为"≥5.00"而不必列出具体的数字；杀灭对数值小于 5.00 时，应列出具体的数字（例如 2.58、4.65）。

八百一十五、消毒剂杀菌作用影响因素试验有哪些？

答：（1）实验器材；

（2）试验微生物的选择；

（3）消毒剂浓度和作用时间的设定；

（4）有机物对杀灭微生物效果影响的测定；

（5）温度对杀灭微生物效果影响的测定；

（6）pH 对杀灭微生物效果影响的测定；

（7）评价规定。

八百一十六、消毒剂杀菌作用影响因素对实验器材有哪些要求？

答：（1）实验菌种：菌片与菌悬液（按 GB/T 38502 中 5.1 的要求和方法制备）。

（2）实验试剂：中和剂（经中和剂试验鉴定合格）、盐酸（用无菌纯化水配制）、氢氧化钠（用无菌纯化水配制）、有机物（根据消毒剂的使用对象选择，如酵母粉、血清、蛋白胨、牛血清白蛋白）。

（3）实验设备与耗材：恒温水浴箱、冷水浴装置（可放入试管架的容器，以冰水调节水温）、温度计、pH 计。

八百一十七、消毒剂鉴定试验的试验微生物如何选择？

答：根据所测消毒剂鉴定需要决定。一般情况下，对细菌繁殖体应选择大肠杆菌和金黄色葡萄球菌，作为革兰氏阴性菌与阳性菌的代表；对细菌芽孢应选择枯草杆菌黑色变种芽孢。也可直接选择特定的微生物进行试验。

八百一十八、消毒剂杀菌试验，其浓度和作用时间如何设定？

答：试验应分为两组，各组消毒剂浓度和作用时间的设定如下。

（1）实验组：各组因素影响的测定，均用杀灭相应微生物试验所得最低有效浓度和 3 个作用时间进行杀灭试验。以该最低有效浓度所需的最短有效时间和最短有效时间的

2倍、3倍为3个作用时间。试验结果应测出合格杀灭对数值的最低有效剂量。必要时，可根据需要调整消毒剂浓度和作用时间，若最短有效时间较长（大于30min），可根据情况适当缩短作用时间的组距。对最短有效时间较短者（小于5min），可根据情况适当延长作用时间的组距。

（2）阳性对照组：用标准硬水代替消毒剂溶液按消毒剂浓度和作用时间的设定进行试验。所得结果代表活菌浓度。

八百一十九、有机物对杀灭微生物效果影响如何测定？

答：（1）以小牛血清为有机物代表，应设置无小牛血清对照组、含25%小牛血清组、含50%小牛血清组等3组。各组所用消毒剂浓度和作用时间依据消毒剂浓度和作用时间的设定进行。

（2）菌悬液与无菌小牛血清按1:1与3:1比例混合，分别配成含50%与25%小牛血清的菌悬液。此含小牛血清的菌悬液，可用于悬液定量杀菌试验，亦可滴染菌片进行载体定量试验。

（3）以悬液定量杀灭试验或载体浸泡定量杀灭试验进行测定，试验程序见细菌杀灭试验。

（4）试验应重复3次。

（5）计算每次试验的杀灭对数值和平均杀灭对数值。

八百二十、温度对杀灭微生物效果影响如何测定？

答：（1）设置10℃±1℃、20℃±1℃、30℃±1℃等，以10℃为间隔。各组消毒剂浓度和作用时间的设置见消毒剂浓度和作用时间的设定。

（2）以悬液定量杀灭试验或载体浸泡定量杀灭试验进行测定。

（3）试验应重复3次。

（4）计算每次试验的杀灭对数值和平均杀灭对数值。

八百二十一、pH对杀灭微生物效果影响如何测定？

答：（1）以该消毒剂的使用浓度pH和使用浓度的pH加2、pH减2，设3组进行试验。对消毒液pH的调节，先用pH计测定原消毒剂的pH，在偏酸时慢慢滴加氢氧化钠溶液，偏碱时慢慢滴加盐酸溶液以调整。随时用pH计测定消毒剂的pH。当达到所要求的pH后，停止调整，进行随后的试验。必要时，在pH调整后可测定有效成分含量以观察是否受到pH变化的影响。

（2）各 pH 组所用消毒液浓度和作用时间，按消毒剂浓度和作用时间设定。

（3）以悬液定量杀灭试验或载体浸泡定量杀灭试验进行测定。

（4）试验应重复 3 次。

（5）计算每次试验的杀灭对数值和平均杀灭对数值。

八百二十二、非无菌产品微生物限度检查采取什么方法？如何定义？

答：非无菌产品微生物限度检查采取的是微生物计数法。

微生物计数法是用于能在有氧条件下生长的嗜温细菌和真菌的计数方法。

八百二十三、非无菌产品微生物回收试验方法有哪几种？简述其检验方法？

答：无菌产品微生物回收试验方法包括平皿法（倾注法和涂布法）、薄膜过滤法或 MPN 法。

（1）平皿法：取制备好的供试液适量至少每种培养基接种至 2 个平皿，以算数平均值作为试验结果。

a）平皿法（倾注法）：取制备好的供试液 1mL，注入直径 90mm 的无菌平皿中，注入 15mL～20mL 温度不超过 45℃熔化的胰酪大豆胨琼脂或沙氏葡萄糖琼脂培养基，混匀，凝固，倒置培养，若使用直径较大的平皿，培养基的用量应相应增加，分别按照需氧菌（培养温度 30℃～35℃、不超过 3d）或霉菌和酵母菌（培养温度 20℃～25℃、不超过 5d）条件培养并计数，同法测定菌液对照组菌数。结果判定：试验组菌落数减去供试品对照组菌落数的值与菌落对照组比值应在 0.5～2 范围内。

b）平皿法（涂布法）：取适量（通常为 15mL～20mL）温度不超过 45℃的胰酪大豆胨琼脂或沙氏葡萄糖琼脂培养基，注入直径 90mm 的无菌平皿，凝固，制成平板，采用适宜的方法使培养基表面干燥。若使用直径较大的平皿，培养基用量也应相应增加。每一平板表面接种制备好的供试液不少于 0.1mL，分别按照需氧菌（培养温度 30℃～35℃、不超过 3d）或霉菌和酵母菌（培养温度 20℃～25℃、不超过 5d）条件培养并计数，同法测定菌液对照组菌数。结果判定：试验组菌落数减去供试品对照组菌落数的值与菌落对照组比值应在 0.5～2 范围内。

（2）薄膜过滤法：薄膜过滤法所采用的滤膜孔径应不大于 0.45μm，直径一般为 50mm，若采用其他直径的滤膜冲洗量应进行相应的调整。供试品及其溶剂应不影响滤膜材质对微生物的截留。滤器及滤膜使用前应采用适宜的方法灭菌。使用时，应保证滤膜在过滤前后的完整性。水溶性供试液过滤前先将少量的冲洗液过滤以润湿滤膜。油类供试品，其滤膜和滤器在使用前应充分干燥。为发挥滤膜的最大过滤效率，应注意保持供试品溶液及冲洗液覆盖整个滤膜表面。供试液经薄膜过滤后，若需要用冲洗液冲洗滤膜，每张滤膜每次冲洗量一般为100mL。总冲洗量一般不超过500mL，最多不得超过1 000mL，以避免滤膜上的微生物受损伤。

取制备的供试液适量（一般取相当于1g、1mL或10cm²的供试品，若供试品中所含的菌数较多时，供试液可酌情减量），加至适量的稀释液中，混匀，过滤。用适量的冲洗液冲洗滤膜。若测定需氧菌总数，转移滤膜菌面朝上贴于胰酪大豆胨琼脂培养基平板上；若测定霉菌和酵母总数，转移滤膜菌面朝上贴于沙氏葡萄糖琼脂培养基平板上。分别按照需氧菌（培养温度30℃~35℃、不超过3d）或霉菌和酵母菌（培养温度20℃~25℃、不超过5d）条件培养并计数，同法测定菌液对照组菌数。结果判定：试验组菌落数减去供试品对照组菌落数的值与菌落对照组比值应在0.5~2范围内。

（3）MPN法：取制备好的供试液至少做成连续3个稀释级，每一稀释级取3份1mL分别接种至3管装有9mL~10mL胰酪大豆胨液体培养基中，接种管置30℃~35℃培养不超过3d，逐日观察各管微生物生长情况。如果由于供试品的原因使得结果难以判断，可将该管培养物转种至胰酪大豆胨液体培养基或胰酪大豆胨琼脂培养基，在相同条件下培养1d~2d，观察是否有微生物生长。根据微生物生长的管数从《微生物最可能数检索表》查被测供试品1g、1mL或10cm²中需氧菌总数的最可能数。结果判定：采用MPN法时，试验组菌数应在菌液对照组菌数的95%置信限内。

MPN法的适用性：MPN法的精密度和准确度不及薄膜过滤法和平皿计数法，仅在供试品需氧菌总数没有适宜计数方法的情况下使用，本法不适用于霉菌计数。

八百二十四、举例说明运用MPN法测试某样品微生物限度的计算方法及其注意事项？

答：（1）供试液制备：以固体样品为例，称取供试品10g加入已灭菌的100mL pH7.0氯化钠-蛋白胨缓冲液中，振摇，使其混匀或充分溶解；

（2）取上述制备好的供试液按十倍稀释法做成3个稀释级（0.1/0.01/0.001），每一稀释级取3份1mL分别接种至3管装有9mL~10mL胰酪大豆胨液体培养基中，接种管置30℃~35℃培养不超过3d，逐日观察各管微生物生长情况。根据微生物生长的管数从《微生物最可能数检索表》查被测供试品1g样品中需氧菌总数的最可能数。以下为3个稀释级别重复3次的供试液微生物生长的管数：

a）0.1级：10^{-1}、10^{-2}、10^{-3}，以上3管均有微生物生长，即为3；

b）0.01级：100^{-1}、100^{-2}、100^{-3}，其中2管有微生物生长，即为2；

c）0.001级：100^{-1}、100^{-2}、100^{-3}，其中1管有微生物生长，即为1。

根据以上微生物生长的管数，数量指标即为 321，到《微生物最可能数检索表》查询到需氧菌总数最可能数对应表中数值为 150MPN/g，其对应的 95% 置信限（下限 30、上限 380）；需氧菌总数最可能数 = 150 × 10 倍/10g = 150CFU/g，计算方法：

需氧菌总数最可能数 = 菌数近视值 × 数量指标第 1 位数的稀释度/称取供试品质量

（3）实验同时需要做阳性对照，阳性对照稀释级别和方法同（1）供试液制备，最后各稀释级再分别加入不大于 100CFU/mL 菌液，同法同条件下培养，逐日观察各管微生物生长情况。根据微生物生长的管数从《微生物最可能数检索表》查询到阳性对照菌中需氧菌总数的最可能数。如下为 3 个级别阳性菌液微生物生长的管数：

a）0.1 级：10^{-1}、10^{-2}、10^{-3}，以上 3 管均有微生物生长，即为 3；

b）0.01 级：100^{-1}、100^{-2}、100^{-3}，其中有 2 管有微生物生长，即为 2；

c）0.001 级：100^{-1}、100^{-2}、100^{-3}，其中有 0 管有微生物生长，即为 0。

根据以上微生物生长的管数，数量指标为 320，到《微生物最可能数检索表》查询需氧菌总数最可能数对应表中数值为 93MPN/g，其对应的 95% 置信限（下限 18、上限 360）；需氧菌总数最可能数 = 93 × 10 倍/10g = 93CFU/g。

（4）结果判定：从上述实验得出的数据可知，试验组菌数是 150CFU/g，在菌液对照组菌数的 95% 置信限（下限 18、上限 360）内，所以采取的 MPN 法是可行的，检出供试品需氧菌总数最可能数的结果为 150CFU/g。

应用 MPN 法计数的注意事项：

（1）菌液稀释度的选择要合适，其原则是最低稀释度的所有重复都应有微生物生长，而最高稀释度的所有重复应无菌生长；

（2）在确定数量指标时，以上举例为稀释 3 个级别重复 3 次测试，如需更多次重复时，不管重复次数如何，都是 3 位数字，第一位数字必须是所有试管都生长微生物的某一稀释度的培养试管，后两位数字依次为以下两个稀释度的生长管数，如果再往下的稀释仍有微生物生长管数，则将此数加到前面相邻的第三位数上即可。

第六章　复用医疗器械清洗、消毒与灭菌

八百二十五、何谓清洗？

答：清洗是指去除医疗器械、器具和物品上污染物的全过程，流程包括冲洗、洗涤、漂洗和终末漂洗。

八百二十六、何谓冲洗？

答：冲洗是指使用流动水去除器械、器具和物品表面污物的过程。

八百二十七、何谓洗涤？

答：洗涤是指使用含有医用清洗剂的清洗用水，去除器械、器具和物品污染物的过程。

八百二十八、何谓漂洗？

答：漂洗是指用流动水冲洗洗涤后的器械、器具和物品上残留物的过程。

八百二十九、何谓终末漂洗？

答：终末漂洗是指用经纯化的水对漂洗后的器械、器具和物品进行最终处理的过程。

八百三十、何谓超声波清洗器？

答：超声波清洗器是指利用超声波在水中振荡产生"空化效应"进行清洗的设备。

八百三十一、何谓清洗消毒器？

答：清洗消毒器是指用于清洗消毒诊疗器械、器具和物品的设备。

八百三十二、何谓 A_0 值？

答：A_0 值是评价湿热消毒效果的指标，当以 Z 值表示的微生物杀灭效果为 10K 时，

温度相当于80℃的时间（s）。

八百三十三、何谓外来医疗器械？

答：外来医疗器械是指由器械供应商租借给医院可重复使用，主要用于与植入物相关手术的器械。

八百三十四、何谓植入物？

答：植入物是指放置于外科操作造成的或者生理存在的体腔中，留存时间为30d或者以上的可植入性医疗器械。

注：WS 310.1—2016中植入物特指非无菌、需要医院进行清洗消毒与灭菌的植入性医疗器械。

八百三十五、何谓植入性医疗器械？

答：只能通过医疗或外科手术去除的医疗器械。

预期其被全部或部分插入人体或自然腔道中，或替代上表皮或眼表面，并且存留至少30d。

注：植入性医疗器械的定义包含有源植入性医疗器械（GB/T 42061）。

八百三十六、何谓湿包？

答：湿包是指经灭菌和冷却后，肉眼可见包内或包外存在潮湿、水珠等现象的灭菌包。

八百三十七、诊疗器械、器具和物品使用后再处理应符合哪些基本原则？

答：（1）进入人体无菌组织、器官、腔隙，或接触人体破损的皮肤和黏膜的诊疗器械、器具和物品应进行灭菌。

（2）接触完整皮肤、黏膜的诊疗器械、器具和物品应进行消毒。

（3）被朊病毒、气性坏疽及突发原因不明的传染病病原体污染的诊疗器械、器具和物品，应执行WS/T 367《医疗机构消毒技术规范》的规定。

八百三十八、复用医疗器械再处理对人员的要求有哪些？

答：医院应根据消毒供应中心（CSSD）的工作量及各岗位需求，科学、合理配置具有职业资格的护士、消毒员和其他工作人员。CSSD的工作人员应接受与其岗位职责相应的岗位培训，正确掌握以下知识与技能：

（1）各类诊疗器械、器具和物品的清洗、消毒、灭菌的知识与技能。

（2）相关清洗消毒、灭菌设备的操作规程。

（3）职业安全防护原则和方法。

（4）医院感染预防与控制的相关知识。

（5）相关的法律、法规、标准、规范。

八百三十九、处理复用医疗器械需要哪些防护用品？

答：根据工作岗位的不同需要，应配备相应的个人防护用品，包括圆帽、口罩、隔离衣或防水围裙、手套、专用鞋、护目镜、面罩等。去污区应配置洗眼装置。

八百四十、复用医疗器械再处理工作区域划分应遵循什么基本原则？

答：（1）物品由污到洁，不交叉、不逆流。

（2）空气流向由洁到污，采用机械通风的，去污区保持相对负压，检查包装及灭菌区保持相对正压。

八百四十一、复用医疗器械再处理的各工作区域温度、相对湿度及机械通风换气频率的要求是什么？

答：要求见表6-1。

表6-1　复用医疗器械再处理的各工作区域温度、相对湿度及机械通风换气频率的要求

工作区域	温度/℃	相对湿度/%	换气频率/（次/h）
去污区	16~21	30~60	≥10
检查包装及灭菌区	20~23	30~60	≥10
无菌物品存放区	低于24	低于70	4~10

八百四十二、复用医疗器械再处理的各工作区域的照明要求是什么？

答：要求见表6-2。

表6-2　复用医疗器械再处理的各工作区域的照明要求

工作面/功能	最低照度/lx	平均照度/lx	最高照度/lx
普通检查	500	750	1 000
精细检查	1 000	1 500	2 000
清洗池	500	750	1 000

表6-2（续）

工作面/功能	最低照度/lx	平均照度/lx	最高照度/lx
普通工作区域	200	300	500
无菌物品存放区域	200	300	500

八百四十三、诊疗器械、器具和物品处理的基本要求有哪些？

答：（1）通常情况下应遵循先清洗后消毒的处理程序。被朊病毒、气性坏疽及突发原因不明的传染病病原体污染的诊疗器械、器具和物品应遵循 WS/T 367 的规定进行处理。

（2）应根据 WS 310.1 的规定，选择清洗、消毒或灭菌处理方法。

（3）清洗、消毒、灭菌效果的监测应符合 WS 310.3 的规定。

（4）耐湿、耐热的器械、器具和物品，应首选热力消毒或灭菌方法。

（5）应遵循标准预防的原则进行清洗、消毒、灭菌。

（6）设备、器械、物品及耗材使用应遵循生产厂家的使用说明或指导手册。

（7）外来医疗器械及植入物的处置应符合以下要求：

a）CSSD 应根据手术通知单接收外来医疗器械及植入物；依据器械供应商提供的器械清单，双方共同清点核查、确认、签名，记录应保存备查。

b）应要求器械供应商送达的外来医疗器械、植入物及盛装容器清洁。

c）应遵循器械供应商提供的外来医疗器械与植入物的清洗、消毒、包装、灭菌方法和参数。急诊手术器械应及时处理。

d）使用后的外来医疗器械，应由 CSSD 清洗消毒后方可交器械供应商。

八百四十四、朊病毒、气性坏疽和突发不明原因传染病的病原体污染物品和环境的消毒处理流程是什么？

答：（1）朊病毒污染的处理流程：疑似或确诊朊病毒感染的病人宜选用一次性诊疗器械、器具和物品，使用后应进行双层密闭封装焚烧处理。可重复使用的污染器械、器具和物品，应先浸泡于 1mol/L 氢氧化钠溶液内作用 60min，再按照 WS 310.2—2016《医院消毒供应中心　第2部分：清洗消毒及灭菌技术操作规范》进行处理。压力蒸汽灭菌应选用 134℃~138℃、18min 或 132℃、30min 或 121℃、60min。

（2）气性坏疽污染的处理流程：气性坏疽污染的处理流程应符合《消毒技术规范》（2002 年版）的规定和要求。应先采用含氯或含溴消毒剂 1 000mg/L~2 000mg/L 浸泡 30min~45min 后，有明显污染时应采用含氯消毒剂 5 000mg/L~10 000mg/L 浸泡至少

60min 后，再按照 WS 310.2—2016 进行处理。

（3）突发不明原因传染病污染器械处理流程：突发不明原因传染病污染的诊疗器械、器具和物品的处理应符合国家届时发布的规定要求。没有要求时，其消毒原则如下：在传播途径不明时，应按照多种传播途径确定消毒的范围；按病原体所属微生物类别中抵抗力最强的微生物确定消毒剂量（可按照杀灭芽孢的剂量确定）。

八百四十五、复用医疗器械、器具和物品处理的操作流程是什么？

答：预处理→回收→分类→清洗→消毒→干燥→器械检查与保养→包装→灭菌→储存→发放。

八百四十六、复用医疗器械、器具和物品如何回收？

答：（1）直接置于密闭的容器中，精密器械应采用保护措施，由 CSSD 集中回收处理。

（2）被朊病毒、气性坏疽及突发不明的传染病病原体污染的诊疗器械、器具和物品，使用者应双层封闭包装并标明感染性疾病名称，由 CSSD 单独回收处理。

八百四十七、复用医疗器械如何分类？

答：根据器械污染程度、精密程度、材质耐热情况、器械结构及拆卸特点进行分类。
注：拆卸到最小功能单位。

八百四十八、选择器械清洗方法的原则有哪些？

答：根据器械材质和精密程度选择有效的清洗方法：耐水洗、耐湿热材质的器械采用机械清洗方法；不耐水、不耐湿热材料的精密、复杂器械采用手工清洗方法；结构复杂的器械应拆卸后清洗；精密贵重器械的清洗应遵循或参考生产厂家提供的说明书或指导手册。

八百四十九、复用医疗器械清洗的流程如何？

答：冲洗→洗涤→漂洗→终末漂洗。

八百五十、影响清洗的因素有哪些？

答：包括清洗用水、清洗剂、清洗工具、清洗技术及方法、清洗设备等因素。

八百五十一、器械使用后应及时做预处理吗？预处理的方法及重要性有哪些？

答：应及时做预处理。

预处理的方法包括：去除器械表面残留的明显血污、大颗粒污染物，将一次性废物丢弃，复用器械进行保湿。

预处理的重要性包括：防止有机污染物干涸，能有效防止器械生锈，预处理过的器械清洗时间会缩短，预处理过的器械清洗合格率会提高，降低病人感染风险。

八百五十二、医用清洗剂如何分类和使用？

答：医用清洗剂按种类分为碱性、酸性、中性和酶4种，根据器械的材质、污染物种类，选择适宜的清洗剂，使用遵循厂家产品说明书。

（1）碱性清洗剂：pH＞7.5，对各种有机物有较好的去除作用，对金属腐蚀性小，不会加快返锈的现象。

（2）酸性清洗剂：pH＜6.5，对无机固体粒子有较好的溶解去除作用，对金属物品的腐蚀性小。

（3）中性清洗剂：pH为6.5~7.5，对金属无腐蚀。

（4）酶清洗剂：含酶的清洗剂，有较强的去污能力，能快速分解蛋白质等多种有机污染物。

八百五十三、水的表面张力对器械清洗的影响有哪些？

答：水的表面张力是指水分子之间由于相互吸引而产生的与液面相切导致面积缩小的力，其对器械清洗效果的影响体现在以下几方面：

首先是在表面张力的作用下导致水呈现水滴状，使污垢不能得到充分溶解，因此在实际操作中需要在水中加入表面活性剂，能显著降低溶液表面张力的物质，使污垢能够充分溶解；

其次是在器械的干燥环节，水的表面张力容易造成水滴大量附着在医疗器械表面，影响器械的干燥，在实际操作中为了避免这一现象需要添加表面活性剂，减小其影响；

最后是水的表面张力对器械的外观会产生影响，长期使用杂质较重的水进行医疗器械的清洗，在水的表面张力的影响下，会导致形成水印、水垢，影响器械的使用与外观。

八百五十四、复用医疗器械的清洗方法如何？

答：清洗方法包括机械清洗、手工清洗。机械清洗适用于大部分常规器械的清洗。手工清洗适用于精密、复杂器械的清洗和有机物污染较重的器械的初步处理；不应使用研磨型清洗材料和用具用于器械处理，应选用与器械材质相匹配的刷洗用具和用品，如低纤维絮擦布。

八百五十五、机械清洗和手工清洗相比，二者有何区别？

答：机械清洗包括超声波清洗和自动清洗消毒器清洗，机械清洗应遵循器械和设备厂家使用说明书，选择正确的清洗程序，不同种类的器械应正确选择器械篮筐和清洗装载架。

手工清洗适用于精密、复杂器械的清洗和有机物污染较重的器械的初步处理。

八百五十六、手工清洗的注意事项是什么？

答：（1）水温宜为 15℃ ~30℃ 。

（2）去除干涸的污渍应先用医用清洗剂浸泡，再刷洗或擦洗。有锈迹应除锈。

（3）刷洗应在水面下进行，防止产生气溶胶。

（4）管腔器械宜选择合适的清洗刷清洗内腔，再用压力水枪冲洗。

（5）不应使用研磨型清洗材料和用具用于器械处理，应选用与器械匹配的刷洗用具和用品。

八百五十七、超声波清洗的注意事项有哪些？

答：（1）超声波清洗可作为手工清洗或机械清洗的预清洗手段。

（2）清洗时应盖好超声波清洗机的盖子，防止产生气溶胶。

（3）应根据器械的不同材质选择相匹配的超声频率。

（4）清洗时间不宜超过 10min。

八百五十八、清洗用具的消毒方法如何？

答：清洗用具（如清洗刷、擦布等）采用湿热消毒或化学消毒方法消毒、干燥、备用。

八百五十九、机械清洗物品装载时应考虑哪些因素？

答：清洗物品应充分接触水流；器械轴节应充分打开；可拆卸的部分应拆卸后清洗；容器应开口朝下或倾斜摆放；根据器械类型使用专用清洗架和配件。精密器械和锐利器械的装载应使用固定保护装置。每次装载结束应检查清洗旋转臂，其转动情况不应受到器械、器具和物品的阻碍。

八百六十、每日清洗消毒器运行前检查哪些内容？

答：应确认水、电、蒸汽、压缩空气达到设备工作条件。医用清洗剂的储量充足。舱门开启应达到设定位置。密封圈完整；清洗的旋转臂转动灵活；喷淋孔无堵塞；清洗架进出轨道无阻碍。应检查设备清洁状况，包括设备的内舱壁、排水网筛、排水槽、清洗架和清洗旋转臂等。

八百六十一、手术器械附着生物膜的因素有哪些？为什么会影响灭菌效果？

答：使用过的手术器械上会残留病人的人体组织、分泌物、体液、血液、排泄物等非水溶性污物，包括病原微生物，若不进行彻底清洗，将形成生物膜。生物膜的形成可使细菌定植在物品表面，并提供充足的营养、水以及适合微生物生长的温度。因此，生物膜会阻碍消毒剂和灭菌介质的穿透，导致灭菌的失败。

八百六十二、什么是 ATP 生物荧光法？它的原理是什么？

答：ATP（三磷酸腺苷）是生命体的主要能量传输物，由腺嘌呤、核糖和三个磷酸基团连接而成。ATP 在失去一个磷酸基团时释放能量，此时其从 ATP 变为 ADP（二磷酸腺苷）。ATP 测试仪的原理如下：当存在 ATP 时，荧光素酶在 ATP 的参与下催化荧光素产生激活态的氧化荧光素，发出荧光，且荧光强度与 ATP 的含量成正比，可间接反映微生物或有机物的含量。ATP 生物荧光检测法能快速找出医疗器械清洗的薄弱环节，有效干预，从而有助于提高清洗质量，降低医院感染风险。

八百六十三、一般情况下手术器械生锈的原因有哪些？生锈的器械如果不除锈就进入清洗机清洗会影响其他器械吗？

答：生锈的原因：术后器械没有预清洗或预清洗不彻底，导致表面附着物时间过长，进而腐蚀诱发生锈；错误使用除锈剂、含氯消毒剂等耗材导致器械被腐蚀，进而诱发生锈；润滑浓度太低，润滑不到位，导致摩擦位置破损，进而诱发生锈。

新器械混入多数已经生锈的器械中使用，锈会传染，导致锈迹滋生扩展。

八百六十四、消毒和灭菌的区别是什么？

答：（1）两者要求达到的处理水平不同：消毒是清除或杀灭传播媒介上的病原微生物，使其达到无害化的处理，无法杀灭细菌芽孢。灭菌是指杀灭医疗器械、器具和物品上一切微生物的处理（包括细菌芽孢）。

（2）两者选用的处理方法不同：灭菌与消毒相比，要求更高。

（3）应用的场所与处理的物品不同：灭菌主要用于处理医院中进入人体无菌组织器官的诊疗器械、器具和物品。消毒用于处理日常生活和工作场所的物品，也用于医院中一般场所与物品的处理。

八百六十五、复用医疗器械消毒的方法有哪些？

答：首选机械湿热消毒（如全自动清洗机、煮沸消毒机、减压沸腾清洗机），也可采用75%乙醇、酸性氧化电位水或其他消毒剂进行消毒（含氯消毒剂、含溴消毒剂等）。湿热消毒应采用经纯化的水，电导率≤15μS/cm（25℃）。酸性氧化电位水适用于手工清洗后不锈钢和其他非金属材质器械、器具和物品灭菌前的消毒。

八百六十六、如何根据消毒物品的性质选择消毒或灭菌方法？

答：耐热、耐湿的诊疗器械、器具和物品应首选压力蒸汽灭菌；耐热的油剂类和干粉类等应采用干热灭菌；不耐热、不耐湿的物品宜采用低温灭菌方法（如环氧乙烷灭菌、过氧化氢低温等离子体灭菌或低温甲醛蒸汽灭菌等）；物体表面消毒宜考虑表面性质，光滑表面宜选择合适的消毒剂擦拭或紫外线消毒器近距离照射；多孔材料表面宜采用浸泡或喷雾消毒法。

八百六十七、如何根据物品污染微生物的种类、数量选择消毒灭菌方法？

答：根据物品污染微生物的种类、数量选择消毒灭菌方法，应做到以下方面：对受到致病菌芽孢、真菌孢子、分枝杆菌和经血液传播病原体（乙型肝炎病毒、丙型肝炎病毒、艾滋病病毒等）污染的物品，应采用高水平消毒或灭菌。对受到真菌、亲水病毒、螺旋体、支原体、衣原体等病原微生物污染的物品，应采用中水平以上的消毒方法。对受到一般细菌和亲脂病毒污染的物品，应采用达到中水平或低水平的消毒方法。杀灭被有机物保护的微生物时，应加大消毒剂的使用量和（或）延长消毒时间。消毒物品上微生物污染特别严重时，应加大消毒剂的使用量和（或）延长消毒时间。

八百六十八、影响化学消毒剂效果的因素有哪些？

答：消毒剂的浓度与作用时间；温度与湿度；微生物污染的程度；酸碱度；有机物；化学拮抗物质；穿透条件；表面张力。

八百六十九、使用酸性氧化电位水消毒的注意事项有哪些？

答：（1）应先彻底清除器械、器具和物品上的有机物，再进行消毒处理。

（2）酸性氧化电位水对光敏感。有效氯浓度随时间延长而下降，宜临用现配。

（3）储存应选用避光、密闭、硬质聚氯乙烯材质制成的容器。室温下储存不超过 3d。

（4）每次使用前应在使用现场酸性氧化电位水出水口处分别检测 pH 和有效氯浓度。检测数值应符合指标要求。

（5）对铜、铝等非不锈钢的金属器械、器具和物品有一定的腐蚀作用，应慎用。不得将酸性氧化电位水和其他药剂混合使用。

（6）皮肤过敏人员操作时应戴手套。酸性氧化电位水长时间排放可造成排水管路的腐蚀，故应每次排放后再排放少量碱性还原电位水或自来水。

八百七十、复用医疗器械湿热消毒的温度与时间应符合哪些要求？

答：消毒后直接使用的诊疗器械、器具及物品，湿热消毒温度应 ≥90℃，时间 ≥5min，或 A_0 值 ≥3 000；消毒后继续灭菌处理的，其湿热消毒温度应 ≥90℃，时间 ≥1min，或 A_0 值 ≥600，见表 6 - 3。

表 6 - 3　湿热消毒温度与时间要求

湿热消毒方法	温度/℃	最短消毒时间/min
消毒后直接使用	93	2.5
	90	5
消毒后继续灭菌处理	90	1
	80	10
	75	30
	70	100

八百七十一、复用医疗器械干燥方法如何选择？

答：（1）宜首选干燥设备进行干燥处理。根据器械的材质选择适宜的干燥温度，金属类干燥温度为 70℃ ~90℃；塑胶类干燥温度为 65℃ ~75℃。

（2）不耐热器械、器具和物品可使用消毒的低纤维絮擦布、压力气枪或 ≥95% 乙醇进行干燥处理。

（3）管腔器械内的残留水迹可用压力气枪等进行干燥处理。

（4）不应使用自然干燥方法进行干燥。

八百七十二、复用医疗器械如何进行检查和保养？

答：（1）采用目测或使用带光源放大镜进行检查。器械表面及关节、齿牙处应光洁，无血渍、污渍、水垢等残留物质和锈斑，功能完好，无损毁。

（2）清洗质量不合格的，应重新处理；功能损毁或锈蚀严重的应及时维修或报废。

（3）带电源器械应进行绝缘性能等安全检查。

（4）应使用医用润滑剂进行器械保养。不应使用石蜡油等非水溶性的产品作为灭菌润滑剂。

八百七十三、复用医疗器械的包装方法有哪些？

答：（1）闭合式包装：手术器械若采用闭合式包装方法，应由 2 层包装材料分 2 次包装。

（2）密封式包装：应采用纸袋、纸塑袋等材料。

（3）硬质容器：应遵循生产厂家的使用说明书和提供的灭菌参数。

（4）普通棉布包装：应一用一清洗，无污渍，灯光检查无破损。

八百七十四、硬质容器有哪些使用与操作要求？

答：（1）硬质容器的组成：应由盖子、底座、手柄、灭菌标识卡槽、垫圈和灭菌剂孔组成。盖子应有可通过灭菌介质的阀门或过滤部件，并应具有无菌屏障功能。

（2）使用原则：使用方法应遵循生产厂家的使用说明书和提供的灭菌参数；首次使用应进行灭菌过程有效性的测试，包括物理、化学、生物监测，并对器械干燥时间进行评估，检查有无湿包；每次使用应进行清洗、消毒、干燥处理；包装前应检查硬质容器的完整性：盒盖、底座的边缘无变形，对合紧密；盒盖垫圈平整、无脱落；若通气系统使用滤纸和固定架，应检查固定架的稳定性，一次性滤纸应每次更换，重复使用的滤纸应检查有无破损，保持清洁；若通气系统使用阀门，应遵循生产厂家说明书检查阀门，包括通气阀、疏水阀；闭锁装置完好，放置一次性锁扣（锁卡）封包。

八百七十五、复用医疗器械的包装步骤有哪些？

答：包括装配、包装、封包、注明标识等步骤。器械与敷料应分室包装。

八百七十六、复用医疗器械的封包要求是什么？

答：（1）包外应设有灭菌化学指示物。高度危险性物品灭菌包内还应放置包内化学指示物；如果透过包装材料可直接观察包内灭菌化学指示物的颜色变化，则不必放置包外灭菌化学指示物。

（2）闭合式包装应使用专用胶带，长度应与灭菌包体积、重量相适宜，松紧适度。封包应严密，保持完好闭合性。

（3）纸塑袋、纸袋等密封宽度≥6mm，包内器械距包装袋封口处应≥2.5cm。

（4）硬质容器应设置安全闭锁装置，无菌屏障完整性破坏后应可识别。

（5）灭菌物品包装标识应注明物品名称、包装者等内容。灭菌前应注明灭菌器编号、灭菌批次、灭菌日期和失效日期等相关信息。标识应具有可追溯性。

八百七十七、医疗机构常用的灭菌方式分为哪几种？

答：压力蒸汽灭菌、环氧乙烷灭菌、过氧化氢低温等离子灭菌、低温甲醛蒸汽灭菌、干热灭菌。

八百七十八、医用物品灭菌方法选择原则有哪些？

答：耐湿、耐热的手术器械应首选压力蒸汽灭菌方法。不耐湿、不耐热的手术器械应采用低温灭菌方法。不耐热、耐湿的物品宜选用化学浸泡灭菌的方法。无条件的医疗机构可采用灭菌剂浸泡灭菌。耐热、不耐湿的手术器械可采用干热灭菌方法。外来医疗器械及植入物、动力工具等特殊器械应按照器械公司提供的参数执行。

八百七十九、准备灭菌的器械物品必须达到什么条件？

答：清洁而干燥；包装完整且无皱褶或破损；包内有化学监测指示卡；包外有信息卡；器械包重量不宜超过7kg，敷料包重量不宜超过5kg；必须经过彻底清洗；快速灭菌不能用于植入性物品。

八百八十、压力蒸汽灭菌器的压力表和安全阀检测与验证的频次是如何规定的？

答：压力蒸汽灭菌器压力表应每半年检测和校验一次；安全阀应每一年检测和校验一次。

八百八十一、压力蒸汽灭菌器上压力表的作用有哪些？

答：压力蒸汽灭菌器上方装有两块显示灭菌器内部压力的压力表。一个通至柜内，其表示柜内达到的蒸汽压力。另一个通至夹层，其表示夹层中的蒸汽压力。

八百八十二、器械、物品灭菌装载注意事项有哪些？

答：（1）应使用专用灭菌架或篮筐装载灭菌物品，灭菌包之间应留有间隙。

（2）宜将同类材质的器械、器具和物品置于同一批次进行灭菌。

（3）材质不相同时，纺织类物品应放置于上层、竖放，金属器械类应放置于下层。

（4）手术器械包、硬质容器应平放，盆、盘、碗类物品应斜放，玻璃瓶等底部无孔的器皿类物品应倒立或侧放，纸袋、纸塑包装物品应侧放，利于蒸汽进入和冷空气排出。

（5）选择下排气压力蒸汽灭菌程序时，大包宜摆放于上层，小包宜摆放于下层。

（6）包与包之间必须留有适当空隙。

（7）物品不可以接触炉腔四壁。

（8）灭菌后物品冷却时间应＞30min。

八百八十三、每日灭菌前需要做哪些准备？

答：（1）每天设备运行前应进行安全检查，包括灭菌器压力表处在"零"的位置；记录打印装置处于备用状态；灭菌器柜门密封圈平整无损坏；柜门安全锁扣灵活、安全有效；灭菌柜内冷凝水排出口通畅；柜内壁清洁；电源、水源、蒸汽、压缩空气等运行条件符合设备要求。

（2）应遵循产品说明书对灭菌器进行预热。

（3）大型预真空压力蒸汽灭菌器应在每日开始灭菌运行前空载进行 B－D 测试（Bowie and Dick，用其开发者 J. H. Bowie 和 J. Dick 的姓氏命名的用于测试设备排气能力和蒸汽穿透能力的方法）。

八百八十四、湿热灭菌（高压蒸汽灭菌）的灭菌效果为什么高于干热灭菌？

答：在同一温度下，湿热的杀菌效力比干热大，其原因如下：

（1）湿热中细菌菌体吸收水分，蛋白质较易凝固，因蛋白质含水量增加，所需凝固温度降低。

（2）湿热的穿透力比干热大。

（3）湿热的蒸汽有潜热存在，每1g水在100℃时，由气态变为液态时可放出2.26kJ的热量。这种潜热能迅速提高被灭菌物体的温度，从而增加灭菌效力。

在使用高压蒸汽灭菌锅灭菌时，灭菌锅内冷空气的排除是否完全极为重要，因为空气的膨胀压大于水蒸汽的膨胀压，所以，当水蒸汽中含有空气时，在同一压力下，含空气蒸汽的温度低于饱和蒸汽的温度。

八百八十五、采用蒸汽灭菌的优点有哪些?

答:穿透性佳,放热能力强,瞬间升温高;灭菌快;灭菌效果好;灭菌程序容易控制与观测,容易取得;对病患、护理人员、环境没有毒害性,与其他灭菌法相比,较不易受到有机构物或无机物污染。

八百八十六、下排气式压力蒸汽灭菌器和脉动预真空压力蒸汽灭菌器的灭菌原理是什么?

答:下排气式压力蒸汽灭菌原理:利用热蒸汽与冷空气比重的原理进行冷空气置换,使热蒸汽在灭菌器中从上而下,将冷空气由下排气孔排出,全部由饱和蒸汽取代,利用蒸汽释放的潜热使物品达到灭菌。

脉动预真空压力蒸汽灭菌原理:利用机械抽真空的方法,在通入蒸汽前预先将灭菌器柜内和物品包内约98%的冷空气抽出,达到预真空状态,使灭菌柜室内形成负压,蒸汽得以迅速穿透到物品内部进行灭菌。

八百八十七、什么是过热蒸汽?过热蒸汽为什么可以造成灭菌失败?

答:如果对饱和蒸汽继续加热,称之为过热蒸汽。过热蒸汽的性能为干热气体,而不是蒸汽,可以影响并降低湿热灭菌的效能。

过热蒸汽造成灭菌失败的原因如下:
(1) 过热蒸汽穿透力差;
(2) 过热蒸汽相当于干热灭菌,灭菌效果差;
(3) 过热蒸汽释放潜伏热的时间长,所以蒸汽过热易造成灭菌失败。

八百八十八、脉动预真空压力蒸汽灭菌器出现冷空气排除故障的常见原因有哪些?

答:在脉动真空的循环中,排气达不到满意效果,常见原因为灭菌舱内残留空气较多,需检查密封门、排气阀门和其他密封排气装置。

八百八十九、如何防止湿包?

答:(1) 包装的器械、敷料彻底干燥。
(2) 压力蒸汽灭菌包重量要求:器械包不宜超过7kg,敷料包不宜超过5kg。
(3) 压力蒸汽灭菌包体积要求:下排气式压力蒸汽灭菌器不宜超过30cm×30cm×

25cm，脉动预真空压力蒸汽灭菌器不宜超过 30cm×30cm×50cm。

（4）装载规范，包与包之间保持间距，如器械包、敷料包混载时，器械包置于下层，敷料包置于上层、竖放，防止器械遇蒸汽产生的冷凝水滴入下层；盆、盘、碗等器皿应斜放。

（5）从灭菌器卸载的取出的物品，冷却时间应大于 30min。

八百九十、灭菌过程验证装置（PCD）的定义？

答：对灭菌过程具有特定抗力的装置，用于评价灭菌过程的有效性。

八百九十一 、不同灭菌过程中的关键参数是什么？

答：（1）蒸汽灭菌：时间、温度、压力以及湿度（由饱和蒸汽凝结而成）。

（2）干热灭菌：时间以及温度。

（3）环氧乙烷灭菌：时间、温度、相对湿度以及环氧乙烷浓度。

（4）低温甲醛蒸汽：时间、温度、水（由饱和蒸汽凝结而成）以及甲醛浓度。

（5）过氧化氢等离子：时间、温度、过氧化氢浓度以及等离子。

八百九十二、灭菌后的无菌物品是不是就达到了百分之百绝对无菌状态？

答：灭菌是用物理和化学的方法杀灭一切活的微生物（包括病原微生物和非病原微生物、繁殖型或芽孢型微生物）。无菌医疗器械的无菌不是绝对的，只是把微生物存活概率减少到最低限度，也就是无菌保障水平，即 SAL，又称为微生物存活概率。当前无菌医疗器械的灭菌概率标准为 SAL10^{-6}，即百万分之一。

八百九十三、压力蒸汽灭菌器新安装、移位和大修后应做哪些监测？

答：应进行物理监测、化学监测、生物监测。物理监测、化学监测合格通过后，生物监测应空载连续监测 3 次，合格后灭菌器方可使用。

八百九十四、压力蒸汽灭菌器为什么安装过滤器？

答：灭菌器过滤器包括蒸汽过滤器、空气过滤器等。安装于灭菌器夹层进气管路，可以滤除蒸汽源中携带的颗粒杂质，防止进入减压阀及夹层；在真空管路上安装过滤器，可以滤除空气和蒸汽中携带的颗粒杂质，防止进入真空泵；给水管路上的过滤器可以滤除水中的杂质，以免进入真空泵；回空气管路安装高效空气过滤器，当灭菌周期需要将外界空气导入灭菌室，平衡室内与外界的压力，导入的空气必须经过滤器滤过后进入，防止已灭菌的物品受到污染，使用空气滤器，滤除直径为 0.3 μm，微粒的滤除效率应为 99.5%。

八百九十五、什么是大修？

答：大修指的是超出该设备常规维护保养范围，显著影响该设备性能的维修操作。

示例 1：压力蒸汽灭菌器大修如更换真空泵、与腔体相连的阀门、大型供汽管道、控制系统等。

示例 2：清洗消毒器大修如更换水泵、清洗剂供给系统、加热系统、控制系统等。

八百九十六、灭菌器新安装、移位和大修后应如何监测？

答：应进行物理监测、化学监测和生物监测。物理监测、化学监测通过后，生物监测应空载连续监测 3 次，合格后方可使用。预真空（包括脉动真空）压力蒸汽灭菌器应进行 B - D 测试并重复 3 次，连续监测合格后，灭菌器方可使用。灭菌器新安装需要进行 IQ（安装确认）、OQ（运行确认）和 PQ（性能确认）操作。

八百九十七、压力蒸汽灭菌物理监测法的内容有哪些？

答：（1）日常监测：每次灭菌应连续监测并记录灭菌时的温度、压力和时间等灭菌参数。灭菌温度波动范围在 +3℃ 以内，时间满足最低灭菌时间的要求，同时应记录所有临界点的时间、温度与压力值，结果应符合灭菌的要求。

（2）定期监测：应每年用温度压力检测仪监测温度、压力和时间等参数，检测仪探头放置于最难灭菌的部位。

八百九十八、压力蒸汽灭菌化学监测法的内容有哪些？

答：应进行包外、包内化学指示物监测。具体要求为灭菌包包外应有化学指示物，高度危险性物品包内应放置包内化学指示物，置于最难灭菌的部位。如果透过包装材料可直接观察包内化学指示物的颜色变化，则不必放置包外化学指示物。根据化学指示物颜色或形态等变化，判定是否达到灭菌合格要求。采用快速程序灭菌时，也应进行化学监测。直接将一片包内化学指示物置于待灭菌物品旁边进行化学监测。

八百九十九、压力蒸汽灭菌生物监测法的内容有哪些？

答：应至少每周监测一次。在进行紧急情况下植入物灭菌监测时，使用含第 5 类化学指示物的生物 PCD 进行监测，化学指示物合格可提前放行，生物监测的结果应及时通报使用部门。采用新的包装材料和方法进行灭菌时应进行生物监测。小型压力蒸汽灭菌器因一般无标准生物监测包，应选择灭菌器常用的、有代表性的灭菌物品制作生物测试包或生物 PCD，置于灭菌器最难灭菌的部位，且灭菌器应处于满载状态。生物测试包或生物 PCD 应侧放，体积大时可平放。采用快速压力蒸汽灭菌程序时，应直接将一支生物指示剂置于空载的灭菌器内，经一个灭菌周期后取出，在规定条件下培养，观察结果。

九百、如果发现生物监测不合格，器械包已发放到使用部门应如何处理？

答：（1）生物监测不合格时，应通知使用部门停止使用，并召回自上次监测合格以来尚未使用的所有灭菌物品。同时应书面报告给相关管理部门，说明召回的原因。

（2）相关管理部门应通知使用部门对已使用该期间无菌物品的患者进行密切观察。

（3）应检查灭菌过程的各个环节，查找灭菌失败的可能原因，在采取相应的改进措施后，重新进行生物监测 3 次，合格后该灭菌器方可正常使用。

（4）应对该事件的处理情况进行总结，并向相关管理部门汇报。

九百〇一、确保环氧乙烷灭菌器安全使用的措施有哪些？

答：（1）安装应通风良好（正压，空气交换≥10 次/h），远离火源，灭菌器各侧应预留 51cm 空间。

（2）专门的排气管道系统，距排气口 7.6m 范围内不应有易燃易爆物和建筑物的入风口。

（3）气瓶或气罐应远离火源，存放温度低于 40℃，不应存放在冰箱内。

九百〇二、环氧乙烷灭菌和过氧化氢气体低温等离子体灭菌有何优缺点？

答：各有优缺点。环氧乙烷灭菌的优点：良好的穿透性（对管腔和结构几乎无限制），良好的兼容性（对材质限制极少），成熟的标准和监测体系。缺点：灭菌和解析时间较长。

过氧化氢气体低温等离子体灭菌的优点：灭菌时间短，灭菌后分解为水和氧分子。缺点：穿透性弱（对管腔和结构有严格限制），兼容性弱（对材质有严格限制），监测体系和标准不完备。

九百〇三、浸泡灭菌后的医疗器械该如何避免二次污染？

答：浸泡灭菌后的医疗器械在冲洗、转运、储存等环节中应避免二次污染。其中高度危险性医疗器械灭菌后应无菌保存；中度危险性医疗器械经灭菌或高水平消毒处理后应清洁保存；低度危险性医疗器械经低、中度水平消毒后应清洁保存。

九百〇四、过氧化氢气体低温等离子体灭菌的适用范围包括哪些?

答：过氧化氢气体低温等离子体灭菌的适用于不耐湿、不耐高温的医疗器械、器具和物品的灭菌。灭菌时应遵循具体设备的厂家说明书或指导手册，针对不同物品选择正确的灭菌程序。

九百〇五、纸塑包装灭菌有哪些要求?

答：纸塑袋密封包装其密封宽度应≥6mm，包内器材距包装袋封口处应≥2.5cm；灭菌装载应侧放，有利于灭菌剂的穿透或冷凝水的排出。

九百〇六、紧急情况下植入物灭菌的放行要求有哪些?

答：植入物的灭菌应每批次进行生物监测。生物监测合格后方可发放。在进行紧急情况下植入物灭菌监测时，使用含第5类化学指示物的生物PCD进行监测，化学指示物合格后可提前放行，生物监测的结果应及时通报使用部门。

九百〇七、对软式内镜进行环氧乙烷灭菌时需要注意什么?

答：因为环氧乙烷易燃、易爆，且对人体有毒害，所以必须在密闭的环氧乙烷灭菌器内进行。因为环氧乙烷灭菌需要抽真空，所以消化、呼吸（含胸腔镜）电子内镜在进行环氧乙烷灭菌时不要盖上防水盖，其他纤维/电子镜一定要带上ETO帽（通气帽），从而避免出现橡皮爆破损坏。

九百〇八、软式内镜清洗消毒质量监测包括哪些方面?

答：包括日常监测和定期监测。日常监测应采用目测方法对每件软式内镜及配件进行检查。内镜及配件的表面应清洁、无污渍、无血渍、无水渍，符合清洗质量标准。清洗质量不合格的应重新处理。定期监测可采用蛋白残留量测定、ATP生物荧光测定等方法，监测软式内镜的清洗效果。

九百〇九、外来医疗器械处理应遵循什么标准?

答：外来医疗器械处理应遵循 WS 310.1—2016《医院消毒供应中心　第1部分：管理规范》、WS 310.2—2016《医院消毒供应中心　第2部分：清洗消毒及灭菌技术操作规范》和 WS 310.3—2016《医院消毒供应中心　第3部分：清洗消毒及灭菌效果监测标准》，由CSSD（医院消毒供应中心）统一清洗、消毒、灭菌处理。

九百一十、复用医疗器械、器具和物品清洗质量的监测有哪些要求？

答：日常监测：在检查包装时进行，应目测和/或借助带光源放大镜检查。清洗后的器械表面及关节、齿牙应光洁，无血渍、污渍、水垢等残留物质和锈斑。

定期抽查：每月至少随机抽查3个~5个待灭菌包内全部物品的清洗质量，检查的内容同日常监测，并记录监测结果。

清洗效果评价：可定期采用定量检测的方法，对诊疗器械、器具和物品的清洗效果进行评价。

九百一十一、清洗消毒器及其质量的监测有哪些要求？

答：日常监测：应每批次监测清洗消毒器的物理参数及运转情况，并记录。

定期监测：对清洗消毒器的清洗效果可每年采用清洗效果测试指示物进行监测。当清洗物品或清洗程序发生改变时，也可采用清洗效果测试指示物进行清洗效果的监测。清洗效果测试物的监测方法应遵循生产厂家的使用说明或指导手册。

注意事项：清洗消毒器发生新安装、更新、大修、更换清洗剂、改变消毒参数或装载方法等情况时，应遵循生产厂家的使用说明书或指导手册进行检测，清洗消毒质量监测合格后，清洗消毒器方可使用。

九百一十二、复用医疗器械、器具及物品消毒质量的监测有哪些要求？

答：湿热消毒：应监测、记录每次消毒的温度与时间或 A_0 值。监测结果应符合 WS 310.2—2016《医院消毒供应中心　第2部分：清洗消毒及灭菌技术操作规范》要求，应每年检测清洗消毒器的主要性能参数。检测结果应符合生产厂家的使用说明或指导手册的要求。

化学消毒：应根据消毒剂的种类特点，定期监测消毒剂的浓度、消毒时间和消毒时的温度，并记录，结果应符合该消毒剂的规定。

消毒效果的监测：消毒后直接使用物品应每季度进行监测，监测方法及监测结果应符合 GB 15982《医院消毒卫生标准》的要求。每次检测3件~5件有代表性的物品。

九百一十三、复用医疗器械灭菌质量的监测原则有哪些？

答：（1）对灭菌质量采用物理监测法、化学监测法和生物监测法进行，监测结果应符合 WS 310.3—2016《医院消毒供应中心　第3部分：清洗消毒及灭菌效果监测标准》要求。

（2）物理监测不合格的灭菌物品不得发放，并应分析原因进行改进，直至监测结果符合要求。

（3）包外化学监测不合格的灭菌物品不得发放，包内化学监测不合格的灭菌物品和湿包不得使用，并应分析原因进行改进，直至监测结果符合要求。

（4）生物监测不合格时，应尽快召回上次生物监测合格以来所有尚未使用的灭菌物品，重新处理，并应分析不合格原因，改进后，生物监测连续 3 次合格后方可使用。

（5）植入物的灭菌应每批次进行生物监测。生物监测合格后，方可发放。

（6）使用特定的灭菌程序灭菌时，应使用相应的指示物进行监测。

（7）按照灭菌装载物品的种类，可选择具有代表性的 PCD 进行灭菌效果的监测。

（8）灭菌外来医疗器械、植入物、硬质容器、超大超重包，应遵循厂家提供的灭菌参数，首次灭菌时对灭菌参数和有效性进行测试，并进行湿包检查。

九百一十四、环氧乙烷灭菌的监测内容有哪些？

答：物理监测：每次灭菌应监测并记录灭菌时的温度、压力、时间和相对湿度等灭菌参数。灭菌参数符合灭菌器的使用说明或操作手册的要求。

化学监测：每个灭菌物品包外应使用包外化学指示物作为灭菌过程的标志，每包内最难灭菌的位置放置包内化学指示物，通过观察其颜色变化，判定其是否达到灭菌合格的要求。

生物监测：每灭菌批次进行生物监测。

九百一十五、低温蒸汽甲醛灭菌的监测内容有哪些？

答：物理监测：每灭菌批次应进行物理监测，详细记录灭菌过程的参数，包括灭菌温度、相对湿度、压力与时间。灭菌参数应符合灭菌器的使用说明或操作手册的要求。

化学监测：每个灭菌物品包外应使用包外化学指示物，作为灭菌过程的标志，每包内最难灭菌位置放置包内化学指示物，通过观察其颜色变化，判定其是否达到灭菌合格的要求。

九百一十六、医疗保健产品的灭菌化学指示物通则对化学指示物作了哪些规定？

答：规定了对于化学指示物的要求，该指示物拟在采用蒸汽、干热、环氧乙烷、电离辐射、福尔马林等灭菌工艺中使用，该指示物暴露于灭菌工艺后，以显示物质发生物理和/或化学变化来指示灭菌过程。

九百一十七、何为评价参数？

答：灭菌工艺（及所需监测）必不可少的标志参数，对于各种不同灭菌工艺的参数都可以定义为评价性的参数，这些指示物用于监测存在或获得一项或多项能满足灭菌工艺需要的参数，或用于对灭菌设备做各种特点试验。

九百一十八、化学指示物分几类？各类的特点是什么？

答：化学指示物是一种用于化学监测的产品，是根据暴露于某一灭菌过程所产生的化学或物理变化，显现一个或多个预定过程变量上显著变化的检验装置，用于检测灭菌过程的关键变量是否达到了预定要求。

化学指示物分为以下六类。

（1）一类：过程指示物。包外监测，用来监测物品是否经过灭菌，通常用于灭菌包装外可见区域。

（2）二类：用于特定测试的指示物。最为广泛的应用是 B – D 测试，用于证实蒸汽迅速而均匀地渗透，同时也证实了空气被充分排除，容积不超过 60L 的压力蒸汽灭菌器一般不进行 B – D 测试。

（3）三类：单变量指示物。单变量指示物应对灭菌关键变量的其中一个起反应，用于表明其所暴露的灭菌过程中它所起反应的那个变量达到了标定值的要求。

（4）四类：多变量指示物。包内监测，用来监测灭菌过程中两个或两个以上灭菌参数（时间、温度、水），根据灭菌参数选择相应的指示物。

（5）五类：整合指示物。包内监测，对所有灭菌关键变量（时间、温度、水）起反应，用来监测、评价灭菌过程中所有的灭菌参数。

（6）六类：模拟指示物。模拟指示物是灭菌周期验证指示物，它应对特定灭菌过程的所有关键变量起反应，它的标定值以特定灭菌过程的所有关键变量为基础设计。

九百一十九、日常监测使用化学指示物的注意事项有哪些？

答：（1）化学指示物是消毒产品，应经卫生行政部门批准或符合相应标准技术规范，并应遵循批准使用的范围、方法和注意事项。

（2）化学指示物用于证实灭菌过程的一个或多个关键参数是否达到要求，单就其本身来讲并不足以证实灭菌过程的有效性；灭菌过程有效性的证实需包括灭菌确认，设备的维护、校准和正确使用，物理监测，某些情况下使用生物指示物。

（3）一类过程指示物被用于标识需处理的包裹，即区分未经灭菌处理和已经灭菌处理并由较高类别的指示物监测合格准备发放的物品。过程指示物指示灭菌"通过"并不表示灭菌条件达到要求，过程指示物通常用于灭菌包装外可见区域。

（4）二类化学指示物应用最为广泛的是 B－D 测试，存在水分是蒸汽灭菌过程有效的关键。残留的空气会阻止蒸汽渗透，从而使水分只存在于被灭菌物品的表面。B－D 测试二类指示物预期用于证实蒸汽迅速而均匀地渗透，同时也证实了冷空气被充分排除。这种情况通常是通过测试单上均匀一致的颜色变化来证实的。测试失败的原因可能是蒸汽中存在非冷凝气体（例如织物清洗过程中使用织物调理剂）、空气排除不充分或漏气。由于 B－D 测试指示物是针对特殊暴露过程而设计的，这种特殊暴露过程可能并不同于一个有效的灭菌过程，所以它们并不适合作为常规灭菌周期监测的指示物。随意延长 B－D 测试的暴露时间或者忽视制造商的操作说明都会导致测试无效，测试结果也将没有任何意义。

（5）三类单变量指示物应对灭菌关键变量的其中一个起反应，并用于表明其所暴露的灭菌过程中起反应的那个变量达到了标定值的要求，单变量指示物只对灭菌过程关键变量中的一个变量起反应。这个变量及其标定值由制造商提供该单变量指示物只用于监测这个过程变量。例如，温度的单变量指示物只能指示温度是否达到其标定值的要求，而不能提供其他过程变量的信息，如暴露时间或蒸汽是否存在。这个指示物能显示在灭菌室内或灭菌物品内特定位置处的温度是否达到下限。选择指示物时要注意这个指示物适合的最低过程温度。单变量指示物宜采用其他方式作为补充来监测灭菌过程。对单变量指示物的结果判断也宜注意。化学指示物的过程参数及其允差范围与灭菌过程的参数及其允差范围没有必然的联系。大多数的灭菌过程都不止有一个过程参数，灭菌成功需要所有这些过程参数均达到要求。

（6）灭菌包包外应有化学指示物，高度危险性物品包内应放置包内化学指示物，置于最难灭菌的位置。

（7）如果透过包装材料可直接观察包内化学指示物的颜色变化，则不必放置包外化学指示物。

（8）根据化学指示物颜色或形态等变化，判定是否达到灭菌合格要求。

（9）紧急情况快速程序灭菌时，也应进行化学监测，使用含五类化学指示物的生物PCD（灭菌过程验证装置）进行监测；化学指示物合格可提前放行。

（10）记录保存。化学指示物或其监测结果的描述可作为灭菌记录的一个部分。监测结果的记录应包括日期、灭菌器标识、负载编号和记录的过程变量，所有指示物结果均可手工或者电子保存。

九百二十、紫外线消毒效果监测的注意事项有哪些？

答：紫外线灯在投放市场之前应按照卫生行政部门有关规定进行产品卫生安全评价，

测定时电压220V±5V，温度20℃~25℃，相对湿度＜60%，紫外线辐照计应在计量部门检定的有效期内使用；指示卡应在获得卫生行政部门消毒产品卫生许可批件，并在有效期内使用。

九百二十一、常用消毒液有效成分含量测定的注意事项有哪些？

答：库存消毒剂的有效成分含量依照产品企业标准进行检测；使用中消毒液的有效浓度测定可用上述方法，也可使用经国家卫生行政部门批准的消毒剂浓度纸（卡）进行监测。

第七章　最终灭菌医疗器械包装

第一节　医疗机构最终灭菌医疗器械包装

九百二十二、灭菌指示包装袋和卷按生产企业卫生许可证生产项目来分属于哪一类？

答：消毒产品生产企业卫生许可证生产项目分为三类：消毒剂类、消毒器械类、卫生用品类。灭菌指示包装袋和卷属于消毒器械类。

九百二十三、灭菌指示包装袋和卷生产企业卫生许可证有效期为多少年？

答：灭菌指示包装袋和卷生产企业卫生许可证有效期为四年。

九百二十四、灭菌指示包装袋和卷按消毒产品备案分类规则来分属于哪一类？

答：消毒产品备案分类规则分为三类。

（1）第一类：具有较高风险，需要严格管理以保证安全、有效的消毒产品，包括用于医疗器械的高水平消毒剂和消毒器械、灭菌剂和灭菌器械，皮肤黏膜消毒剂，生物指示物、灭菌效果化学指示物。

（2）第二类：具有中度风险，需要加强管理以保证安全、有效的消毒产品，包括除第一类产品外的消毒剂、消毒器械、化学指示物，以及带有灭菌标识的灭菌物品包装物、抗（抑）菌制剂。

（3）第三类：风险程度较低，实行常规管理可以保证安全、有效的除抗（抑）菌制剂外的卫生用品。

灭菌指示包装袋和卷按消毒产品备案分类规则属于第二类。

九百二十五、无灭菌指示标识的灭菌包裹材料（无纺布和皱纹纸）是消毒产品吗？需要进行安全评价并在全国消毒产品网上备案信息服务平台上备案公示吗？

答：根据消毒产品备案分类规则判定，无灭菌指示标识的灭菌包裹材料不属于消毒产品，可以进行自我符合性安全评价，但不需要在全国消毒产品网上备案信息服务平台上备案公示。

九百二十六、制造商在销售灭菌指示包装袋和卷时需提供哪些资料给分销商（经销商）或医疗机构？

答：产品经营、使用单位在经营、使用第二类消毒产品灭菌指示包装袋和卷前，应当索取卫生安全评价报告和备案信息截图。其中卫生安全评价报告中的评价资料只包括标签（铭牌）、说明书、检验报告结论、国产产品生产企业卫生许可证或进口产品生产国（地区）允许生产销售的证明文件及报关单。有效证件的复印件及相关资料应当加盖原件持有者的印章。

备案信息可直接从全国消毒产品网上备案信息服务平台上查询，网址如下：

https：//credit. jdzx. net. cn/xdcp/loginPage. do.

九百二十七、灭菌指示包装袋和卷卫生安全评价资料有效期有哪些规定？

答：国卫监督发〔2014〕36 号第十四条规定产品责任单位的卫生安全评价应当形成完整的《消毒产品卫生安全评价报告》，评价报告包括基本情况和评价资料两部分。卫生安全评价报告在全国范围内有效。第一类消毒产品卫生安全评价报告有效期为四年，第二类消毒产品卫生安全评价报告长期有效。灭菌指示包装袋和卷属于第二类消毒产品，那么卫生安全评价报告长期有效。

九百二十八、医疗机构在对灭菌袋和卷的供应商进行评审或审核时，有哪些关注点？

答：医疗机构在进行灭菌袋和卷的供应商审核时应关注以下几点：

（1）制造商质量管理体系及产品备案的书面证明（如质量体系证书、备案证明等）。

（2）生产场地的洁净级别测试报告（一般不低于 30 万级或符合 YY/T 0033 要求，YY/T 0033 要求初包装的生产环境级别同医疗器械生产的环境级别），在实际执行过程中大部分的医疗器械的包装的生产环境级别一般不低于 10 万级。

（3）检验过程及检测设备是否齐备。

（4）生产过程和检验过程的控制及批生产记录。

（5）安全评价的相关资料及测试报告。

（6）产品的生物相容性试验报告。

（7）袋和卷密封或封口过程确认或验证的文件资料或报告和其他符合 GB/T 19633 的证明文件。

（8）袋和卷稳定性确认或验证的资料。

（9）符合 YY/T 0698.5 或企业标准的检验报告。

九百二十九、当纸塑包装袋和卷内容物比较饱满时容易产生爆袋，怎样降低这种爆袋风险？

答：一般情况下，纸塑袋装载内容物宜不超过预成型无菌屏障系统透气侧内表面积的75%。若器械较厚，还应考虑增加器械与封边的距离。

九百三十、医疗机构怎么对预成型无菌屏障系统密封过程进行确认并保持确认记录？

答：医疗机构一般使用的是预制的袋或卷，密封或封口过程确认一般要编制确认计划、确认实施、确认批准、建立过程控制和日常监控参数、过程变更与再确认。密封或封口过程确认一般分为 IQ（安装鉴定）、OQ（运行鉴定）、PQ（性能鉴定）。医疗机构的密封或封口过程确认可参考 ISO/TS 16775 附录 D、附录 E、附录 F、附录 G。此标准已转换成我国的团体标准 T/CAMDI 058《最终灭菌医疗器械包装 GB/T 19633.1 和 GB/T 19633.2 应用指南》。

九百三十一、灭菌指示包装袋和卷的灭菌标识灭菌前后颜色深浅不一致或变浅变淡对使用有影响吗？

答：根据 GB 18282.1，工艺指示物拟用于单个单元，证明该单元曾暴露于灭菌工艺，并对已处理和未处理的单元进行区分，其效果为指示物暴露于生产厂家规定的某种预定物理条件后发生可见的变化，即灭菌后的颜色与灭菌前的颜色有肉眼可辨的变化即可。初始颜色的深浅不影响其变色过程指示，灭菌后的变浅变淡只要与初始颜色相比能明显辨别就行，对使用无影响。

九百三十二、灭菌后纸塑袋上化学变色指示标识变色不彻底，但袋内指示卡完全变色，这种情况下，判定灭菌是否有效？

答：纸塑袋上的化学变色指示标识通常为一类化学指示物，此类化学指示物为过程指示物，并不能用来指示灭菌效果。

九百三十三、灭菌指示包装袋和卷容装器械灭菌后，透析纸面局部腐蚀脆化，严重时可能局部破损变成焦黄色，产生的原因是什么？怎么规避此类风险？

答：灭菌后透析纸面局部腐蚀脆化或发黄产生的原因主要是一些较长的管状类的器械在使用后清洗不彻底，管内壁有药剂或清洗剂残留，灭菌时高温蒸汽进出器械的管道，在管道的出口与透析纸面接触处会滞留含有药剂或清洗剂的水蒸汽或冷凝水，当药剂或清洗剂的成分含有对纸张有腐蚀性成份时，与管道口接触的透析纸面会腐蚀脆化，严重时会变成焦黄色。

九百三十四、医疗机构怎样选择适合的无菌屏障系统和/或包装系统材料？

答：医疗机构在选择适合的无菌屏障系统和/或包装系统材料时，应考虑以下方面：

（1）根据器械的材质确定预期的灭菌方式，然后根据预期的灭菌方式选择相适应的无菌屏障系统和/或包装系统材料。需要确保经过预期的灭菌方式灭菌后，器械与包装材料的性能仍能符合要求。

（2）若使用多种包装组件，则在选择无菌屏障系统前必须验证包装组件之间、包装组件与内部器械之间以及预期灭菌过程的相容性。

（3）依据保存条件和时长选择无菌屏障系统和/或包装系统材料。某些包装在使用前可能会贮存一段时间，则可能需要更耐用的有效期较长的无菌屏障系统和/或包装系统材料。

（4）根据待灭菌器械的尺寸、重量和形状来选择无菌屏障系统和/或包装系统材料。有些器械需要更耐用或更柔软的无菌屏障系统和/或包装系统材料。

（5）根据搬运方式选择相适应的无菌屏障系统和/或包装系统材料。无菌屏障系统或包装系统搬运次数越多，发生破裂、盖子变形、垫圈受损、撕裂、穿孔或材料分离的概率就越大，这样宜选择强度较大的耐用的无菌屏障系统或材料。

（6）根据运输方式和条件选择相适应的无菌屏障系统和/或包装系统材料。在某些情况下会在医疗机构内部路线运输，也可能在不同医疗机构之间运输。包装系统暴露在不受控环境中，可能显著增加包装完整性破坏、危害无菌开启或污染内容物的风险。

九百三十五、医疗机构对器械进行包装或装配时应注意哪些事项？

答：应考虑以下方面：

（1）医疗器械的放置应便于无菌取用。

（2）尖锐产品宜有保护装置，以防止使用者受伤，并保护无菌屏障系统和医疗器械免受损坏。

（3）相关包装组件（如内部包裹材料、器械托盘、托盘衬垫或医疗器械周围的防护装置）可放置在无菌屏障系统内，便于产品有序、干燥或无菌取用。

（4）防护装置或相关组件宜：

a）由制造商声明无毒性，预期用于医疗包装；

b）在贮存和运输过程中为医疗器械提供保护，直到器械最终使用；

c）考虑与预期灭菌过程相适应，并能够承受确定过程的条件；

d）化学或物理上的变化不能导致性能或安全性受损或对接触的医疗器械产生不利影响；

e）不影响无菌取用；

f）便于识别内容物；

g）保存在受控环境中，保持清洁度和适用性。

九百三十六、医疗机构对包装或装配好的器械进行标识时应注意哪些事项？

答：医疗机构对无菌屏障系统或包装系统的标识宜包括以下方面：

（1）在医疗机构标识时：

a）对于组合袋和卷材，若在灭菌前贴标，则标签宜贴在薄膜上；若在灭菌后贴标，则标签宜贴在任一侧，标签不宜遮挡器械；

b）对于组合袋和卷材，印刷或文字宜在外侧密封区域以外；

c）对已装入器械的无菌屏障系统贴标时宜谨慎，不得损坏包装材料或内容物。

（2）包裹包装上标识宜写在封口胶带上，不宜直接标识在包裹材料上。

（3）可以使用特定灭菌过程的专用标签。若使用这种标签，不宜妨碍灭菌过程（即不宜阻挡包装的透气区域）。

（4）经过灭菌过程和贮存后，标签在使用前仍牢固黏贴在无菌屏障系统上。

（5）标签或用作标签的封口胶带及黏接系统宜无毒性。

（6）仅使用适应灭菌过程的无毒性油墨。

（7）不宜使用可能导致无菌屏障系统穿孔或破洞的圆珠笔或其他任何书写工具。

九百三十七、纸塑袋两层套袋使用，大袋套小袋，是否影响灭菌效果？有没有相应的应用规范？

答：纸塑袋大袋套小袋时，使用合理，一般不会影响灭菌效果。纸塑袋大袋套小袋时，内袋宜能够在外袋内移动，便于灭菌剂渗透，防止灭菌过程中袋与袋贴合在一起。将内袋放入外袋时避免折叠内袋或避免折叠外袋，以防止折叠对无菌屏障系统造成压力或损坏。由薄膜和透气材料制成的内袋和外袋组合使用时，薄膜面宜在同一侧，透气材料宜在同一侧，以便于内容物识别和灭菌剂渗透；应用规范可参考 ISO/TS 16775，此标准已转换成我国的团体标准 T/CAMDI 058《最终灭菌医疗器械包装　GB/T 19633.1 和 GB/T 19633.2 应用指南》。

九百三十八、纸塑袋密封宽度应≥6mm 的具体定义？

答：WS 310.2 规定纸塑袋、纸袋等密封包装其密封宽度应≥6mm。由于市场上的密封形式有几种，有单条密封线，也有肋状密封（多条密封线）。如果是单条密封线，那么就需要单条密封线的宽度≥6mm；对于肋状密封，YY/T 0698.5 规定各肋的宽度之和应不小于 6mm。

九百三十九、纸塑袋制造商提供的封口参数（封口温度、封口时间）范围为什么特别大？

答：纸塑袋封口密封一般有三个参数（密封温度、密封压力、密封时间或速度）。现在医疗机构所使用的封口机品牌或型号非常多，质量也参差不齐，有的封口设备的设计这三个参数都可调整，有的封口设备的设计只有两个参数可调整，有的封口设备只有一个参数可调整。不可调整的参数每个设备厂家设定值都不一样，导致同一密封参数在不同的设备上生产出的封口质量相差甚远。纸塑袋制造商会找很多厂家的密封设备来试用，得出一个对大部分封口设备都适合的参数，所以这个参数一般范围特别大。

九百四十、纸塑袋和卷密封完整性测试方法有哪些？哪一个测试方法简单快捷适合医疗机构使用？

答：纸塑袋和卷密封完整性测试方法即无菌屏障系统密封完整性的测试方法，主要有以下几个，适合于医疗机构的最简单快捷的方法是（1）和（2）。

（1）外观检查：采用 YY/T 0681.11，包装（无菌屏障系统）密封中的通道缺陷很容易能检测到。虽然由于某些材料限制，无法明确排除无菌屏障系统材料中的针孔和微小撕裂，但外观检查仍然是监测密封完整性的一个重要手段。还可以通过偏振光和黑光进行检测。此方法通常不会单独用于评估最初设计的无菌屏障系统，常作为无菌屏障系统和/或包装系统日常生产过程中的检查方法。

（2）染料渗透：YY/T 0681.4 是利用染色液的毛细作用能通过有缺陷的通道从而发现密封缺陷。若在外观检查中未发现密封质量问题，通常采用这项测试确认密封性能。需要注意的是测试人员对有纤维素纤维的包装的染料渗透测试结果判定需要足够的经验和培训。

（3）气泡测试：ASTM D3078 和 YY/T 0681.5 是将包装（无菌屏障系统）浸没在液体中并施加压力的检测方法。连续气泡冒出可能表明存在泄漏。这项测试最适合于严重泄漏，常用于实际或模拟运输条件下评估医疗器械的包装（无菌屏障系统）完整性。

（4）其他完整性方法：替代技术包括使用 CO_2 或氦气作为示踪气体，测量压力或真空衰减，以及检测泄漏和其他异常的超声波方法。

（5）整个包装（无菌屏障系统）微生物挑战测试：将无菌屏障系统置于室内，并暴露于已知浓度的微生物气溶胶中，然后对包装系统外部除污，无菌开启，并对医疗器械进行无菌测试。这是物理完整性测试的替代方法，不是特别可靠，且在技术上难以实施。在没有普遍接受的试验方法时，可以通过这些方法在确认过程中评估曲折路径闭合的无菌屏障系统完整性（GB/T 19633.1—2015 附录 B）。

九百四十一、密封或封口性能验证报告至少需要包括哪些测试项目？

答：（1）密封或封口外观检查；

（2）染料渗透检查；

（3）密封或封口粗大泄漏或密封或封口爆破试验（可任选一个，但选粗大泄漏更好）；

（4）密封或封口强度。

九百四十二、预成型包装袋和卷的撕口方向是否有明确的规定？

答：预成型包装袋和卷的撕口方向是根据原料纸张的性能来确定的，有的纸张与膜密封后，从任何方向撕开都不分层，无纸纤维脱落，而有的只能从特定的一个方向撕开才可以达到这个效果。在 YY/T 0698.5 中明确规定了组合袋和卷材（预成型包装）需要清晰地标出"卷材确保最小纤维破坏的剥离方向"，医疗机构则应根据制造商的说明打开预成型包装。

九百四十三、无菌医疗器械的包装质量关注点有哪些？

答：无菌医疗器械的包装质量关注点有以下几点：

（1）材料的阻菌性能

要关注包装原材料的选择，相同预期用途的材料有很多种，有国产的，有进口的；同样国产的或进口的也有不同的供应商，材料的阻菌级别也相差较大。

（2）密封或封口的有效性

a）密封或封口过程确认的数据有效性。密封或封口过程是一个特殊过程，需要进行密封或封口过程确认才能确保密封或封口过程参数的适宜性；

b）密封或封口过程日常检验的数据有效性。

（3）有效期的有效性

a）可采用加速老化或实时老化进行评估；

b）需要评估包装的贮存有效期（材料的贮存有效期＋密封或封口的有效期）；

c）需要评估包装灭菌后的有效期。

（4）微生物性能

a）控制包装初始污染菌；

b）控制包装表面的微粒污染。

（5）生物相容性

根据所容装医疗器械的预期用途不一样，所需要测试的项目会有所不同。一般的无菌医疗器械的包装需要做 GB/T 16886.5、GB/T 16886.10 部分的测试，适用时还需要进行 GB/T 16886.4、GB/T 16886.7 部分的测试。

九百四十四、各个国家对带有灭菌指示标识的包装物的法规分类要求分别是什么？

答：在中国，带有灭菌指示物的包装属于消毒产品，监管部门为卫生健康委，需要对包装进行安全评价得到卫生健康委批准后在网上公示，此包装直接提供给医疗机构使用。

在美国，带有灭菌指示物的包装属于Ⅱ类医疗器械。

在欧盟，带有灭菌指示物的包装属于Ⅰ类医疗器械。

九百四十五、无菌医疗器械的包装的分类有哪些？

答：（1）纸质袋；

（2）纸塑袋；

（3）胶特卫强纸＋膜；

（4）硬吸塑包装；

（5）顶头袋；

（6）透气窗袋；

（7）铝箔袋和复铝纸袋；

（8）全塑袋；

（9）无纺布包裹材料；

（10）皱纹纸包裹材料；

（11）器械盒（只供医疗机构使用）。

九百四十六、无菌医疗器械的包装的选用顺序和方法如何？

答：（1）根据器械的材质、功能和预期用途确定器械预期的灭菌方式；

（2）根据器械的材质、预期灭菌方式对其包装及包装材料进行设计与开发，选择并确定相适应的包装；

（3）对医疗器械与包装的适应性进行评价；

（4）对包装和器械进行灭菌适应性评价；

（5）对器械的有效期与包装的有效期进行评估，确定包装后器械的有效期。

九百四十七、常规无菌医疗器械的包装可适用的灭菌方式有哪些？

答：常规无菌医疗器械包装适用的灭菌方式见表 7 – 1。

表 7 – 1　常规无菌医疗器械包装适用的灭菌方式

材料	蒸汽灭菌	EO 灭菌	伽马灭菌	电子束	所有汽化过氧化氢灭菌	甲醛灭菌
特卫强	√限 127℃ 以下	√	√	√	√	√
高温透气纸	√	√	√	√	×	√
低温透气纸	×	√	√	√	×	√
PET 膜	√	√	√	√	√	√
PP 膜	√	√	×	×	√	√
PE 膜	×	√	√	√	√	√
PA 膜	√	√	√	√	√	√
Al 膜	√	√	√	√	√	√
PETG	—	√	√	√	√	√

表 7 - 1（续）

材料	蒸汽灭菌	EO 灭菌	伽马灭菌	电子束	所有汽化过氧化氢灭菌	甲醛灭菌
APET	—	√	√	√	√	√
皱纹纸包裹材料	√	√	√	√	×	√
无纺布包裹材料	√	√	×	×	√	√
热熔性胶	×	√	√	√	—	√
水溶性胶	√（部分）	√	√	√	—	√

注1："√"表示适用，"×"表示不适用，"—"表示没有进行验证。
注2：PP 类的材料不适用于射线类灭菌，如伽玛灭菌和电子束灭菌。
注3：植物纤维不适用于等离子体灭菌，如透气包装纸。
注4：涂胶类的材料所适应的灭菌方式需要根据具体所用胶的性能来确定。

九百四十八、无菌医疗器械的包装企业一般提供给医疗器械制造商哪些资料？

答：（1）包装的技术规格书（TDS）；

（2）包装的生物相容性报告；

（3）包装的密封或封口确认报告（包括但不限于密封或封口性能验证报告）；

（4）包装的稳定性试验报告；

（5）批次检验报告。

九百四十九、无菌医疗器械的包装的生物相容性应该检测哪些项目？

答：美国包装材料协会发布的一个标准 ASTM F2475 对医疗器械包装材料的生物学评价提供了指南，医疗器械高分子分会参考此标准起草发布了我国的团体标准，T/CAMDI 0033《医疗器械包装材料的生物学评价指南》。

第二节　最终灭菌医疗器械包装

九百五十、何谓无菌取用？

答：采用尽量降低微生物污染风险的条件和程序，从无菌屏障系统传递无菌内容物。

释义：无菌医疗器械从无菌屏障系统取出的过程中，无菌屏障系统的开启不能污染产品以及环境，取出产品的过程也不能污染产品，保证医疗器械以无菌状态呈现。"无菌取用"术语来源于 ISO 11607.1：2019。

九百五十一、何谓生物负载？

答：产品和（或）无菌屏障系统表面或内部存活微生物的总数。

九百五十二、何谓闭合？

答：用不形成密封的方法形成无菌屏障系统。

示例：通过可重复使用容器垫圈或折叠方式形成一条弯曲路径。

九百五十三、何谓闭合完整性？

答：<包装>尽量降低微生物侵入风险的闭合特性。

释义：常见的闭合方式有热封闭合、折叠闭合、自黏闭合等。热封闭合是指两层材料在热和压力的作用下黏合在一起形成闭合，三边封袋、顶头袋、管袋等常采用这种闭合方式；折叠闭合是将通道或开口经折叠后产生曲折路径而形成的闭合。"闭合完整性"术语来源于 ISO 11607 – 1：2019。

九百五十四、何谓标记（labelling）？

答：与医疗保健产品的识别、技术说明、预期用途和正确使用有关的标签、使用说明书和任何其他信息，但不包括货运文件。

九百五十五、何谓微生物屏障？

答：无菌屏障系统尽量降低微生物侵入风险的能力。

释义：微生物屏障是指无菌屏障系统尽量降低微生物侵入风险的能力。通俗阻菌能力，无菌屏障系统的微生物屏障能力包括包装材料的微生物屏障能力和封口的微生物屏障能力，目前通过评估这两个方面的能力来评价无菌屏障系统的阻菌能力。

九百五十六、何谓包装系统？

答：最终灭菌医疗器械包装系统，是指无菌屏障系统和保护性包装的组合。

释义：最终灭菌医疗器械包装系统通常由无菌屏障系统和保护性包装共同组成。当无菌屏障系统具有足够的能力保护器械，实现无菌取用，足够强韧而不需要额外的保护性包装时，无菌屏障系统也可起到包装系统的作用。在无菌保证水平、无菌开启和无菌取用能够得到保证的前提下，可以选择合适的保护性包装或不选择保护性包装。"包装系统"术语来源于 ISO 11607 – 1：2019。

医疗器械生产商和（或）包装生产商应该提供打开包装的指南，以便打开包装系统时能够确保包装的无菌开启和器械的无菌取用。

九百五十七、何谓预成型无菌屏障系统？

答：已完成部分装配供装入和最终闭合或密封的无菌屏障系统。

示例：纸袋、组合袋和敞开着的可重复使用的容器。

释义：预成型无菌屏障系统是指尚未最终完成闭合或密封的无菌屏障系统，通常由包装材料生产商提供给医疗器械生产企业或医疗机构使用，由医疗器械生产企业或医疗机构完成最后的闭合或密封。常见的预成型无菌屏障系统有组合袋（三边封袋）、顶头袋、中封袋、盖材、硬质托盘、泡罩等。

九百五十八、何谓保护性包装？

答：为防止无菌屏障系统和其内装物从其装配直到最终使用的时间段内受到损坏的材料结构。

释义：保护性包装用于保护医疗器械和无菌屏障系统不受损坏，保护性包装通常由中包装、外包装纸箱、保护性衬垫、托盘、运转箱等组成。

无菌屏障系统和灭菌后的产品可能会受到环境和多次搬运的挑战，保护性包装可用于保护或延长其货架寿命；尤其是在运输或搬运过程中，无菌屏障系统可能需要保护性包装以确保运输和搬运过程不受损坏。无菌屏障系统完整性的丧失通常与事件有关。因此防止损坏无菌屏障系统是非常重要的，无菌屏障系统应尽可能少的被搬运。使用保护性包装时，无菌屏障系统应清晰可辨。保护性包装的目的是提供额外的保护以避免无菌屏障系统受到外部的污染和损坏。如果在蒸汽灭菌后使用任何的防护性包装，应该在彻底冷却干燥后使用。一些国家或地区的法规可能要求使用保护性包装来避免对手术环境造成潜在污染，也可能要求在无菌屏障系统进入手术环境前去除保护性包装。

九百五十九、何谓密封？

答：通过结合使表面连接到一起的结果，形成微生物屏障。

注：可以通过黏合剂或热熔等方式连接表面。

九百六十、何谓密封完整性？

答：＜包装＞尽量降低微生物侵入风险的密封特性。

释义：密封的区域是否存在通道将直接影响密封完整性，通常用染色液穿透法来评价密封的完整性。"密封完整性"术语来源于 ISO 11607－1：2019。

九百六十一、何谓密封强度？

答：密封承受外力的机械强度。

九百六十二、何谓无菌屏障系统？

答：尽量降低微生物入侵风险并能使产品在使用地点无菌取用的最小包装。

九百六十三、何谓灭菌适应性？

答：包装材料和/或系统能经受灭菌过程并使包装系统内达到灭菌所需条件的特性。

九百六十四、何谓灭菌介质？

答：在规定条件下具有足够灭活特性使成为无菌的物理实体、化学实体或组合实体。

九百六十五、何谓最终灭菌？

答：产品在其无菌屏障系统内被灭菌的过程。

九百六十六、何谓使用寿命（service life）？

答：根据标记使用时，产品能够对预期用途保持适用性和安全性的过程周期数和/或寿命。

释义："使用寿命 service life" 术语来源于 ISO 11607－1：2019。

九百六十七、何谓有效期（use by date）？

答：已证明能够在规定条件下贮存材料和/或预成型无菌屏障系统的时间上限。

释义：ISO 11607－1：2019 中 "有效期（use by date）" 是指包装材料和/或预成型无菌屏障系统的使用期限。

九百六十八、何谓使用期限（expiry date）？

答：医疗器械产品在此日期前可以使用。

释义：ISO 11607－1：2019 和 ISO 11607－2：2019 中，"使用期限（expiry date）" 是指无菌屏障系统中的医疗器械的有效期限，该术语参考了 YY/T 0466.1。"有效期 use by date" 是指包装材料和预成型无菌屏障系统装配成无菌屏障系统前的货架期。

九百六十九、何谓灭菌包裹材料？

答：灭菌包裹材料是指用于包装单个医疗器械、医疗器械盒或用托盘装载的医疗器械，一次性使用或可重复使用的织物形成。它有不同的尺寸和克重，辅以严谨的包裹技术，以适合不同的应用。

九百七十、提供给医疗器械制造商的医疗器械包装有哪些法律法规的要求？

答：提供给医疗器械制造商的医疗器械的包装，按法规要求，除了包装材料应符合

GB/T 19633／ISO 11607 标准中的要求以外，还需符合生产质量管理规范中的要求，举例如下：

（1）《医疗器械生产质量管理规范附录　无菌医疗器械》2.5.3 条规定"应当根据产品质量要求确定所采购初包装材料的初始污染菌和微粒污染的可接受水平并形成文件，按照文件要求对采购的初包装材料进行进货检验并保持相关记录"。

（2）《医疗器械生产质量管理规范附录　植入性医疗器械》2.5.2 条规定"应当根据产品质量要求确定所采购初包装材料的初始污染菌和微粒污染的可接受水平并形成文件，按照文件要求对采购的初包装材料进行进货检验并保持相关记录"。

（3）YY 0033《无菌医疗器具生产管理规范》的要求"与产品的使用表面直接接触，不清洗即使用的产品初包装，其生产厂房的洁净度级别应与产品生产厂房的洁净度级别相同（尽可能在同一区域），如初包装不与产品使用表面直接接触，优先考虑在不低于 30 万级的洁净室（区）内生产"。

九百七十一、提供给医疗器械制造商的医疗器械包装制造商的质量体系要求是什么？

答：国内没有专门的医疗器械包装的生产体系要求，可以参考下述法规或规范建立质量管理体系：

（1）GB/T 42061/ISO 13485《医疗器械质量管理体系用于法规的要求》；

（2）《医疗器械生产质量管理规范》；

（3）T/CAMDI 015《无菌医疗器械初包装生产质量管理规范》。

九百七十二、最终灭菌医疗器械包装有哪些基础标准？

答：最终灭菌医疗器械包装的基础标准包括：①GB/T 19633 是最终灭菌医疗器械包装的基本要求，新版标准从包装设计，包装材料选择，包装加工过程以及包装的风险管理等方面提出了要求。②GB/T 19633.1《最终灭菌医疗器械包装　第 1 部分：材料、无菌屏障系统和包装系统的要求》和 GB/T 19633.2《最终灭菌医疗器械包装　第 2 部分：成形、密封和装配过程的确认的要求》，这两个标准等同采用 ISO 11607－1：2006《最终灭菌医疗器械包装　第 1 部分：材料、无菌屏障系统和包装系统的要求》和 ISO 11607－2：2006《最终灭菌医疗器械包装　第 2 部分：成形、密封和装配过程的确认的要求》。

九百七十三、最终灭菌医疗器械包装材料有哪些产品标准？

答：YY/T 0698 系列标准规定了最终灭菌医疗器械包装材料的要求，符合该系列产品标准可用来证明符合 GB/T 19633 / ISO 11607 标准中的一项或多项要求。

（1）YY/T 0698.1《最终灭菌医疗器械包装材料　第 1 部分：吸塑包装共挤塑料膜　要求和试验方法》；

（2）YY/T 0698.2《最终灭菌医疗器械包装材料　第 2 部分：灭菌包裹材料　要求和试验方法》；

（3）YY/T 0698.3《最终灭菌医疗器械包装材料　第 3 部分：纸袋（YY/T 0698.4 所规定）、组合袋和卷材（YY/T 0698.5 所规定）生产用纸　要求和试验方法》；

（4）YY/T 0698.4《最终灭菌医疗器械包装材料　第 4 部分：纸袋　要求和试验方法》；

（5）YY/T 0698.5《最终灭菌医疗器械包装材料　第 5 部分：透气材料与塑料膜组成的可密封组合袋和卷材　要求和试验方法》；

（6）YY/T 0698.6《最终灭菌医疗器械包装材料　第 6 部分：用于低温灭菌过程或辐射灭菌的无菌屏障系统生产用纸　要求和试验方法》；

（7）YY/T 0698.7《最终灭菌医疗器械包装材料　第 7 部分：环氧乙烷或辐射灭菌无菌屏障系统生产用可密封涂胶纸　要求和试验方法》；

（8）YY/T 0698.8《最终灭菌医疗器械包装材料　第 8 部分：蒸汽灭菌器用重复性使用灭菌容器　要求和试验方法》；

（9）YY/T 0698.9《最终灭菌医疗器械包装材料　第 9 部分：可密封组合袋、卷材和盖材生产用无涂胶聚烯烃非织造布材料　要求和试验方法》；

（10）YY/T 0698.10《最终灭菌医疗器械包装材料　第 10 部分：可密封组合袋、卷材和盖材生产用涂胶聚烯烃非织造布材料　要求和试验方法》。

九百七十四、无菌医疗器械包装的试验方法要求有哪些标准？

答：YY/T 0681 系列标准规定了无菌医疗器械包装的试验方法的要求。

（1）YY/T 0681.1《无菌医疗器械包装试验方法　第 1 部分：加速老化试验指南》；

（2）YY/T 0681.2《无菌医疗器械包装试验方法　第 2 部分：软性屏障材料的密封强度》；

（3）YY/T 0681.3《无菌医疗器械包装试验方法　第 3 部分：无约束包装抗内压破坏》；

（4）YY/T 0681.4《无菌医疗器械包装试验方法　第 4 部分：染色液穿透法测定透气包装的密封泄漏》；

（5）YY/T 0681.5《无菌医疗器械包装试验方法　第 5 部分：内压法检测粗大泄漏（气泡法）》；

（6）YY/T 0681.6《无菌医疗器械包装试验方法　第 6 部分：软包装材料上印墨和涂层抗化学性评价》；

（7）YY/T 0681.7《无菌医疗器械包装试验方法　第 7 部分：用胶带评价软包装材料上印墨或涂层附着性》；

（8）YY/T 0681.8《无菌医疗器械包装试验方法　第 8 部分：涂胶层重量的测定》；

（9）YY/T 0681.9《无菌医疗器械包装试验方法　第 9 部分：约束板内部气压法软包装密封胀破试验》；

（10）YY/T 0681.10《无菌医疗器械包装试验方法　第 10 部分：透气包装材料微生物屏障分等试验》；

（11）YY/T 0681.11《无菌医疗器械包装试验方法　第 11 部分：目力检测医用包装密封完整性》；

（12）YY/T 0681.12《无菌医疗器械包装试验方法　第 12 部分：软性屏障膜抗揉搓性》；

（13）YY/T 0681.13《无菌医疗器械包装试验方法　第 13 部分：软性屏障膜和复合膜抗慢速戳穿性》；

（14）YY/T 0681.14《无菌医疗器械包装试验方法　第 14 部分：透气包装材料湿性和干性微生物屏障试验》；

（15）YY/T 0681.15《无菌医疗器械包装试验方法　第 15 部分：运输容器和系统的性能试验》；

（16）YY/T 0681.16《无菌医疗器械包装试验方法　第 16 部分：包装系统气候应变能力试验》；

（17）YY/T 0681.17《无菌医疗器械包装试验方法　第 17 部分：透气性包装材料气溶胶过滤法微生物屏障试验》；

（18）YY/T 0681.18《无菌医疗器械包装试验方法　第 18 部分：用真空衰减法无损检验包装泄漏》。

九百七十五、无菌屏障系统的主要功能有哪些？

答：防止微生物进入，并能使器械在使用地点无菌取用。

九百七十六、医疗器械包装材料和预成型无菌屏障系统需要评价哪些性能？

答：医疗器械包装材料和预成型无菌屏障系统，需要评价的性能主要有以下几点：

（1）微生物屏障；

（2）生物相容性和毒理学特性；

（3）物理和化学特性；

（4）与成形和密封过程的适应性；

（5）与预期灭菌过程的适应性；

（6）微生物性能（初始污染菌、表面的微粒污染）；

（7）包装系统的性能稳定性。

九百七十七、如何证实医疗器械灭菌包装材料具有微生物屏障？

答：对于透气性材料，有相应的标准可对其微生物屏障性能进行试验，从而证实其满足要求的能力。

（1）YY/T 0681.10《无菌医疗器械包装试验方法　第 10 部分：透气包装材料微生物屏障分等试验》；

（2）YY/T 0681.14《无菌医疗器械包装试验方法　第 14 部分：透气包装材料湿性和干性微生物屏障试验》；

（3）YY/T 0681.17《无菌医疗器械包装试验方法　第 17 部分：透气性包装材料气溶胶过滤法微生物屏障试验》。

而对于不透气性材料，如能证实其具有不透气性，就意味着满足微生物屏障要求（试验方法见 GB/T 19633.1—2015 附录 C）。

九百七十八、为什么材料既能透气又可以阻菌，不会矛盾吗？

答：医用透气材料的阻菌性主要通过两种方式实现：

（1）足够小、非直接对穿的孔径——做到可以使得空气透过而微生物无法通过；

（2）足够曲折的路径——并不是直线通道，而是多层弯曲缠绕微孔通道，微生物能被曲折的通道阻隔，而气体却能顺利通过。

九百七十九、医疗器械包装的尺寸设计上有什么要求？

答：医疗器械包装过小设计，会导致医疗器械在灭菌或者运输过程中，由于碰撞而产生包装破损的情况，一般情况下装载的内容物不超过医疗器械包装透气侧内表面积的 75%；过大的设计也会导致内容物向周围移动而造成封口破裂、穿透或磨损。同时设计时还需考虑留出足够的封口区域和开启的位置。

九百八十、医疗器械包装的标识系统设计上需要注意什么？

答：对于和装载的内容物接触的表面，不应设计有任何标签系统；对于透气材料，印刷不宜超过表面积的 50%；如设计有工艺（过程）指示物，指示物面积应不小于 $100mm^2$。对于采用多层材料的包装系统，需要标识出具体哪一层是无菌屏障系统。

九百八十一、医疗器械包装的有效期和无菌有效期的区别有哪些？

答：医疗器械包装的有效期是生产厂家根据稳定性实验相结合得出的医疗器械包装材料和/或无菌屏障系统的货架寿命，ISO 11607：2019 中采用术语"使用日期（use by date）"来表示（ISO 11607：2019，3.29）。而无菌有效期为医疗器械灭菌后，在包装内保持无菌状态的时间，其不仅受到包装的影响，也和封口、打包、存储环境密切相关，其验证需要单独进行，ISO 11607：2019 中采用术语"使用寿命（service life）"来表示（ISO 11607：2019，3.21）。

九百八十二、医疗器械制造商或包装生产商在生产加工医疗器械包装时，需要做的密封过程确认有哪些？

答：医疗器械制造商或包装生产商在包装系统的成型过程中（如刚性或软性泡罩成型、预成型包装袋的密封、包裹材料的折叠和包裹等过程），密封或封口过程确认一般要编制确认计划、确认实施、确认批准、建立过程控制和日常监控参数、过程变更与再确认。此过程确认一般分为安装鉴定（IQ）、运行鉴定（OQ）和性能鉴定（PQ）。

九百八十三、医疗器械制造商或包装生产商在何种情况下需要对包装过程进行一个再确认？

答：按 ISO 11607-1：2019 第 9 章"包装系统确认与变更"的要求，当设备、产品、包装材料或包装过程发生改变，并会对无菌医疗器械的无菌状态、安全性或有效性带来影响时，应对过程进行一个再确认：会影响过程参数的原材料改变；设备变更（更换设备或安装新的部件）；灭菌过程变更；封口参数变化；过程或设备的场地变更；质量或过程控制有下降趋势；当微小变更对过程的确认状态带来累积性影响时，进行的周期性确认。

九百八十四、医疗机构使用医疗器械包装，需要进行哪些性能评估？

答：对于医疗器械包装的使用者，其主要需确认的是医疗器械的货架寿命和在此过程中的包装的完整性。医疗器械的货架寿命是老化实验来进行确认，所以在实验的不同阶段（加速老化前、加速老化不同阶段后、实时老化后），使用者都需对装有医疗器械的包装，进行至少但不限于以下评估。有些难以独立完成的评估和试验，包装供应商可配合完成，医疗机构需最后确认。

（1）微生物屏障：YY/T 0681.10、YY/T 0681.14 或 YY/T 0681.17。

（2）目力检测外观完整性：YY/T 0681.11。

（3）密封强度测试：YY/T 0681.2。

（4）染料渗透测试（密封完整性）：YY/T 0684.4。

（5）爆破测试或气泡测试（针对不同包装材料和形式）：YY/T 0681.3、YY/T 0681.5。

（6）模拟运输实验：YY/T 0681.15/ASTM D4169 – 16。

九百八十五、医疗器械包装的不溶性微粒如何检测？

答：对于医疗器械包装的不溶性微粒检测，除了药包材容器和注射器等常用的液体洗脱法以外，还包括医疗器械行业团体标准。

（1）T/CAMDI 009.1《无菌医疗器械初包装清洁度　第 1 部分：微粒污染试验方法　气体吹脱法》

T/CAMDI 009.1 用于评价无菌医疗器械初包装的微粒污染，采用了气体吹脱的方法收集并采用适宜的计数设备对收集的微粒进行计数。

该标准的原理如下：当表面取样器在被测试材料表面运行或固定在被测试表现的某一区域时，经过空气过滤器过滤后的气体，经过进气口进入取样器内部，气体将取样器内部待测样品表面的微粒吹起（靠以下几种力吸附的微粒：范德华力、静电、分子引力、惯力等），取样器的出气口吸入被吹起的待测样品的表面微粒。表面微粒经过光电传感器转化为电信号并传输至计数系统。计数系统根据电压信号的幅度，判定微粒子粒径，分别统计危害性微粒（$>5\mu m$，$\leqslant 50\mu m$）、可视性微粒（$>50\mu m$，$\leqslant 100\mu m$）、显著微粒（$>100\mu m$）的数量，在通过标准中的计算公式计算后，以清洁指数报告试验结果。

（2）T/CAMDI 009.2《无菌医疗器械初包装洁净度　第 2 部分：微粒污染试验方法液体洗脱法》

T/CAMDI 009.2 适用于评价表现不规整的泡罩盒类和容器类无菌医疗器械初包装的微粒污染，采用液体洗脱的方法收集并采用适宜的计数设备对收集的微粒进行计数。

该标准的原理如下：将经过孔径不大于 $1.0\mu m$ 的微孔滤膜过滤后的水，以适宜的方法与无菌医疗器械初包装的器械接触表面充分接触，通过震荡将附着在试样表面的微粒洗脱下来，并收集洗脱液。采用光阻法微粒计数器对洗脱液中洗脱的不同粒径微粒的数量进行计算，分别统计不可见微粒（$>5\mu m$，$\leqslant 50\mu m$）、可视性微粒（$>50\mu m$，$\leqslant 100\mu m$）、显著微粒（$>100\mu m$）的数量，在通过标准中的计算公式计算后，用微粒污染指数报告试验结果。

（3）YBB 00272004《包装材料不溶性微粒测定法》

YBB 00272004 标准是对国家药品包装容器（材料），适用于医用胶塞、输液瓶、输液袋和塑料输液容器用内盖的不溶性微粒大小及数量的测定。本方法包括了光阻法和显微计数法，除另有规定外，测定方法一般先采用光阻法；当光阻法测定结果不符合规定，应采用显微计数法进行复检，并应以显微计数法的测定结果作为判定依据。

光阻法的原理如下：针对不同药品包装，本法有相应的检测方法，在采集相对应的供试品溶液后，溶液中的微粒在通过一窄小的检测区时，与液体流向垂直的入射光，由于被微粒阻挡而减弱，使得传感器输出的信号降低，从而检测出溶液中微粒的大小和数量。按规定粒径分别提交每 1mL 中所含平均微粒数。

显微计数法的原理如下：针对不同药品包装，本法有相应的检测方法，在采集相对应的供试品溶液后，将溶液中的不溶性微粒富集于滤膜上，通过显微镜放大观察，用测微尺对粒子粒径进行判断，并对粒子的数量进行计数。按规定粒径分别提交每 1mL 中所含平均微粒数，并测量直径大于 5μm 的微粒数。

九百八十六、对于一类、二类、三类医疗器械，其使用的灭菌包装是否有特别要求？

答：法规上没有强制性规定医疗器械所使用的灭菌包装的类型或材料组成，更多的是医疗器械生产厂家根据产品的特性、灭菌过程、运输过程、贮存过程和风险管理要求进行选择。

九百八十七、对于医疗器械包装的密封强度，是怎么规定的？

答：对于医疗器械包装的密封强度，需要医疗器械生产厂家，在考虑内装产品的特性、灭菌过程、贮存条件、有效期等要求，并经过稳定性测试验证后，确定密封强度的可接受准则并形成文件，灭菌过程前和后密封结合处的强度应不低于预期应用所需的要求，同时考虑打开包装时临床操作和器械的无菌取用要求，应给出密封强度的上限要求。

密封强度的最大值应考虑包装的无菌取用和使用操作的可用性，不应造成包装材料的撕破或分层。最小值应不小于 YY/T 0698 系列标准要求。应按照 GB/T 19633/ISO 11607 中给出的要求来确定和验证密封强度。

YY/T 0698 系列标准中给出了密封强度的参考值，医疗机构需要根据实际使用情况，对密封强度的最小值和最大值加以验证。如透气材料和塑料膜组成的可密封且易剥离的包装，在医疗机构蒸汽灭菌的应用中，密封强度最小参考值是 1.5N/15mm 宽度；对于医疗机构其他灭菌过程，密封强度最小参考值是 1.2N/15mm 宽度。

九百八十八、为什么说最终灭菌医疗器械包装材料的选择非常重要？

答：灭菌包装是灭菌医疗器械的一个组成部分，影响无菌产品的安全性和有效性。要用风险管理的理念来设计、选择和评估灭菌包装，GB/T 19633 或 ISO 11607 给出了灭菌包装的设计要求，评估要求和包装生产过程的确认要求。包装材料的微生物屏障、生物相容性和毒理学特性，物理和化学特性、与预期灭菌过程的适应性和灭菌前的有效期和灭菌后的贮存寿命都直接影响无菌医疗器械产品的安全性和有效性。由于医疗器械的特性各异，预期灭菌方法和安全使用期限不同，运输和贮存条件也存在明显的差异性。因此为保证最终灭菌医疗器械的安全性和有效性，选择适宜的医疗器械最终灭菌包装系统就显得非常重要。

九百八十九、选择最终灭菌包装系统的目的是什么？

答：目的是保证无菌医疗器械的安全性和有效性。无菌屏障系统在医疗器械的最终灭菌、无菌贮存、运输和临床使用过程中，为无菌医疗器械提供安全保护，保持其无菌状态至使用时，无菌器械能被无菌取用。

九百九十、最终灭菌医疗器械包装材料的选择原则是什么？

答：包装材料的选择应基于医疗器械使用与处理过程中风险的大小来判断。这些风险与医疗器械种类、使用条件、存储及运输要求以及医疗机构规定的操作程序有关。

应用风险管理理念开展风险分析，风险评估评加以控制，以最大程度地减轻或防控这些危险的发生。选择适当的包装材料用于无菌屏障系统或保护性包装的具体原则为：

（1）最终灭菌包装从制备、装载和灭菌直至用于临床使用前都应防止液体的渗入。最终灭菌包装作为隔离微生物的屏障，在避免微生物穿透灭菌包材及污染包内器械时，应防止水及液体物质的侵入，避免造成微生物的污染。

（2）最终灭菌包装应利于灭菌因子的渗透和析出。包装材料必须允许灭菌介质渗透和析出，利于空气的穿透。包材严密的网格或编制图案都可能导致渗透或析出困难，从而造成灭菌失败、灭菌介质残留、湿包等问题。

（3）最终灭菌包装应具有抗撕裂、防穿刺等性能。最终灭菌包装应经受压力、贮存、运输等复杂过程。因此包装材料要具有不易碎裂、难刺穿的性能。一旦最终灭菌包装发生撕裂或穿孔，极有可能造成包内最终灭菌医疗器械的污染，会增加使用过程中患者感染的风险。最终灭菌包装抗撕裂、防穿刺等性能对于无菌屏障系统的洁净开启和无菌传递亦有重要意义。

（4）最终灭菌包装应具有柔顺性。最终灭菌医疗器械从灭菌器内移出至使用时都应保持无菌状态。所以打开包裹时最终灭菌包装的柔顺性能需满足无菌操作的目的，因此要求包裹材料能悬垂而不弹回，从而大大降低灭菌器械二次污染的风险。

（5）最终灭菌包装应无落絮（屑）或低落絮（屑）。由于棉絮或纤维的长度、宽度都远大于细菌和病毒。因此，棉絮或纤维为称为微生物的载体，一旦它们进入人体可以造成栓塞、炎症等机能反应。如肉芽肿的形成，使手术切口迁延不愈，甚至引起全身循环系统感染，危及患者生命。

（6）最终灭菌包装具有耐磨性。织物发生磨损就会导致落絮的产生，从而使其无菌屏障及抗液体性明显减弱，因此包材耐磨性越强就越耐用。

（7）最终灭菌包装应须有抗静电性。最终灭菌包装在使用过程中，常会由于物体摩擦产生静电作用，将周围的外来物质（微生物）吸附在包装材料上，使其形成潜在的感染源。因此在包装制备、灭菌、运输、贮存、打包等过程中，应最大程度的预防外来物质的污染。

（8）环保与安全。医疗场所如手术室常使用有源器械和氧化剂，在选择最终灭菌包装时，应要考虑其材料具有阻燃性，以降低发生火灾的风险。

（9）运输与贮存条件。存储时间和存储条件（如温度、湿度）会影响无菌屏障系统或包装系统的类型。有些产品是有有效期的（如透析纸），在使用前已经在生产地或分销过程中存储了一定时间，将会影响包装系统的使用寿命，使用包装材料时应考虑包装系统的运输方法和贮存条件。

（10）被灭菌器械的特性。选择和使用包装材料时，应考虑被灭菌物品的材质、大小、重量和形状。如果组合使用多个类型的包装组件时，需验证各组件的相容性以及内含产品和预期灭菌工艺的相容性。根据灭菌方式不同选择相适应的包装材料或优先匹配的包装材料。

（11）具有较高性价比。选择最终灭菌包装时，应通过性能与经济价值的分析，制定不同级别医疗机构的采购计划。无菌包装系统不仅需要具备以上诸多功能特性，还要考虑医疗机构经济的承受力。

九百九十一、何谓医疗器械包装的适应性要求？

答：适应性包括包装与灭菌过程的适应性，与包装生产过程的适应性等。如灭菌过程的适应性是指包装经受灭菌过程的能力，即在暴露于灭菌过程极限值或多次灭菌循环之后，医疗器械和无菌屏障系统满足要求的能力。

九百九十二、特定的医疗器械，除确定灭菌方式决定包装材料之外，还应考虑哪些相关因素？

答：包装材料的选择还要考虑系统构造、尺寸、器械重量、物流等相关因素。

九百九十三、压力蒸汽灭菌对无菌屏障有哪些要求？

答：压力蒸汽灭菌时，封装的器械经受饱和蒸汽和高温高压，蒸汽作为灭菌剂必须通过无菌屏障系统以便接触器械，无菌屏障系统必须允许蒸汽进入和排除。抽真空和（或）饱和蒸汽填充的速度应与无菌系统相适应。

因压力蒸汽灭菌过程中，无菌屏障系统会暴露在相当湿度的环境中，还应考虑包装材料在湿态条件下物理性能和微生物屏障的保持能力。

九百九十四、环氧乙烷气体灭菌对无菌屏障系统有哪些要求？

答：无菌屏障必须具有允许气体进入和排出的透气区域。抽真空、环氧乙烷填充以及换气速度应与无菌屏障系统相适应，这就要求所选的包装材料必须具有允许灭菌剂进入和排出的特性。而且能适应灭菌过程中温度和湿度的变化。无菌屏障系统还要经受压力变化的挑战，这对包装系统的耐破度以及透气性也提出了相应的要求。整个包装系统还应该考虑灭菌时无菌屏障系统的变形，无论无菌屏障系统透气性能如何，这种变形情况都会在一定程度上出现。无菌屏障系统透气性能还影响到灭菌后环氧乙烷的残留量（环氧乙烷残留量通常采用 GB/T 16886.7/ISO 10993.7《医疗器械生物学评价 第 7 部分：环氧乙烷灭菌残留量》给出的方法控制）。

环氧乙烷（EO）灭菌对包装材料的要求如下：构成无菌屏障系统的包装材料中至少有一种材料具有良好的透气性，以保证灭菌过程的顺利进行。

九百九十五、辐射灭菌对无菌屏障系统有哪些要求？

答：辐射灭菌可能会导致材料性质的变化，在某些材料上会产生高聚物分子链的交联或裂解；具体表现包括从颜色到弹性和（或）强度的变化。应该对预期的灭菌循环的剂量和密度进行评估，最好是在最终灭菌屏障系统上进行，并将器械包括在内。灭菌剂量和密度的选择是安全的保证，确定产品和包装材料的适用性非常重要。

辐射灭菌要求所使用的包装材料至少能够抵抗住射线辐照瞬间高能带来的对分子链结构的破坏，单分子链结构的高分子材料，典型的如聚乙烯（PE）、聚酯（PET）等对射线辐照具有良好的抵御能力；但分子链中含有侧链的高分子材料，如聚丙烯（PP）、聚氯乙烯（PVC）等，在接受射线辐照后会非常容易老化或脆化。采用辐照灭菌方法则包装材料或预成型无菌屏障系统中应避免采用性能易受辐射影响的材料。

九百九十六、低温蒸汽甲醛灭菌对无菌屏障系统有哪些要求？

答：低温蒸汽甲醛灭菌技术，实现了低温条件下的蒸汽灭菌，辅以低浓度甲醛为灭菌介质，在预设可控的浓度、温度、压力、作用时间条件下，借助饱和蒸汽的穿透力，在全自动预真空压力蒸汽灭菌器内完成对医疗器械的灭菌过程。

所选用的包装材料除需具有阻隔微生物污染的屏障作用，以避免再次污染外，还应能满足灭菌过程中水蒸气和甲醛蒸汽的渗透、解析的要求。为避免灭菌介质的过多残留，无菌屏障系统还应避免使用容易吸附水汽和甲醛的材料。适宜采用的包装材料应是透明的纸塑包装袋或卷材、皱纹纸、无纺布、SMS 复合无纺布等。如使用灭菌盒应与该灭菌方法相适应。压力蒸汽灭菌盒不适用于低温蒸汽甲醛灭菌；金属箔管和织物不适合做低温蒸汽甲醛灭菌的包装材料。可以使用双层包装对被灭菌物体进行打包，其装载方式应符合设备说明书的要求。

九百九十七、过氧化氢气体等离子体低温灭菌对无菌屏障系统有哪些要求？

答：等离子气体是由离子、电子和中性分子或原子组成的混合体，是气体分子在一定的物理条件下（高温、电磁场等）部分或完全电离，电子和原子核（离子）相互共存，宏观上正负电量相等，呈现电中性，这种状态的物质称等离子，是物质存在的第四态。

过氧化氢气体等离子体低温灭菌，是以过氧化氢为灭菌剂，在等离子体作用下，产生丰富的含氧基团和紫外线两个因素的协同效应。过氧化氢气体等离子体低温灭菌应选用不能被氧化的透气性包装材料，不应选择易被氧化的包装材料如含纤维素纤维的材料，包括纸张、面棉布等。

常用的适用于过氧化氢气体等离子体低温灭菌的包装材料有杜邦公司生产的特卫强®Tyvek®材料，该材料是由高密度聚乙烯材料经闪蒸法工艺加工而成，高密度聚乙烯材料的物理化学性能稳定，不会被灭菌介质（过氧化氢气体等离子体）氧化，从而不会造成灭菌介质浓度上的变化，影响灭菌效果。

九百九十八、YY/T 0681.4（ASTM F1929）染色液穿透法测定透气包装的密封泄漏试验中的染色液如何配制？

答：染色液是一种染色剂和一种表面活性剂的混合水溶液，染色液水溶液按质量分为0.5% 的毛细作用剂 Triton X – 100、0.05% 的甲苯胺蓝指示剂和 99.45% 水载体。由于毛细作用剂具有黏性，建议该溶液制备时先在容器中装入约 10% 的水溶液，将相应量的毛细作用剂加入到水中，搅动或振动使之混合。毛细作用剂散开后加入其余的水，最后加入甲苯胺蓝。染色液必须均匀。不要使用有沉淀的溶液。

可以准备有缺陷的封边来验证染色液是否有效。有缺陷的封边是在封口过程中，通过在密封区域人为放置 50μm 的金属丝线制造出来的，丝线被抽出后便形成了一个与该丝线直径相当的通道。有效的染色液在接触到有缺陷的封边后，应在5s时间内显示出封边缺陷，染色液从封边一边穿透封边，到达另一边。

九百九十九、YY/T 0681.4（ASTM F1929）染色液穿透法测定透气包装的密封泄漏试验的试验要求有哪些？

答：被测试的包装袋中必须无冷凝或无其他来源的液态水。密封缺陷中如果有水，会影响染色液的可检测性。如果有任何迹象表明包装已接触过液体，试验前必须在其典型的贮存温度下充分干燥。如果需要状态调节，建议在温度23℃±2℃和相对湿度50%±2%的标准环境下进行状态调节，试验前至少状态调节24h。

有害的生物或颗粒物可能通过泄漏通道进入到包装内部。这些泄漏通常出现在相同或不同材料包装的密封处。本方法是用染色液来检测包装密封边缘的泄漏通道，当染色液和包装密封位置接触一段时间后（应小于5s），目测检查染色液穿透情况。该测试方法可用于判断和定位泄漏位置，但不是定量的方法，不能测出孔径的大小。因此该方法通常用合格/不合格来作为测试结果。

染色液穿透的方法只能用来检测包装密封处的独立泄漏，而不适用透气性包装材料中发现的多个小泄漏，这需要用其他技术来检测。

对于四面封口包装，一般染色液在每个边的停留和观察总时间不超过5s。四个边的总时间应少于20s。从包装的透明面观察包装密封区域染色液在密封宽度方向的穿透情况。染色液长时间的停留会使得封口区域因为多孔材料的毛细现象而发生染色，使得观察困难。

一千、YY/T 0681.4（ASTM F1929）染色液穿透法测定透气包装的密封泄漏试验的结果如何判定？

答：封边接触染色液5s内出现的穿透封边内外的通道，被视为封边不合格。该试验方法不能用来判别材料本身的缺陷。

按标准要求，需要报告以下几个方面：

（1）染色液通过确定的通道穿透到密封区域的另一侧的迹象，应作为泄漏点存在的判定。

（2）染色液通过表面的毛细作用透过透气材料的迹象，不应作为泄漏点存在的判定。

（3）泄漏点的定性描述或用图示描述。

（4）其他偏离标准的信息。

第三节　有关杜邦 Tyvek® 特卫强® 医疗包装的常见问题

一千〇一、Tyvek®特卫强®包装可以用异丙醇（IPA）或乙醇在外部消毒吗？

答：根据现有的信息，不建议这样做。异丙醇和乙醇都具有较低的表面张力，会渗过 Tyvek®特卫强®材料，这可能导致微生物通过这些载体渗入包装（例如，酒精无法灭活的细菌芽孢）。

如果在打开医疗包装前需要采取紧急消毒措施以控制新冠病毒污染的风险，最好使用0.5%的过氧化氢或0.1%的次氯酸钠等水基消毒剂擦拭。由于 Tyvek®特卫强®的疏水性，水基消毒剂不会像酒精那样容易穿透 Tyvek®特卫强®材料。这里不建议使用喷雾。

另外，建议使用双层或三层的包装，以减少外部包装表面的污染风险，以控制无菌开启过程中进一步潜在污染的风险。

一千〇二、新冠病毒在 Tyvek®特卫强®表面能存活多久？

答：杜邦公司尚未对 Tyvek®特卫强®上的新冠病毒的存活率进行研究。根据新英格兰医学杂志在2020年3月发表的一项最新研究，新冠病毒可以在不同的材料表面存活数小时到数天。基于这项研究，在塑料表面检测到的活病毒存活时间长达3d。Tyvek®特卫强®是一种由高密度聚乙烯（HDPE）制成的多孔材料。与非多孔材料表面相比，病毒从多孔材料表面转移的效率较低。

一千〇三、Tyvek®特卫强®可以重复灭菌吗？

答：在经过医疗器械生产商验证后，用 Tyvek®特卫强®包装的医疗器械产品通常可以进行再灭菌。如果在医疗器械生产商声明的要求或使用次数之外进行重复灭菌，医疗包装和器械的功能可能会受到影响。有关灭菌兼容性，请参阅 Tyvek®特卫强®技术参考指南和医疗器械使用说明书（IFU）。

一千〇四、Tyvek®特卫强®可以进行紫外线灭菌/消毒吗？

答：杜邦公司没有关于 Tyvek®特卫强®进行紫外线消毒杀菌（UVGI）后的功效或性能数据。紫外线消毒杀菌使用短波紫外光（UV－C）进行辐照已经很多年。研究表明，短波紫外光能够灭活冠状病毒。Tyvek®特卫强®由高密度聚乙烯（HDPE）制成。由于高密度聚乙烯随着时间的推移容易被紫外线降解，因此应谨慎使用，并应按照 ISO 11607－1 的要求对灭菌相容性进行评估，以了解其长期稳定性。

一千〇五、医疗包装用或其他型号 Tyvek®特卫强®可以用来制作口罩吗？

答：杜邦拥有多种的 Tyvek®特卫强®型号，以满足不同的商业需求，但没有一款适用于呼吸防护领域的应用。杜邦公司的另一种无纺布材料（杜邦™Typar®）可用于作为呼吸口罩过滤介质的加强层和支撑层。

一千〇六、医疗包装用 Tyvek®特卫强®是否提供了足够的保护，以防止新冠病毒？

答：杜邦™Tyvek®特卫强®是由随机分布的非直线性高密度聚乙烯的连续细丝纤维形成的致密网状结构，提供了优异的微生物屏障性能。Tyvek®特卫强®也是疏水性的，可保持相当高的静水压（见 Tyvek®特卫强®其他特性表）。

医疗包装用杜邦™Tyvek®特卫强®产品没有专门进行有关病毒、血液和体液的渗透测试，比如使用防护服的测试方法：ASTM F1670 和 ASTM F1671 以及 ISO 16603 和 ISO 16604，因为这些液体基础测试不适用与医疗包装。Tyvek®特卫强®的微生物屏障性能是根据 ASTM F1608［17］使用细菌孢子或按照 ASTM F2638 使用颗粒进行的测试。ASTM F2638 是一种物理测试方法。研究表明，微生物的过滤与颗粒过滤的机理相同。

一千〇七、请问用 Tyvek®特卫强®材料包装的无菌产品的失效时间如何？

答：微生物屏障测试数据一致证明，即使在最严格的条件下，Tyvek®特卫强®也比其他多孔包装材料更好地阻隔微生物和颗粒。Tyvek®特卫强®老化研究证明，其性能可以保持至少 5 年（2FS）至 10 年（1059B、1073B）不变。更多详细信息，请参考 Tyvek®特卫强®技术参考指南。

一千〇八、在实际的制作工艺中，如何划分并生产出不同类型的 Tyvek®特卫强®产品？

答：对于应用于医疗包装上的 Tyvek®特卫强®材料，我们根据其对不同医疗器械提供的包装保护来划分不同的类型（如 1073B、1059B、2FS）。

Tyvek® 1073B 具有优异的物理强度和微生物屏障性能，是医疗器械和药品包装的理想选择。Tyvek® 1059B 的重量比 Tyvek® 1073B 轻，非常适合相对小型的和边缘圆滑的医疗器械；Tyvek® 1073B 和 1059B 合称为 Tyvek® 10 系列，也可用于制药应用；Tyvek® 2FS™ 与 Tyvek® 10 系列相比，其重量更轻，可用于成型 - 填充 - 密封的包装形式。

一千〇一百〇九、应用在医疗包装上的 Tyvek®特卫强®产品是在净化级别的环境中生产的吗？

答：Tyvek®特卫强®是在洁净的环境中生产的，但不是在净化级别的环境中生产的。

一千〇一十、对于密封强度的测试，杜邦公司推荐使用夹具支持 180℃的握持样品方案吗？

答：根据 YY/T 0681.2—2010《无菌医疗器械包装试验方法 第 2 部分：软性屏障材料的密封强度》，多种握持样品的方案都可以被使用，但是只有使用相同方案生成的数据才有可比性。原因是密封强度的数值会随着握持方案的不同而有差异。

一千〇一十一、可以使用 UV（紫外光）固化油墨的印刷方法吗？

答：是的，UV（紫外光）的曝光时间很短，不会导致 Tyvek®特卫强®的特性改变。最终用户应依据自己的流程，确定相应的固化机制与条件，来确保达到期望的性能表现。

一千〇一十二、不推荐使用弄皱或折叠的 Tyvek®特卫强®，是吗？

答：因为多种原因，如出现片材分离和假阳性等，我们不推荐任何过度折叠软包装材料的做法，包括 Tyvek®特卫强®材料。详细内容请参考《Tyvek®特卫强®技术参考指南》中的避免折叠问题章节。

一千〇一十三、杜邦是不是提供了带剥离层的涂胶产品，或者只由薄膜加工商或材料供应商完成？

答：杜邦不提供任何涂胶 Tyvek®特卫强®产品。杜邦只销售不带涂层的 Tyvek®特卫强®材料给全球范围内的医疗包装授权加工商，授权加工商通过涂胶和其他加工工艺来增加产品的价值（如制成管袋、包袋、模切盖材和印刷等）。

一千〇一十四、相比较医疗级的包装纸，Tyvek®特卫强®具备更优越的性能表现；如果和标准的 PET/LDPE（聚酯/低密度聚乙烯）膜比较，Tyvek®特卫强®又会是如何的表现？

答：膜材料通常被认为是非透气材料。薄膜的机械性能可以根据所用树脂的类型和层数进行调整。在某些情况下，Tyvek®特卫强®的机械性能优于薄膜，有些则不然。然而，在比较透气材料时，Tyvek®特卫强®比典型的医用级纸张具有更好的机械性能和微生物屏障性能。

此外，如果采用辐射灭菌，可以使用 PET/PE 的薄膜包装。与薄膜包装相比，透气包装的优点在于压力变化时，如空运，可以在运输过程中得到平衡，从而降低了密封破裂的风险。另一方面，因辐射过程而引起的相关的气味也会减弱。

一千〇一十五、有些产品会暴露在水中（比如天花板漏水），这时它还处于灭菌状态吗？

答：医用级纸吸湿后，强度和抗穿刺性能降低。这将极大地影响包装的性能，特别是在运输期间。与医用级纸张形成鲜明对比的是，无论在干燥或潮湿的环境下，Tyvek®特卫强®都能保持优异的强度。同时，Tyvek®特卫强®具有疏水性的优势，可保持相当高的静水压值。有时，医疗器械和药品包装会受到不利条件的影响而变湿，如装货码头下雨或被水淹。当这种情况发生时，通常不知道暴露的时间和严重程度，在包装设计期间也没有验证过这种情况。由于大多数器械制造商均在包装上标示"无菌，除非包装已打开或损坏"，因此我们相信水污染应被认为是损坏。每个医疗器械制造商必须根据各自的风险和要求来确定这种湿包装是否仍然适合使用。

一千〇一十六、典型的 Tyvek®特卫强®的厚度偏差是多少？

答：因其随机分布的长丝纤维结构组成，Tyvek®特卫强®有一些厚度的偏差，不同的产品型号有着不同的标准厚度。

一千〇一十七、Tyvek®特卫强®产品的存放对环境有什么要求？

答：Tyvek®特卫强®是由高密度聚乙烯（HDPE）长丝纤维制成，不受气候变化的湿度、温度或大气压力的影响。紫外线照射应限制在一个月内。Tyvek®特卫强®应使用正常的运输、装卸和贮存条件。

一千〇一十八、请问在使用非涂胶 Tyvek®特卫强®加易撕膜时，有什么需要特殊考虑的地方可避免出现纤维撕裂？

答：纤维撕裂和分层通常会发生在如下几种情况：

（1）材料的过度密封，即产生的封合强度超过了 Tyvek®特卫强®内部的封合强度。

（2）包装的周边没有"裙边"或者没有非密封部分。

（3）不完整的切边可能会形成撕裂发生的起始点。

一千〇一十九、以上的失效杜邦可以提供有关和硬质托盘结合的 Tyvek®特卫强®封合和剥离强度的信息吗？

答：Tyvek®特卫强®和硬质托盘的封合一般需要热封涂层。热封涂层厂商通常会提供激活涂层相关的时间、温度和压力信息或密封性能曲线。

一千〇二十、确定加速老化货架期条件通常遵循哪些标准？

答：使用的标准是 YY/T 0681.1《无菌医疗器械包装试验方法　第 1 部分：加速老化试验指南》。该标准是基于材料在退化中遵循阿列纽斯反应速率函数（Arrhenius），通常取 Q_{10} 为 2，其含义是温度每升高 10℃反应速度就会加倍。

一千〇二十一、医疗行业接受目测吗？

答：按照 YY/T 0681.11（ASTM F1886）标准，目测法可以被包装完整性试验接受。但同其他的包装完整性试验方法相比，目测的精度和偏差准确性差一些。总结如下：①外观检查，参考标准 YY/T 0681.11（ASTM F1886），可检测到 75μm 以上的封口缺陷。②染料渗透法，参考标准 YY/T 0681.4（ASTM F1929），可检测到 50μm 以上的封口缺陷。③气泡法试验，参考标准 YY/T 0681.5（ASTM F2096），可检测到 250μm 以上的缺陷，这种方法的检测概率为 80%。

一千〇二十二、能把凝胶和霜剂放在 Tyvek®特卫强®管袋里进行灭菌吗？

答：凝胶和霜剂通常使用非透气性包装，来确保相应的湿度水平。由于 Tyvek®特卫强®属于透气性的包装材料，所以对此是不适用的。

一千〇二十三、Tyvek®特卫强®吸附液体吗？

答：Tyvek®特卫强®具有疏水性优势，可保持相当高静水压值。医用级纸吸湿后，强度和抗穿刺性降低。这将极大地影响包装的性能，特别是在转运期间。与医用级纸形成鲜明对比的是，无论在干燥或潮湿条件下，Tyvek®特卫强®都能保持了优异的强度。

然而，不同的因素，如液体的表面张力，可能会影响这一性质。例如，YY/T 0681.4（ASTM F1929）中用于测试密封完整性的染料溶液里的表面活性剂，可能出现虹吸现象，导致液体通过 Tyvek®特卫强®。

一千〇二十四、医疗包装用 Tyvek®特卫强®的最大孔径是多少？

答：Tyvek®特卫强®材料没有圆柱型孔隙，它是由多层纤维层组成，并产生迂回曲折的通道，从而表现出优异的微生物屏障特性。YY/T 0681.17（ASTM F2638）或者 YY/T 0681.10（ASTM F1608）是用来评价多孔材料微生物屏障特性的测试方法。微生物屏障特性测量是基于材料的一块特定面积而不是单独的纤维间距来进行的。

一千〇二十五、应用 Tyvek®特卫强®上不易脱落的标签时有何注意事项？

答：当贴上标签时，会降低可透气的面积，也许会或不会影响整个灭菌的循环时间。

一千〇二十六、微生物屏障是外科手术时的第一道防线，那么医院会不会非常关注医疗器械包装呢？

答：是的。医院获得性感染（HAI）是一个全球性的问题。由于医院有严格的感控要求，因此会关注所有存在潜在感染风险的领域。前期工作已关注到那些最明显的原因，比如手卫生和相关培训等，因为这些工作比较容易执行。随着理解的加深，医院将开始关注二级和三级层面的问题。因为医疗器械包装是外科手术过程中的第一道防线，所以医疗包装在预防医院获得性感染方面具有很关键的作用。医疗监管机构也会更加关注这方面的问题。

第四节　医用透气包装涂胶材料常见问题

一千〇二十七、涂胶的定义是什么？

答：涂胶通常也称作涂布，是指将胶黏剂以特定的方式涂覆于原纸或其他材料表面，实现改善原纸或其他材料表面性能的目的，以保证涂胶后的材料具有良好的、稳定的外观，以及优良的封烫适用性能等。常见的涂胶方法有刮涂、辊涂、浸涂和喷涂等。

一千〇二十八、医用透气包装材料涂胶的目的是什么？

答：灭菌包装能否在临床使用开启过程中保证无菌医疗器械不受到外来物的污染十分重要，在国家标准 GB/T 19633 和国际标准 ISO 11607 中都要求开展无菌包装的可用性评价，强调在保证灭菌包装完整性的同时，保证灭菌包装洁净开启性能和无菌取用性能，以保证无菌医疗器械在临床使用开启时的无菌水平。在灭菌包装的设计和生产过程中有各种技术可以满足封口强度、洁净开启和无菌取用的要求。在包装材料上涂胶是目前医疗包装行业常用的方法，此外常见的还有在薄膜上增加热封易撕层来实现包装封合和洁净开启的性能。例如，医用透气包装材料自身并不具备封合加工性能和洁净开启的使用性能时，可以通过涂胶技术来满足医用灭菌包装的封合和洁净剥离要求，保证包装密封强度的前提下，便于包装的开启和无菌取用。

一千○二十九、对涂胶的基材有什么要求？

答：按照 GB/T 19633 或 ISO 11607 的要求，需要评价与器械接触的材料包括涂胶基材和胶的生物相容性和毒理学属性、物理和化学特性。在规定的灭菌过程前、灭菌中和灭菌后，材料及其组成，如涂层、印墨或化学指示物等，不应与医疗器械发生反应、对其污染和/或向其迁移，不对医疗器械产生负面影响。需要评价涂胶材料与灭菌过程的适应性，评价涂胶材料的微生物屏障特性。

另外，材料还应符合物理性能要求，如抗张强度、厚度差异、抗撕裂性、透气性和耐破度，不应有穿孔、破损、撕裂、皱褶或局部厚薄不均等影响材料功能的缺陷，具有可接受的清洁度、微粒污染和落絮水平，不脱色，以及符合常见化学性能要求（如氯化物、硫酸盐含量等）。我国行业标准 YY/T 0698.7 给出了常用透析纸涂胶材料的一些要求，YY/T 0698.10 给出了常用的聚烯烃非织造布涂胶材料的一些要求。

一千○三十、对涂胶的胶黏剂有什么要求？

答：胶黏剂应安全、无刺激性、无毒、无致癌、致畸、致突变等，以及适当的黏合强度。在灭菌前、灭菌中和灭菌后，胶层不应对所包装的产品有不良反应、形成污染或向其迁移。根据胶水的性能不同，一般分为热熔性胶和水溶性胶两大类，通常简称为热熔胶与水性胶。

一千○三十一、对涂胶的设备有哪些要求？

答：无论是热熔胶还是水性胶的涂布，涂布设备都应满足医用包装材料的涂胶要求，保证材料涂胶的连续、均匀，涂布量稳定等产品质量方面的要求，还需满足生产效率高，生产成本低，以及操作方便，结构合理等。

一千○三十二、对涂胶环境有什么要求？

答：由于涂胶的材料为医用包装材料。根据《医疗器械生产质量管理规范无菌医疗器械现场检查指导原则》中相关要求，与无菌医疗器械的使用表面直接接触、无需清洁处理即使用的初包装材料，其生产环境洁净度级别的设置，应当遵循与产品生产环境的洁净度级别相同的原则，使初包装材料的质量满足所包装无菌医疗器械的要求；若初包装材料不与无菌医疗器械使用表面直接接触，应在不低于 30 万级的洁净室（区）内生产。

一千〇三十三、涂胶前应做哪些准备工作？

答：无论是热熔涂胶还是水性胶的涂布，在涂胶前应做好准备工作。具体包括以下各项：

（1）检查涂胶机所有导辊是否清洁，运转是否正常，否则不但可能造成涂层弄脏，还容易造成涂胶材料的断裂情况；

（2）检查气动装置是否动作灵活准确，阀门开关是否灵活；

（3）检查所有轴承和传动装置是否良好；

（4）检查所有电机及控制设备是否良好；

（5）检查所有压力表，温度表是否正常，是否指在零位；

（6）检查所有安全防护设施是否良好；

（7）检查设备热风系统（热熔胶涂布无热风烘干系统）的开关启闭是否正常，烘箱开启阀门是否正常；

（8）热熔胶涂布设备需检查熔胶加热系统是否正常，抽胶泵工作是否正常；

（9）检查刮刀角度，间距是否调好，以免造成胶液不均匀，涂布量不达标等情况；

（10）检查放料辊及收料辊运转是否正常，张力机构是否有效；

（11）检查材料的涂层面正反无误等。

一千〇三十四、热熔胶是如何涂布的？

答：热熔胶必须在受热后成为熔融状态下才能涂布，又叫热熔涂布。热熔涂布是将热熔胶在熔化状态下涂于基材的表面，经冷却而形成涂层的一种工艺过程。

热熔胶涂布设备一般有以下几个部分组成：熔胶槽、加热系统、抽胶泵、胶液槽、网纹辊、刮刀及压胶辊，以及放料和收料装置等。热熔胶的固体胶块放入熔胶槽内，经加热系统熔化后变成液态，再通过抽胶泵输送到胶液槽中，胶液与网纹辊接触，刮刀刮去网纹辊上的多余胶液后，再转移到通过网纹辊与压胶辊之间的基材上，经冷却收卷即完成整个涂布工序。这种涂布设备主要采用网纹涂布辊来进行上胶涂布。其涂布均匀，而且涂布量比较准确。但一旦涂布网纹辊和胶的种类确定下来后，就很难调节其涂布量，这也是网纹辊涂布应用受到限制的主要原因。

由于热熔胶涂布后，对医用透气包装材料的透气性影响极大，从而对灭菌介质的有效穿透会造成影响。因此，热熔性胶黏剂的涂胶，在医用灭菌包装中，一般采用局部涂胶或网格涂胶。

局部涂胶又称框涂胶，即在灭菌包装袋需要封烫黏合的部位进行涂胶，不需要封烫黏合的位置不涂胶，这样既满足了封烫黏合的需要，又满足灭菌介质轻松进出的要求。同时，还减少了胶黏剂的用量，节省了使用成本。但由于不同的规格，需要定制不同框涂版的辊筒，因此没有足够数量时，采用局部涂胶相对成本较高。

网格涂胶是采用网格状的网纹辊，网纹辊上的网格为凹下去的图案，热熔胶与网纹辊接触后，刮刀刮去网纹辊上多余胶液，只剩有凹下去的网格处有胶液，基材通过网格状网纹辊与压胶辊之间，将网格状热熔胶转移到基材上。由于胶层为网格状，网格的线条为热熔胶，无线条处即可透气，因此既能满足灭菌包装的封烫黏合，又能满足灭菌介质的通过。

一千○三十五、水性胶涂布常用的方法有哪些？

答：由于水性胶本身的特性，涂布后胶水颗粒与颗粒之间存在缝隙，对材料的透气性影响较小，因此，水性胶涂布既可以采用满涂，又可以采用框涂，而大多数水性胶涂布都采用满涂。

适合水性胶涂布的方法很多，但由于医用包装材料基材的性质、胶水的黏度及固含量，以及所要求的涂布量等都有了相应的规定，因此医用包装材料水性胶的涂布，如涂胶层不超过 $30\mu m$ 时，最常见的是网纹辊涂布（又叫凹版涂布）。这种涂布设备主要采用网纹（凹版的孔穴）涂布辊来进行上胶涂布。其涂布均匀，而且涂布量比较准确（但涂布量很难调节）。用网纹辊涂布时，网纹辊转动将胶槽中的胶液蘸在网纹辊表面，再通过调整刮刀间隙来调节胶液量，并利用背胶辊的转动挤压，将胶液转移到基材上，实现均匀性涂布。涂布量主要与网纹辊的凹版孔穴深度和胶水的种类有关。网纹辊的凹版孔穴深度越深，胶液从孔穴中转移到基材上去的量相应也越多；反之，网纹辊孔穴深度越浅，转移到基材上的量也相应减少。胶液的浓度越大，固含量就越高，那么干胶量就越大。另外，与黏度也有很大关系。胶水黏度太大和太小都不利于胶的正常转移。胶水黏度大易转移，太稀则易流淌，使上胶不均匀，易产生纵向或横向流水纹。由于涂布过程中往往会上胶不均匀，还需刮胶系统，将涂在基材上的胶刮均匀。

如果需要得到较大的上胶量，网纹辊涂布很难满足要求时，可采用逗号刮刀涂布或气流刮刀涂布来完成。

逗号辊涂布的特点是刃刮刀和辊刮刀的组合。涂胶量主要取决于刃刮刀，涂层厚度容易调节，能够涂布高黏度胶液。

逗号刮刀的硬度高，刃口直线度误差小，调节和控制刮刀的位置是采用气动微调机构来完成，涂布量及刮胶控制的精度较高。涂布时，胶液由上而下流向刮刀口与材料之间，因此可以将胶液充分的使用，基本不存在浪费胶液的现象，可满足较厚胶层的涂布。但逗号辊涂布的涂布质量，与其各个环节的运作关联较密切，特别是驱动电机与转动压辊之间传动比率的调节较难掌握，容易造成涂布不均匀，出现横向或纵向不规则的条纹，另外，胶液容易在挡板和传动压辊之间的缝隙流出，密封性不够完整，以及胶槽中的胶液容易出现固体物沉淀不均匀现象。

气流刮刀涂布的优点在于能得到较厚的涂布量，涂布层也比较均匀，而且涂布时不易发生断纸。缺点是由于这种涂布机的刮刀是无形的气刀，要想用它刮落多余的胶料和使涂层平滑化，就必须要求胶料比较柔软而且容易控制。另外，空气喷射形成的气刀较容易引起胶料的飞溅现象，这种胶料的飞溅又容易引起气刀缝隙的局部堵塞，造成涂布层的不均匀性。

一千〇三十六、涂胶后应如何清场？

答：为了防止不同产品之间的混合，在生产结束后或在更换品种前，应彻底清理作业场所。

所有剩余原料、辅料，核实数量后记录，标识清楚存放开指定位置，需要退回仓库的进行退库处理，生产中的废弃物应及时处理；容器、工具应按规定拆洗或清洗、清理等；对生产所使用的生产管理文件、生产指令、原始记录等，移交下道工序或交车间汇总情况；对生产区域或辅助生产区域，以及设备表面等，应作整理或清洁工作。

清场完成后，填写清场记录。

一千〇三十七、涂胶层应满足哪些要求？

涂胶材料除了对所用基材及胶黏剂的要求外，YY/T 0698.7及YY/T 0698.10分别对涂胶纸及涂胶聚乙烯烃非织造布材料的涂胶层也作了相应的要求。涂胶层应连续并有规律，涂层图案中没有会造成密封区内的缺口或通道的无涂胶区或不连续；涂布量应满足在标称值的范围内；以及涂胶后的材料与另一个规定材料密封时，剥离强度应符合要求等。这些要求又可概括为涂胶的均匀性、涂胶量及涂胶后封烫的剥离强度这三个方面。

一千〇三十八、影响涂胶均匀性有哪些因素？

答：在涂布时，不管是水性胶还是热熔性胶，都可能出现涂布不均匀的现象。由于影响涂胶均匀性的因素较多，但最主要的是与以下几个因素相关：

（1）与涂胶基材有关，不同的材质，它的表面特性不同，材料的厚度及均匀性也不一样，对黏黏剂的吸附程度也不相同，从而影响涂胶的均匀性。

（2）与胶黏剂有较大关系，胶黏剂的工作黏度不同，对基材表面的亲和力与附着力也不一样，因此对最终涂胶的均匀性影响很大。

（3）涂布网纹辊是胶黏剂的直接载体，是整个涂布机构的核心，也是影响涂胶均匀性的关键。

（4）与压胶辊、涂布机有关。压胶辊的材质软硬度，受压时的变形状况等会影响涂胶的均匀性；涂布机的运行速度以及机器的整体稳定性等都会影响涂胶的均匀性。

一千○三十九、什么是涂胶量？

答：涂胶量是指单位面积基材上所涂胶黏剂的质量，实际更准确的是指单位面积基材上的干胶质量。其单位一般是克/平方米（g/m^2）。

涂胶量在不同场合有不同的含义。涂胶量可以是一个设定值，可以是一个计算值或统计值（理论值），也可以是一个实测值。相应地可分别称之为设定涂胶量、计算涂胶量、统计涂胶量和实测涂胶量。

a）设定涂胶量是指在某个涂胶控制系统中，输入的期望达到的涂胶量目标值。

b）计算涂胶量通常是根据涂布面积和相应用胶总量计算出的单位面积的平均涂胶量。此时，涂胶量应该是一个宏观值，它是建立在理想涂布状态假设基础上的算术平均值。

c）统计涂胶量通常是针对某种涂布方式在一定假设条件下基于过去大量统计数据推导得到的涂胶量，它是一个预期涂胶值或理论涂胶值。

d）实测涂胶量是利用专门仪器或方法测定的特定区域的实际涂胶值。

一千○四十、水性胶涂布有哪些影响因素？

答：影响水性涂布主要有以下几个因素：

（1）上胶量的多少基本上由涂胶网纹辊网点的线数和网穴深度决定，当然，胶液浓度的改变也对上胶量有影响，但胶液浓度只能在较小的范围内调整，浓度太大或太小都不便于涂胶操作，包括对涂胶的均匀度、烘干等都受影响。

（2）刮刀的角度与压力也对上胶量有所影响，刮刀的角度越大，压力越大，上胶量越小；反之，刮刀的角度越小，压力越小，或有机械杂质顶起来造成缝隙，则上胶量多。

（3）由于网纹辊是水性胶上胶量最关键的因素，所以每次使用后应及时清洗，以防网纹辊网穴被堵塞，带来的上胶量与规定要求不符。另外，随着网纹辊使用时间的增长，网穴的磨损或清洗不充分，都会导致网穴越来越浅的情况，因此，当网纹辊使用达到规定的运转次数后，应及时作重新加工处理或更换。

一千○四十一、影响热熔胶上胶量有哪些因素？

答：影响热熔胶上胶量主要有以下因素：

（1）上胶量主要取决于凹版网格的深度，同时与刮刀的压力以及压胶辊的软硬程度和压力有关系。

（2）凹版与网纹辊相同也是有使用寿命的，当使用到规定的期限，或因操作不当对其磨损或损坏，应及时更换，以免出现上胶量的减少或不均匀等情况。

（3）涂胶量不仅与网纹辊网穴或凹版网格深度有关，还与胶黏剂的转移率有关，当然转移率也是与很多因素相关的。

一千〇四十二、影响胶黏剂转移率有哪些因素？

答：无论是水性胶涂胶，还是热熔胶涂胶，最常见的方法都是采用网纹辊或凹版网格涂胶，这些涂胶都是通过网纹辊或凹版蘸胶后转移到基材上，胶黏剂转移率是实际转移到基材上的胶量与涂布辊上原有胶量的比值。那么有哪些因素影响胶黏剂的转移率呢？影响胶黏剂转移率与影响涂胶的均匀性相似，其因素很多，一般主要取决于如下因素：

（1）胶黏剂的特性，主要是胶黏剂对特定基材的附着力和胶黏剂的工作黏度。胶黏剂对基层的附着力越好，其转移率越高。当胶黏剂的工作黏度在一定范围内时，其转移率会趋于相对稳定。但当工作黏度过高或过低时都无法进行正常转移，转移率都会呈下降趋势。

（2）基材的特性，包括基材的材质、厚度、刚性和基材的表面状况等，其中最主要的因素是材质、表面张力以及对胶黏剂的吸附力。

（3）网纹辊或凹版特性，包括网纹辊或凹版的刚性和表面特性，尤其是表面对胶黏剂的吸附力。

（4）涂胶压辊特性，这里主要涉及涂胶压辊的硬度、直径以及它的胶层回弹力。不同的硬度、不同的直径、不同的回弹性对转移率都有直接的影响。

（5）涂胶压力或工作压力，是指涂胶压辊和网纹辊或凹版（热熔胶涂胶）之间对滚的压力，实际上就是涂胶压辊对基材、对胶层和网纹辊或凹版的压力。它直接影响到基层和胶黏剂的结合状况以及胶黏剂向基材转移的状况。一般情况下，压力越大，胶黏剂转移率越高。但当涂布压力过大时，胶辊、基材、胶层和网纹辊之间出现异常，无法正常实现转移。

（6）工作速度及其加速度。在一定速度范围内，基材和胶辊、胶黏剂结合状况与速度并不明显的关系。但是当速度在一定范围之内改变或者加速度在一定范围内时，基材、胶辊和胶黏剂之间状况会出现比较明显的可感知的变化，此时胶黏剂转移率一定会有所改变。一般情况下，当速度不超过一定值、或者升速降速缓慢时，胶黏剂的转移是比较稳定的。如果速度过高或者加速度过大，就可能就出现胶黏剂的转移状况发生明显的改变，转移率明显下降。

（7）从长时间运行来看，环境对胶黏剂转移率也会产生一定的影响。这种影响是通过对基材、对胶黏剂、对网纹辊的影响来实现的。

一千〇四十三、影响封烫的剥离强度有哪些因素？

答：涂胶材料与其他不涂胶材料一样，封烫的剥离强度，与烫合的温度、压力和时间有直接关系，除了这些外在因素之外，还与材料的本身有关，而涂胶材料的封烫剥离强度更体现在涂胶层上。

（1）与胶黏剂本身的性质有关。剥离强度的大小最主要是取决于胶黏剂本身特性，不同的胶黏剂，适应的涂胶基材不一样，换句话来说，不同的基材需要不同的胶黏剂与其相匹配，基材的材质紧密、物理性能高，可选择相对剥离强度大的胶黏剂涂层，反之，选择剥离强度稍小的胶黏剂来涂层；不同的胶黏剂黏度不一样，涂层后的涂胶材料，封烫的剥离强度也各不相同。

（2）与涂胶量有关。涂胶层应满足封烫所规定需要的胶量，只有在满足封烫需要的胶量后，才能满足预期设计封烫剥离强度的要求。不同的胶黏剂，对所需要封烫的胶量也是不相同的，例如，水性胶与热熔胶、甲型号胶与乙型号胶所需的胶量都是有区别的。当然，在达到规定所需的胶量范围后，不是所涂胶量越大，剥离强度就越好。

（3）涂胶材料的封烫剥离强度，与被封烫的材料有关。涂胶材料与不同的材料封烫，剥离强度也不相同。涂胶材料只有与最合适的材料封烫，才能达到预期的效果。

一千〇四十四、涂布用过的胶液如何处理？

答：这里所说的用过的胶液，是指水性胶涂布后胶槽里剩下的水性胶胶液。水性胶涂布，由于工艺的原因，涂布后胶槽里总会存在一部分没有用完的胶液，这些胶液应该如何处理，通常有两种处理方式：一种是直接当废物倒掉，但这样不但增加了使用成本，还增加了废物处理成本，显然是一种不可取的方式。另一种就是下次使用时再添加到新的胶液中使用，此种方式虽然降低了成本，但存在着一定的风险，如胶液浓度是否改变、胶液里是否进入其他异物等。

为了既能降低成本，又尽可能降低风险，在回收剩余胶液时作一些控制及处理。具体为：首先在涂布完成后，及时处理剩余的胶液，减少异物进入胶液情况的发生，避免清洗网纹辊时的废水流入；将剩余胶液倒入专门规定的存放容器前，需采用 60 目 ~ 80 目（60 目对应的筛孔尺寸为 0.250mm，80 目对应的筛孔尺寸为 0.180mm）的不锈钢滤网进行过滤；掺入使用时，应分次适量加入新胶液中，每次加入量不超过总量的 10%。

一千〇四十五、确定材料涂胶量的大小与哪些因素有关？

答：通常我们所用的医用包装材料中，有各种涂胶材料，每种涂胶材料的涂胶量都不尽相同，从低到高悬殊特别大，有每平方低于 1g 的，也有每平方在 10g 以上的。这主要是取决于胶黏剂的性质与涂胶材料的预期用途。

涂胶的目的是为了能够更好地满足医用灭菌包装的封烫及洁净剥离要求。但不同性质的胶黏剂，能够保证封烫及洁净剥离所需的胶量是不同的；不同的基材，对满足封烫及洁净剥离要求，所需的胶量也不同的。比如我们常见的涂胶材料中，水性胶涂胶材料与热熔胶涂胶材料，通常热熔胶的涂胶量要比水性胶的涂胶量高。热熔胶涂胶材料与复合膜或共挤膜封烫平面袋时，涂胶量一般大多数为 $5g/m^2 \sim 8g/m^2$，而水性胶涂胶材料与复合膜或共挤膜封烫平面袋时，涂胶量一般只需 $2g/m^2 \sim 4g/m^2$。

而涂胶材料与不同的被封烫材料，或用途不同，所需要的胶量也不一样。如，涂胶材料作自动包装设备的透气材料，与共挤膜软泡罩或硬吸塑盒封烫时，对涂胶量的要求会较大，一般达到 $10g/m^2$ 左右，甚至也有高达 $15g/m^2$ 左右。目的是满足具有较宽容的封烫条件，便于自动包装设备封烫操作，同时也是保证较大或较重物品封烫时具有较高的剥离强度。

当然，涂胶材料并不是涂胶量越大就越好，涂胶量过大不仅是原料成本的增加，而且对涂胶加工的能耗及使用方面，都会产生较大的影响。因此，涂胶材料的涂胶量大小，要根据实际情况确定，满足预期用途的需求才是最好的。

第八章　常用数据统计与分析

一千〇四十六、什么是数据？

答：数据是指对客观事件进行记录并可以鉴别的符号，是对客观事物的性质、状态以及相互关系等进行记载的物理符号或这些物理符号的组合，它是可识别的、抽象的符号。

一千〇四十七、数据类型的分类？

答：所有数据都可以根据按其性质和使用目的不同分为两类：计量值数据和计数值数据。计数值数据是用各种计量器具测量得到的数值，特点是可以连续取值；计数值数据是不能连续取值，只能以个数计算的数据。

一千〇四十八、何谓总体、抽样与样本？

答：总体是同质的个体所构成的集体，它所包含的个体数可以无穷大，而且往往只是设想的或是抽象的。

抽样是指从总体中取出部分个体的过程。所抽得部分就称为样本，样本是从总体中随机抽取，因此一个样本可含有不同的个体数。

一千〇四十九、如何区分样本的大小？

答：样本大小是按样本含量区分的，样本含量≥30 为大样本；样本含量＜30 为小样本。

一千〇五十、什么是随机性？其用途是什么？

答：随机性是指要使总体中的每一个个体（即产品）都有相同机会被抽取出来组成样本的特性。

在质量管理过程中，常用抽取样本并通过样本检测所得到数据来预测总体质量状况的这种手段。

一千〇五十一、随机抽样方法定义、方法及特点是什么？

答：随机抽样方法指的是抽取样品是随机的。

方法是将全部产品编号后用抽签、抓阄儿、查随机数表或掷骰子等办法抽取样品。优点是抽样误差小；缺点是较复杂。

一千〇五十二、一般随机抽样法有哪几种？其抽样方法及特点是什么？

答：一般随机抽样法包括顺序抽样法、分层抽样法和整群抽样法共三种。

（1）顺序抽样法：又称等距抽样法、系统抽样法或机械抽样法。

方法：先将全部产品编号，用随机抽样法产生一个抽样起点，每隔相同数据间隔而抽取的个体样本方法。优点是操作简便；缺点是偏差性可能会很大。

（2）分层抽样法：又称类型抽样法。

方法：总体可分为不同的子总体（也称层）时，按规定的比例从不同层中随机抽取样品（子样）来组成样本时的方法，常用于产品质量的验收，优点是抽样误差较小；缺点是较一般随机抽样还要繁锁。

（3）整群抽样法：又称集团抽样法。

方法：将总体分成许多群，每个群由个体按一定方式结合而成，然后进行随机抽取若干群，并由这些群中所有个体组成样本。优点是实施方便；缺点是代表性差、误差大。

一千〇五十三、何为抽样误差？

答：抽样误差是由于总体中的各个个体存在着差异，从同一总体中随机抽取若干样本，而各样本的实验结果也不尽相同。这种样本与样本之间，样本与总体之间，由于抽样引起的差异在统计学上叫做抽样误差。

一千〇五十四、抽样误差与样本之间有何关系？

答：一般地讲，样本越大抽样误差越小，和总体的情况越接近，正确性越高，越能阐明事物的客观规律。

一千〇五十五、何为概率？

答：概率是反映、估计某一事件发生的可能性大小的定量指标，用符号 P 表示。

一千〇五十六、概率值的意义是什么？

答：一般讲概率值在 $0 \sim 1$ 之间波动，表示必然发生事件的概率为 1，不可能发生事件的概率为 0，概率值越接近 1，表明发生的可能性越大，概率值越趋向 0，表示某事件发生的可能性越小。

一千○五十七、如何整理统计资料？

答：统计资料的整理是将原始资料进行科学分组归纳，其步骤分为：

（1）检查资料的完整性和正确性；

（2）设计分组（质量分组、数量分组）；

（3）拟整理表；

（4）归组（划分法、分卡法）。

一千○五十八、显著性差异的定义及其含义？判断差异显著的标准是什么？

答：显著性差异是统计学上对数据差异性的评价。通常情况下，实验结果达到 0.05 水平或 0.01 水平，才可以说数据之间具备了差异显著或是极显著，当数据之间具有了显著性差异，就说明参与比对的数据不是来自同一总体，而是来自于具有差异的两个不同总体，这种差异可能因参与比对的数据是来自不同实验对象的，比如一般能力测验中，大学学历被试组的成绩与小学学历被试组会有显著性差异，也可能来自于实验处理对实验对象造成了根本性状改变，因而前测后测的数据会有显著性差异。

判断差异显著一般公认标准是：当 $P > 0.05$ 时，无显著性差异；$0.01 < P \leqslant 0.05$ 时有显著性差异；当 $P > 0.01$ 时，有高度显著性差异。

一千○五十九、举例说明显著性检验的概念、原理和用途是什么？

答：显著性检验概念：事先对总体（随机变量）的参数或总体分布形式做出一个假设，然后利用样本信息来判断这个假设（备择假设）是否合理，即判断总体的真实情况与原假设是否有显著性差异，或者说，显著性检验要判断样本与我们对总体所做的假设之间的差异是纯属机会变异，还是由我们所做的假设与总体真实情况之间不一致所引起的。

原理：显著性检验是针对我们对总体所做的假设做检验，其原理就是"小概率事件实际不可能性原理"来接受或否定假设。

用途：显著性检验即用于实验处理组与对照组或两种不同处理的效应之间是否有差异，以及这种差异是否显著的方法。

例如：通常把一个要检验的假设记作 H_0，称为原假设（或零假设），与 H_0 对立的假设记作 H_1，称为备择假设。

（1）在原假设为真时，决定放弃原假设，称为第一类错误，其出现的概率通常记作 α；

（2）在原假设不真时，决定不放弃原假设，称为第二类错误，其出现的概率通常记

作 β；

（3） $\alpha + \beta$ 不一定等于1。通常只限定犯第一类错误的最大概率 α，不考虑犯第二类错误的概率 β。这样的假设检验又称为显著性检验，概率 α 称为显著性水平。最常用的 α 值为 0.01、0.05、0.10 等。一般情况下，根据研究的问题，如果放弃真假设损失大，为减少这类错误，α 取值小些，反之，α 取值大些。

一千〇六十、方差分析的定义、目的是什么？方差分析方法检验有无显著差异性时造成波动的原因是什么？

答：方差分析又称"变异数分析"或"F 检验"，是 R. A. Fister 发明的，是用于两个及两个以上样本均数差别的显著性检验。目的是通过数据分析找出对该事物有显著影响的因素，各因素之间的交互作用，以及显著影响因素的最佳水平等。

方差分析由于各种因素的影响，研究所得的数据呈现波动状，造成波动的原因有两类：一类是不可控的随机因素；另一类是研究中施加的对结果形成影响的可控因素。一个复杂的事物，其中往往有许多因素互相制约又互相依存。

一千〇六十一、方差分析技术的原理及操作流程是什么？

答：方差分析是在可比较的数组中，把数据间的总的"变差"按各指定的变差来源进行分解的一种技术。对变差的度量，采用离差平方和。方差分析方法就是从总离差平方和分解出可追溯到指定来源的部分离差平方和，依此思路来看，方差分析的基本原理就是通过分析研究中不同来源的变异对总变异的贡献大小，从而确定可控因素对研究结果影响力的大小。

经过方差分析若拒绝了检验假设，只能说明多个样本总体均数不相等或不全相等。若要得到各组均数间更详细的信息，应在方差分析的基础上进行多个样本均数的两两比较，"多个样本均数间两两比较，常用 q 检验的方法，即 Newman – kueuls 法，其基本步骤为建立检验假设、样本均数排序、计算 q 值、查 q 界值表判断结果"；"多个实验组与一个对照组均数间两两比较，若目的是减小第 II 类错误，最好选用最小显著差法（LSD 法）；若目的是减小第 I 类错误，最好选用新复极差法，前者查 t 界值表，后者查 q 界值表"。

一千〇六十二、方差分析方法有几种及其区别有哪些？方差分析使用条件及主要用途有哪些？

答：方差分析方法有单因素方差分析和两因素方差分析两种：单因素方差分析即对成组设计的多个样本均数比较，应采用完全随机设计的方差分析；两因素方差分析即对随机区组设计的多个样本均数比较，应采用配伍组设计的方差分析。

两类方差分析的基本步骤相同，只是变异的分解方式不同，对成组设计的资料，总变异分解为组内变异和组间变异（随机误差），而对配伍组设计的资料，总变异除了分解为处理组变异和随机误差外还包括配伍组变异。

应用方差分析对资料进行统计推断之前应注意其使用条件：可比性（若资料中各组均数本身不具可比性则不适用方差分析）；正态性（即偏态分布资料不适用方差分析，对偏态分布的资料应考虑用对数变换、平方根变换、倒数变换、平方根反正弦变换等变量变换方法变为正态或接近正态后再进行方差分析）；方差齐性（即若组间方差不齐则不适用方差分析）。

主要用于均数差别的显著性检验；分离各有关因素并估计其对总变异的作用；分析因素间的交互作用；方差齐性检验。

一千〇六十三、方差分析的基本步骤？

答：（1）建立检验假设：

a）H_0：多个样本总体均数相等；

b）H_1：多个样本总体均数不相等或不全等，检验水准为 0.05。

（2）计算检验统计量 F 值。

（3）确定 P 值并作出推断结果。

一千〇六十四、方差分析的重要特征有哪些？

答：（1）平均数：用 $\overline{X}$ 表示。

$$\overline{X} = \frac{X_1 + X_2 + \cdots + X_n}{n} = \frac{1}{n}\sum_{i=1}^{n} X_i$$

式中：

n——数据个数；

X_i——第 i 个数据值。

（2）中位数：将一组数据按从小到大顺序排列，位于中间位置的数叫中位数，当 n 为奇数时，则取顺序排列的中间数；当 n 为偶数时，则取顺序排列的中间两个数的平均数。用 X 表示。

（3）极差：一组数据中最大与最小之差，用 R 表示。

$$R = L - S$$

式中：

L——数据的最大值；

S——数据的最小值。

（4）样本方差：衡量统计数据分散程度的特征数字，用 S^2 表示。

$$S^2 = \frac{\sum_{i=1}^{n} (X_i - \overline{X})^2}{n - 1}$$

（5）标准偏差：国际标准化组织规定，将样本方差的平方根做为标准偏差，用 S 表示。

$$S = \sqrt{\frac{1}{n-1} \sum_{i=1}^{n} (X_i - \overline{X})^2}$$

标准偏差 S 反映了数据的离散程度，S 值大，数据密集程度差，离散度大，S 值小，数据密集程度高，离散度小。同时也反映平均值的代表性，若 S 值大，则 $\overline{X}$ 代表性差，若 S 值小，则 $\overline{X}$ 代表性好。

（6）标准差（σ）：一组数中各单个值与总体平均数之间的平均离差，说明该组数的离散程度。通常用样本标准差近似的估计为总体标准差。

$$总体标准差 = \sqrt{\frac{1}{n} \sum_{i=1}^{n} (X_i - \overline{X})^2}$$

一千○六十五、为什么要对数据进行统计分析？

答：采用适当的统计分析方法，对数据进行分析，可以从中提取有用的信息，形成结论，而对数据加以详细研究和概括总结。

一千○六十六、数据统计常用的统计量有什么，分别代表什么含义？

答：体现数据特征的常用统计量有平均数（mean）、标准差（standard deviation）和变异系数（variation coefficient）。平均数是最常用的统计量，用来表明资料中各观测值相对集中较多的中心位置和整体水平；标准差表示平均数受各观测值变异程度的影响，若标准差小，表示平均数对样本代表性强，若标准差大，表示平均数对样本代表性弱；变异系数是标准差和平均数的比值，可以消除不同单位或平均数的两个或多个资料变异程度比较的影响。

一千○六十七、数据统计分析方法有几种？

答：（1）列表法：将数据按一定规律用列表方式表达出来，是记录和处理最常用的方法。表格的设计要求对应关系清楚，简单明了，有利于发现相关量之间的相互关系，此外还需要在标题栏中标明各个量的名称、数量级和单位等；根据需要还可以列出除原始数据以外的计算栏目和统计栏目等。

（2）作图法：可以最醒目地表达各个物理量间的变化关系。从图线上可以简便求出实验需要的某些结果，还可以把某些复杂的函数关系，通过一定的变换用图形表示出来。

一千〇六十八、数据统计分析方法实施途径和意义是什么？

答：（1）途径：手动制表和用程序自动生成两种途径，其中用程序制表是通过相应的软件，例如 SPSS、Excel、MATLAB 等，将调查的数据输入程序中，通过对这些软件进行操作，得出最后结果，结果可用图表或图形方式表现出来。

（2）意义：图表和图形可以直接反应出调研结果，大大节省时间，这样可以帮助设计师更好地分析和预测市场所需要的产品，为进一步设计做铺垫，同时这种分析形式也可用于产品的销售统计中，可以直观给出最近产品销售情况，并可以及时地分析和预测未来的市场销售情况等，所以数据分析法在工业设计中运用非常广泛，而且是极为重要的。

一千〇六十九、数据统计与分析常用质量工具有哪些？特点是什么？

答：用于数据分析的质量工具有检查表（收集数据）、分层法（不同角度发现问题）、柏拉图（即排列图，找出主要因素）、因果图（理清思路找原因）、散布图（因素对结果的影响）、直方图（问题的分布情况）和控制图（数据是否稳定）。简单来讲就是"一法一表五个图"。

一千〇七十、数据统计分析流程是什么？

答：数据统计分析流程：确定问题确定分析目标→采用科学方法收集数据→考察数据时效性整理数据→统计分析→出具分析报告，提出解决意见或建议。

一千〇七十一、什么是统计质量控制？

答：统计质量控制是质量控制的基本方法，执行全面质量管理的基本手段，也是计算机辅助质量管理（CAQ）系统的基础，是制造企业应用最广的统计质量控制方法。

一千〇七十二、常用统计分析方法有哪些？

答：这里介绍的主要是生产现场经常使用的方法，易于掌握的统计方法有排列图、因果图、散布图、直方图、控制图等。

一千〇七十三、常用统计分析方法和控制图的应用的目的是什么？

答：目的是获得有效的质量数据之后，就可以利用各种统计分析方法和控制图对质量数据进行加工处理，从中提取出有价值的信息成分。

一千〇七十四、编制统计图的基本要求是什么？

答：（1）根据资料的性质和分析的目的选用适当图形；

（2）标题能简要说明资料的内容、时间、地点和图号，标题应写到图下方中间位置；

（3）纵横两轴要有标目和标目单位；

（4）纵轴尺度自下而上，横轴尺度自左而右，数量一般由小到大，并用等距标出，从0开始，要标明0点；

（5）比较不同事物需用不同线条或颜色表示时，要用图例说明；

（6）编制要准确，线条粗细适当，纵横轴比例一般以5:7为宜。

一千〇七十五、排列图的定义、特点和原理什么？

答：（1）定义：排列图是由两个纵坐标，一个横坐标，若干个按高低顺序依次排列的长方形和一条累计百分比折线所组成的，为寻找主要问题或主要原因所使用的图。

（2）特点：排列图直观、明了，用数据说明问题，说服力强，用途广泛，全世界品质管理界通用。

（3）原理：排列图是找出影响产品质量主要因素的图表工具，它是由意大利经济学家巴洛特提出的。巴洛特发现人类经济领域中"少数人占有社会上的大部分财富，而绝大多数人处于贫困状况"的现象，是一种相当普遍的社会现象，即所谓"关键的少数与次要的多数"原理。朱兰（美国质量管理学家）把这个原理应用到质量管理中来，成为在质量管理中发现主要质量问题和确定质量改进方向的有力工具。见图8-1。

一千〇七十六、排列图的制图流程是什么？

答：排列图制作可分为5步：

（1）确定分析的对象：排列图一般用来分析产品或零件的废品件数、吨数、损失金额、消耗工时及不合格项数等。

（2）确定问题分类的项目：可按废品项目、缺陷项目、零件项目、不同操作者等进行分类。

（3）收集与整理数据：列表汇总每个项目发生的数量，即频数f_i、项目按发生的数量大小，由大到小排列。最后一项是无法进一步细分或明确划分的项目统一称为"其他"。

（4）计算频数f_i、频率P_i和累计频率F_i：首先统计频数f_i，然后按下式分别计算频率P_i和累计频率F_i。

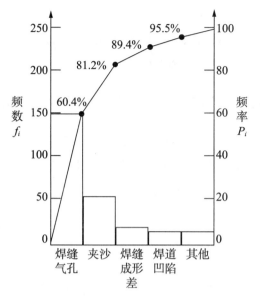

图 8 - 1　排列图实例

$$P_i = \frac{f_i}{f}$$

式中 f 为各项目发生频数之和。

$$F_i = P_1 + P_2 + \cdots + P_i = \sum_{i=1}^{i} P_t$$

（5）画排列图：排列图由两个纵坐标，一个横坐标，几个顺序排列的矩形和一条累计频率折线组成。如图 8 - 1 所示为排列图实例。

一千○七十七、排列图用途是什么？

答：（1）确定主要因素、有影响因素和次要因素

根据排列图可以确定质量问题的主要因素，累计频率 F_i 在 0 ~ 80% 左右的若干因素是影响产品质量的主要因素，如图中焊缝气孔和夹渣。主要因素个数一般为 1 个 ~ 2 个，最多不超过 3 个。

根据排列图可以确定质量问题的有影响因素，累计频率 F_i 在 80% ~ 95% 左右的若干因素，它们对产品质量有一定影响，称为有影响因素。

根据排列图可以确定质量问题的次要因素，累计频率 F_i 在 95% ~ 100% 左右的若干因素，其对产品质量仅有轻微影响，称为次要因素。

（2）抓主要因素解决质量问题

将质量影响因素分类之后，重点针对 1 项 ~ 2 项主要因素进行改进提高，以解决质量问题，实践证明，集中精力将主要因素的影响减少比消灭次要因素更加有效。

（3）检查质量改进措施的效果

采取改进措施后，为了检验其效果，可用排列图来检查，若改进后的排列图中横坐标上因素频数矩形高度有明显降低，则说明确有效果。

一千〇七十八、因果图的定义、制图流程及用途是什么？

答：（1）定义：因果图是在找出质量问题以后，为分析产生质量问题的原因，以确定因果关系的图表称为因果图。它由质量问题和影响因素两部分组成。图中主干箭头所指的为质量问题，主干上的大枝表示主要原因。中枝、小枝、细枝表示原因的依次展开，因果图又称树枝图、鱼刺图、石川图。

（2）因果图的制图流程见图8-2。

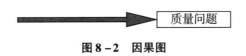

图8-2 因果图

a）确定待分析的质量问题，将其写在图右侧的方框内，画出主干，箭头指向右，见图8-3。

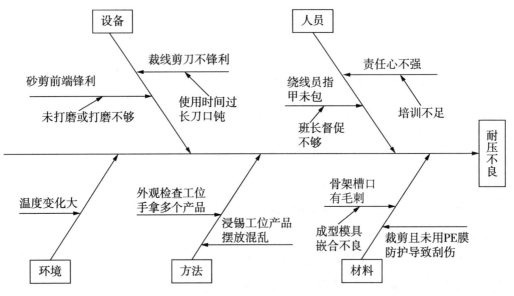

图8-3 因果图示例1

b）确定该问题中影响质量原因的分类方法。一般对于工序质量问题，常按其影响因素人员（Man）、设备（Machine）、原材料（Material）、方法（Method）、环境（Environment）等进行分类，简称为4M1E。对应每一类原因画出大枝、箭头方向从左到右斜指向主干，并在箭头尾端写上原因分类项目，见图8-4。

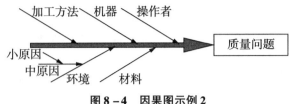

图 8 - 4　因果图示例 2

c）将各分类项目分别展开，每个大枝上分出若干中枝表示各项目中造成质量问题的一个原因。中枝平行于主干箭头指向大枝。

d）将中枝进一步展开成小枝。小枝是造成中枝的原因，依次展开，直至细到能采取措施为止。

e）找出主要原因，画上方框作为质量改进的重点。

（3）因果图的用途

a）根据质量问题逆向追溯产生原因，由粗到细找出产生质量问题的各个层次、各种各样的原因以及各原因的传递关系。

b）因果图可明确原因的影响大小和主次。从而可以作为制定质量改进措施的指导依据。

一千〇七十九、散布图的定义、制图流程及用途是什么？

答：（1）定义：在质量问题的原因分析中，常会接触到各个质量因素之间的关系。这些变量之间的关系往往不能进行解析描述，不能由一个（成几个）变量的数值精确地求出另一个变量的值，我们称之为非确定性关系。散布图就是将两个非确定性关系变量的数据对应列出，标记在坐标图上，来观察它们之间的关系的图表。

（2）散布图的制图流程

a）收集数据：所要研究的两个变量如果一个为原因，另一个为结果时，则一般取原因变量为自变量，取结果变量为因变量。通过抽样检测得到两个变量的一组数据序列。

b）在坐标上画点：在直角坐标系中，把上述对应的数据组序列以点的形式一一描出。注意，横轴与纵轴的长度单位选取原则是使两个变量的散布范围大致相等，以便分析两变量之间的相关关系。见图 8 - 5。

（3）散布图的用途

a）确定两变量（因素）之间的相关性，两变量之间的散布图大致可分为下列六种情形，如图 8 - 5 所示。

①强正相关。x 增大，y 也随之线性增大。x 与 y 之间可用直线 $y = a + bx$（b 为正数）表示。此时，只要控制住 x，y 也随之被控制住了，图 3a）就属这种情况。

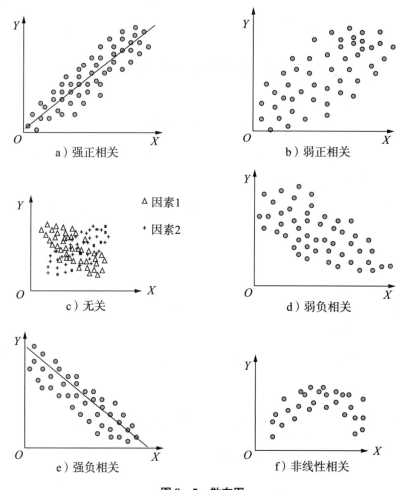

a) 强正相关　　　b) 弱正相关
c) 无关　　　△ 因素1　+ 因素2　　　d) 弱负相关
e) 强负相关　　　f) 非线性相关

图 8 – 5　散布图

②弱正相关。图 3b) 所示，点分布在一条直线附近，且 x 增大，y 基本上随之线性增大，此时除了因素 x 外可能还有其他因素影响 y。

③无关。图 3c) 所示，x 和 y 两变量之间没有任何一种明确的趋势关系。说明两因素互不相关。

④弱负相关。图 3d) 所示，x 增大，y 基本上随之线性减小。此时除 x 之外，可能还有其他因素影响 y。

⑤强负相关。图 3e) 所示，x 与 y 之间可用直线 $y = a + bx$（b 为负数）表示。y 随 x 的增大而减小。此时，可以通过控制 x 而控制 y 的变化。

⑥非线性相关。图 3f) 所示，x、y 之间可用曲线方程进行拟合，根据两变量之间的曲线关系，可以利用 x 的控制调整实现对 y 的控制。

b) 变量控制，通过分析各变量之间的相互关系，确定出各变量之间的关联性类型及其强弱，当两变量之间的关联性很强时，可以通过对容易控制（操作简单、成本低）的变量的控制达到对难控制（操作复杂、成本高）的变量的间接控制。

c）可以把质量问题作为因变量，确定各种因素对产品质量的影响程度。当同时分析各种因素对某一质量指标的作用关系时，或某一质量现状的引发因素包含多种因素时，应尽可能将质量数据按照各种可能因素类型进行分层，如按操作人员分层、按使用设备分层、按工作时间分层、按使用原材料分层、按工艺方法分层或按工作环境分层等。图 8 - 5 所示为将因素分层之后使原来无关的数据得以进一步细分，从而提示出更准确的内在联系。

一千〇八十、直方图的定义、制图流程、类型及用途是什么？

答：（1）定义：直方图是适用于对大量计量值数据进行整理加工、找出其统计规律。即分析数据分布的形态，以便对其总体分布特征进行推断的方法。主要图形为直角坐标系中若干顺序排列的矩形。各矩形底边相等，为数据区间。矩形的高为数据落入各相应区间的频数。

（2）直方图制图流程

①收集数据，数据个数一般在 100 个左右，至少不少于 50 个。理论上收集数据越多越好，但因收集数据需要耗费时间和人力、费用，所以收集的数据有限。

②找出最大值 L、最小值 S 和极差 R，找出全体数据的最大值 L 和最小值 S，计算出极差 $R = L - S$。

③确定数据分组数 k 及组矩 h，通常分组数 k 取 4 ~ 20。设数据个数为 n，可近似取，通常取等组距，$h = R/k$。

④ 确定各组上、下界，只需确定第一组下界值即可根据组距 h 确定出各组的上、下界取值。注意一个原则：应使数据的全体落在第一组的下界值与最后一组（第 k 组）的上界值所组成的开区间之内。

⑤累计频率画直方图，累计各组中数据频数 f_i，并以组距为底边，f_i 为高，画出一系列矩形，得到直方图。如图 8 - 6 所示。

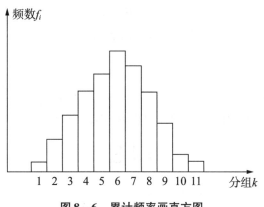

图 8 - 6　累计频率画直方图

（3）直方图的类型包括标准型（对称型）、锯齿型、偏锋型、陡壁型、平顶型、双峰型、孤岛型。见图 8－7。

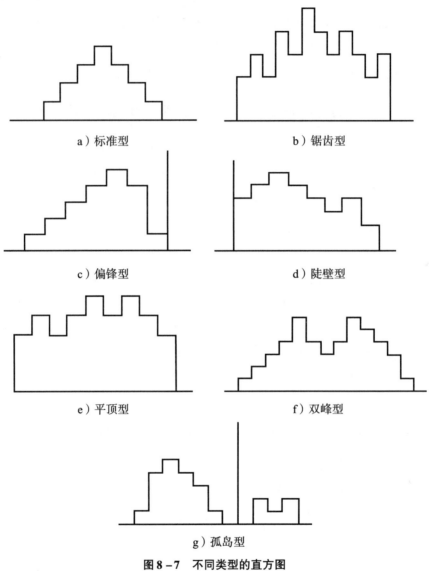

a）标准型　　b）锯齿型　　c）偏锋型　　d）陡壁型　　e）平顶型　　f）双峰型　　g）孤岛型

图 8－7　不同类型的直方图

（4）直方图的用途

①计算均值和标准差（S）

均值表示样本数据的"质量中心"，可以按下式计算。

$$\bar{x} = \frac{1}{n}\sum_{i=1}^{n} x_i$$

式中 n 为数据个数。

样本数据的分散或变异程度可用下列样本标准差进行度量。

$$s = \sqrt{\frac{1}{n-1}\sum_{i=1}^{n}(x_i - \overline{x})^2}$$

②从直方图可以直观地看出产品质量特性的分布形态，便于判断工序是否处于统计控制状态，以决定是否采取相应处理措施。

一千〇八十一、控制图的定义是什么？过程控制中常用的控制方法有什么？

答：（1）定义：控制图是对生产过程或服务过程质量加以测定、记录从而进行控制管理的一种图形方法。如图 8 - 8 所示为一控制图图例。图上有中心线（CL）、上控制界限（UCL）和下控制界限（LCL），并有按时间顺序抽取的样本统计量数值的描点序列。

（2）过程控制中常用的控制方法是控制图法。

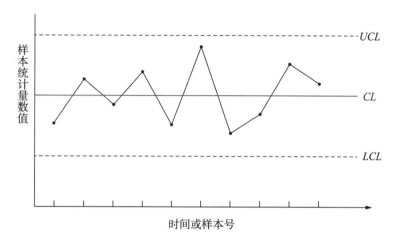

图 8 - 8　控制图示例

一千〇八十二、控制图的重要性及其用途是什么？

答：（1）重要性：统计过程控制（SPC）作为统计质量控制（SQC）的核心技术受到普遍的重视，是过程控制中常用的控制图方法，目前，工业发达国家都将统计过程控制列为高技术项目，认为 SPC 是实现以预测为主的质量控制的有效手段。

（2）控制图的用途：

a）贯彻预防为主的原则。应用控制图有助于保持过程处于控制状态，从而起到保证质量防患于未然的作用。

b）改进生产率。应用控制图可以减少废品和返工，从而提高生产率、降低成本和增加生产能力。

c）防止不必要的过程调整。控制图可用以区分质量的偶然波动与异常波动，从而使操作者减少不必要的过程调整。

d）提供有关工序能力的信息。控制图可以提供重要的过程参数数据以及它们的时间稳定性，这些对于产品设计和过程设计都是十分重要的。

一千〇八十三、控制图的原理是什么？

答：（1）统计控制的两种状态

a）受控状态（稳态）：任何一个生产过程，不论它是如何精确设计和精心维护，总存在着一定量的固有的或自然的变化，它是由许多偶然因素形成的偶然波动的累积效果，由于这种波动比较小，所以我们认为这时生产过程处于受控状态或称为稳态。

b）失控状态：在生产过程中有时也发生由异常因素造成的异常波动。如果由于设备调整不当、人为差错或原材料的缺陷而导致的质量波动，与偶然波动相比这种异常变化要大得多，而且往往表现一定的趋势和规律，此时，我们认为生产过程处于失控状态。

控制图其实就是将一个过程定期收集的样本数据按顺序点绘成的一种图形技术，用于判断过程正常或异常的一种工具。由于受控状态对产品质量好把控，所以也是生产过程追求的目标。

（2）控制图的统计学原理

例如：W 为度量某个质量特性的统计样本，假定 W 的均值为 μ_w，W 的标准差为 σ_w，那么，上控制限、中心线和下控制限分别为：

$$UCL = \mu_w + K\sigma_w$$

$$CL = \mu_w$$

$$LCL = \mu_w - K\sigma_w$$

式中，K 为中心线与控制界限之间的用标准差为单位所表示的间隔宽度。

图 8-9 是以 K 取 3、统计样本量为 X 为例的控制图的控制线。

· 中心线（CL）：x
· 上控制线/限（UCL）：$x+3\sigma$
· 下控制线/限（LCL）：$x-3\sigma$
· 右转90度

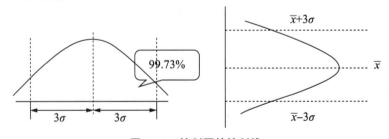

图 8-9　控制图的控制线

图 8-9 说明了控制图的控制原理，对于每一个控制点来讲，只要点子是在控制界限

之间，我们就认为过程处于控制状态，不需要任何措施；但如果点子落在控制界限之外，就认为过程失控，必须找出异常因素。采取措施加以消除。

正常情况下点子分布是正态的，落在控制界限之内的概率远大于落在控制界限之外的概率。反之，若点子落在控制界限之外，可能是属于正常情况下的小概率事件发生，也可能是过程异常发生，相对来讲，后者发生的概率要大得多，点子落在控制界限之内是否一定处于稳态，点子落在控制界线之外是否一定出现异常，这两个问题的回答都是否定的，更为科学的判断应根据概率统计方法对过程进行定量分析，精确计算出状态的概率值之后再进行过程状态判断，这正是控制图的统计学原理。

一千〇八十四、控制图种类有哪些？

答：控制图根据质量数据的类型可分为：计量值控制图、计件值控制图和计点值控制图。这些控制图各有各的用途，应根据所控制质量指标的情况和数据性质分别加以选择。

主要是依据数据类型、分布形态分类，控制图名称，简记如下：

（1）计量值属于正态分布，其控制图有四种：$X-R$ 均值和极差控制图、$X-\delta$ 均值和标准差控制图、$X-R$ 中位数和极差控制图、$X-M$ 单值和移动极差控制图；

（2）计件值属于二项分布，其控制图有两种：$P-chart$ 不合格品率控制图、$nP-chart$ 不合格品数控制图；

（3）计点值属于泊松分布，其控制图有两种：$C-chart$ 缺陷数控制图、$U-chart$ 单位缺陷数控制图。

$X-R$ 平均值与极差控制图见图 8-10。

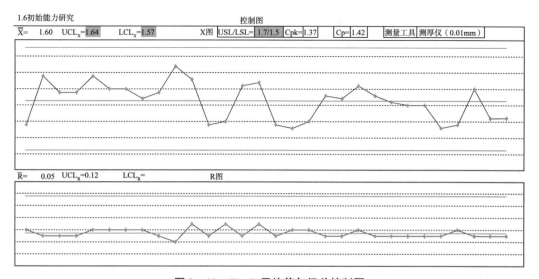

图 8-10 $X-R$ 平均值与极差控制图

Autuiunn	1	2	3	4	5	6	7	8	9	10	11	12	13	14	15	16	17	18	19	20	21	22	23	24	25	26	27	28	29	30	31
日期	1	2	3	4	5	6	7	8	9	10	11	12	13	14	15	16	17	18	19	20	21	22	23	24	25	26	27	28	29	30	
1	1.55	1.58	1.62	1.58	1.58	1.62	1.64	1.57	1.58	1.6	1.58	1.62	1.57	1.61	1.65	1.57	1.56	1.56	1.58	1.58	1.58	1.58	1.58	1.57	1.58	1.62	1.63	1.58	1.58	1.62	
2	1.58	1.63	1.63	1.6	1.64	1.62	1.62	1.59	1.61	1.61	1.6	1.58	1.64	1.62	1.59	1.57	1.58	1.6	1.59	1.59	1.59	1.59	1.59	1.58	1.58	1.59	1.62	1.57	1.60		
3	1.61	1.63	1.62	1.61	1.63	1.62	1.61	1.61	1.6	1.64	1.62	1.59	1.58	1.62	1.62	1.57	1.59	1.6	1.6	1.62	1.62	1.6	1.61	1.6	1.58	1.57	1.61	1.59	1.60		
4	1.6	1.62	1.59	1.62	1.62	1.61	1.6	1.62	1.62	1.64	1.63	1.57	1.59	1.6	1.6	1.59	1.61	1.6	1.62	1.63	1.63	1.63	1.61	1.6	1.61	1.61	1.63	1.60	1.57		
5	1.6	1.63	1.58	1.63	1.62	1.57	1.58	1.63	1.63	1.63	1.65	1.58	1.64	1.59	1.58	1.62	1.62	1.62	1.6	1.62	1.64	1.61	1.63	1.63	1.63	1.57	1.57	1.61	1.62	1.57	
$\overline{X}$	1.59	1.62	1.61	1.61	1.62	1.61	1.61	1.60	1.61	1.61	1.61	1.59	1.59	1.61	1.61	1.57	1.59	1.59	1.61	1.60	1.61	1.61	1.60	1.60	1.60	1.59	1.61	1.59	1.59		
R	0.06	0.05	0.05	0.05	0.06	0.06	0.06	0.06	0.06	0.05	0.04	0.07	0.05	0.07	0.05	0.07	0.05	0.06	0.05	0.05	0.06	0.05	0.05	0.05	0.06	0.05	0.05	0.05			
UCL_X	1.64	1.64	1.64	1.64	1.64	1.64	1.64	1.64	1.64	1.64	1.64	1.64	1.64	1.64	1.64	1.64	1.64	1.64	1.64	1.64	1.64	1.64	1.64	1.64	1.64	1.64	1.64	1.64	1.64	1.64	
LCL_X	1.57	1.57	1.57	1.57	1.57	1.57	1.57	1.57	1.57	1.57	1.57	1.57	1.57	1.57	1.57	1.57	1.57	1.57	1.57	1.57	1.57	1.57	1.57	1.57	1.57	1.57	1.57	1.57	1.57	1.57	
$\overline{\overline{X}}$	1.60	1.60	1.60	1.60	1.60	1.60	1.60	1.60	1.60	1.60	1.60	1.60	1.60	1.60	1.60	1.60	1.60	1.60	1.60	1.60	1.60	1.60	1.60	1.60	1.60	1.60	1.60	1.60	1.60	1.60	
UCL_R	0.12	0.12	0.12	0.12	0.12	0.12	0.12	0.12	0.12	0.12	0.12	0.12	0.12	0.12	0.12	0.12	0.12	0.12	0.12	0.12	0.12	0.12	0.12	0.12	0.12	0.12	0.12	0.12	0.12	0.12	
$\overline{R} =$	0.05	0.05	0.05	0.05	0.05	0.05	0.05	0.05	0.05	0.05	0.05	0.05	0.05	0.05	0.05	0.05	0.05	0.05	0.05	0.05	0.05	0.05	0.05	0.05	0.05	0.05	0.05	0.05	0.05	0.05	

$\overline{X}$	1.60	$Zmin = 4.098$		UCL_X 1.64	异常情况分析: (1) 出现超出控制限的点; (2) 连续七个点全在控制限之上或之下; (3) 任何其他明显非随机的图形。
$\overline{R} =$	0.05	$usl = 1.7$		LCL_X 1.57	
$\sigma_{\overline{n}/d2} =$	0.024	$lsl = 1.5$		UCL_R 0.12	内容 (原因分析、对策及整改情况):
$Zusl =$	4.098	$Cpk = 1.37$		$Ppk = 1.41$	
$Zlsl =$	4.412	$Cp = 1.42$		$Pp = 1.47$	
$\sigma_a =$	0.023				

注: (1) d_2、A_2、D_3、D_4 根据样本大小确定,具体参考 SPC 手册。

(2) 有颜色部分须手工填写。

(3) 纵坐标根据控制限确定。

图 8 – 10　$X – R$ 平均值与极差控制图 (续)

一千○八十五、控制图的用途有哪些?

答:① X – R 控制图。最常用、最基本的控制图,它用于控制对象为长度、重量、强度、纯度、时间和生产量等计量值的场合。

②X – δ 控制图。此图与 X – R 图相似,只是用标准差图 (S 图) 代替极差图 (R 图) 而已,极差计算简便,故 R 图得到广泛应用,但当样本大小 $n > 10$ 或 12 时,应用极差估计总体标准差的效率减低,最好应用 S 图代替 R 图。

③X – R 控制图。此图与 X – R 图也很相似,只是用中位数图 (图) 代替均值图 (图),由于中位数的计算比均值简单,所以多用于现场需要把测定数据直接记入控制图进行管理的场合。

④X – MR 控制图。多用于下列场合:采用自动化检查和测量对每一个产品都进行检验的场合;取样费时、昂贵的场合;如化工等过程,样品均匀,多抽样也无太大意义的场合。由于它不像前三种控制图那样能取得较多的信息,所以它判断过程变化的灵敏度也要差一些。

⑤P 控制图。用于控制对象为不合格品率或合格品率等计数值质量指标的场合,这里需

要注意的是，在根据多种检查项目总起来确定不合格品率的场合，当控制图显示异常后难于找出异常的原因。因此，使用P图时应选择重要的检查项目作为判断不合格品的依据。

⑥nP控制图。用于控制对象为不合格品数的场合，设n为样本大小，P为不合格品率，则P_n为不合格品个数，所以取P_n为不合格品数控制图的简记记号。由于计算不合格品率需要进行除法，比较麻烦。所以在样本大小相同的情况下，用此图比较方便。

⑦c控制图。用于控制一部机器、一个部件、一定的长度、一定的面积或任何一定的单位中所出现的缺陷数目。例如，铸件上的砂眼数机器设备的故障数等。

⑧u控制图。当样品的大小变化时应换算成每单位的缺陷数并用u控制图。

控制图的选择方法见图8-11。

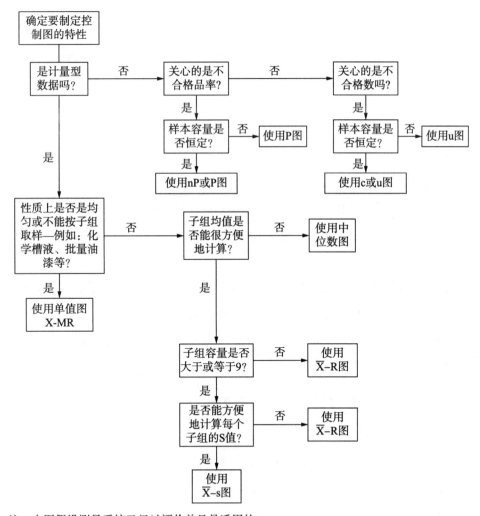

注：本图假设测量系统已经过评价并且是适用的。

图8-11　控制图的选择方法

一千〇八十六、控制图在过程控制中的作用有哪些？

答：（1）能及时发现生产过程中的异常现象和缓慢变异，预防不合格品发生，从而降低生产成本和提高生产效率；

（2）能有效分析判断生产过程工序质量的稳定性，从而可降低检验、测试费用；

（3）可查明设备和工艺手段的实际精度，以便作出正确的技术决定；

（4）使工序的成本和质量成为可预测的，并能以较快的速度和准确性测量出系统误差的影响程度。

一千〇八十七、什么是检查表？常用检查表类型及其用途有哪些？

答：（1）检查表也叫调查表，它是一种为了便于搜集数据而使用简单记号并予统计整理，并作进一步分析或作为核对、检查之用而事先设计的一种表格或图表数据统计分析方法。

（2）常用的调查表（检查表）包括：不良项目调查表（也叫不合格品项目调查表）、缺陷位置调查表、不良原因调查表、工序分布调查表（也叫质量分布调查表、频数表）、矩阵调查表。

a）缺陷位置调查表：用来调查产品各部位的缺陷情况。

b）不良项目调查表：用来调查发生的哪些不良项目、各自的比率。

c）不良原因调查表：可以按影响工艺过程的人、机、料、法、环、测等标志进行分层调查。

d）工序分布调查表：用来调查工序过程中各种质量特性出现频率的一种表格。每测一个相应地在栏中记一个，测量完毕时，频数的分布状态也显示出来了。

e）矩阵调查表：一种多因素调查表，它把问题及其对应的影响因素分别排成行和列，在行列交叉点上标出调查到的各种缺陷、问题和数量。

一千〇八十八、检查表的制作流程有哪些？

答：（1）建立收集数据的具体目的（将要解决的问题）；

（2）识别为达到目的所需要的数据（解决问题）；

（3）确定由谁以及如何分析数据（统计工具）；

（4）编制用于记录数据的表格，并提供记录以下信息的栏目：谁收集的数据，何时、何地、以何种方式收集数据；

（5）通过收集和记录某些数据来试用表格；

（6）必要时评审和修订表格。

表 8 - 1 为 5S 检查表示例。

表 8 - 1　5S 检查表示例

日期：_____

序号	红牌内容	责任部门	完成情况		未完成			下一组检查情况
			是	否	原因	责任人	何时完成	
1								
2								
3								
4								

检查组签名：_____

一千〇八十九、何谓分层法？

答：分层法主要是把杂乱无章和错综复杂的数据，按照不同的目的、性质、来源等加以分类整理，使之系统化、条理化，能更确切地反映数据所代表的客观事实，便于查明产品质量波动的实质性原因和变化规律，以便抓住主要矛盾，找到主要影响因素，从而针对性地采取相应的措施。

一千〇九十、分层的原则是什么？并举例说明。

答：（1）分层的原则是使同一层内的数据波动尽可能小、而层与层之间的差别尽可能大。

（2）为了达到目的，通常按操作者、机器设备、材料、工艺方法、测量手段、环境条件和时间等标志对数据进行分层。例如：

a）对操作者可以按产地、生产厂、成分、尺寸、批量、型号等分层；

b）对操作环境可以按噪声、清洁程度、采光、运输形式来分层；

c）对时间可以按季、月、周、日、班次、上午、下午等来进行分层；

d）对操作人员可以按男工人、女工人、老工人、新工人、不同技术等进行分层。

一千〇九十一、质量控制中常用的统计分析方法如何应用？

答：以上介绍的排列图、因果图、散布图、直方图、控制图等这些方法，都是实践中和质量控制中经常用到的，实现方便、简单有效的统计质量控制方法。各种方法可以单独使用，也可以综合使用，如何结合生产实际情况，选择一种合适的方法，达到预期的控制效果，仍需要广大工程技术人员在实践中不断摸索并总结经验。

一千〇九十二、数据统计分析在质量控制中常用的术语"过程能力、CpK"定义是什么？

答：（1）过程能力：对已被证明处于统计受控状态的过程特性的输出的统计度量，它描述了过程特性满足要求的能力。

（2）CpK：过程能力指数，过程能力通常用指数表达，将实际的过程变异与规范允许的容差联系起来，描述了可能中心定位或未能中心定位的过程的实际能力，也适用于包含单侧规范限的情况；即指某个工程或过程指标的量化反应，也是工程评估的一类指标，是过程能力与过程目标相比较的定量描述的数值，表示过程满足产品质量标准的程度。

一千〇九十三、品质统计过程的意义有哪些？

答（1）CpK 是现代企业用于表示过程能力的指标。过程能力强才可能生产出质量好且可靠性高的产品。

（2）过程能力指标是一种表示过程水平高低的方法，其实质作用是反映过程合格率的高低。过程能力的研究在于确认这些特性符合规格的程度，以保证过程成品的良率在要求的标准之上，可作为过程持续改善的依据，而规格依上下限有分成单边规格及双边规格。只有规格上限和规格中心或只有规格下限和规格中心的规格称为单边规格，有规格上下限与中心值，而上下限与中心值对称的规格称为双边规格。

（3）当我们的产品通过了 GageR&R（再现性与重复性分析）的测试之后，我们即可开始 CpK 值的测试。CpK 值越大表示品质越佳。

$$CpK = Min(CpK\ u, CpK\ l)$$

USL：规格上限。

LSL：规格下限。

$$\overline{X} = (X_1 + X_2 + \cdots + X_n)/n，为平均值。$$

T = USL − LSL，为规格公差。

U =（USL + LSL）/2，为规格中心。

$CpK\ u = |\ USL − \overline{X}\ |/3\sigma$

$CpK\ l = |\ \overline{X} − LSL\ |/3\sigma$

一千〇九十四、与 CpK 相关的参数是什么？Ca、Cp 的含义是什么？

答：（1）衡量过程能力的指数还包括过程精确度指数 Cp 和过程准确度指数 Ca；

（2）Ca：过程准确度，衡量实际平均值与规格中心值的一致性。对于单边规格，因不存在规格中心，因此不存在 Ca；对于双边规格，Ca =（ $\overline{X}$ – C）/（T/2）。

Cp：过程精密度，衡量规格公差宽度与过程变异宽度的比例。对于单边规格，只有上限和中心值，Cp u = | USL – $\overline{X}$ | /3σ

只有下限和中心值，Cp l = | $\overline{X}$ – LSL | /3σ

对于双边规格：Cp =（USL – LSL）/6σ

一千〇九十五、CpK、Ca、Cp 三者的关系是什么？

答：CpK = Cp×（1 – | Ca | ）；CpK 是 Ca 及 Cp 两者的中和反应；Ca 反应的是位置关系（集中趋势）；Cp 反应的是散布关系（离散趋势）。

一千〇九十六、如何全方位考虑制程能力指数 CpK 值及其判定标准？

答：（1）当选择过程能力 CpK 来作管控时，应以成本做考量的首要因素，还有其品质特性对后过程的影响度，即要考虑过程的精确度，也要考虑过程的准确度。

（2）计算取样数据至少应有 20 ~ 25 组数据，方具有一定代表性。

（3）计算 CpK 除收集取样数据外，还应知晓该品质特性的规格上下限（USL，LSL），才可顺利计算其值。

（4）首先可用 Excel 的"STDEV"函数自动计算所取样数据的标准差（σ），再计算出规格公差（T），及规格中心值（U）。规格公差 T = 规格上限 – 规格下限；规格中心值 U =（规格上限 + 规格下限）/2；

（5）依据公式 Ca =（X – U）/（T/2），计算出过程准确度 Ca 值（X 为所有取样数据的平均值）。Ca 的评级标准及处理见表 8 – 2。

表 8 – 2　Ca 的评级标准及处理

等级	Ca 值	处理原则
A	| Ca | ≤ 12.5%	作业员遵守作业标准操作并达到要求，需继续保持
B	12.5% ≤ | Ca | ≤ 25%	有必要将其改进为 A 级
C	25% ≤ | Ca | ≤ 50%	作业员可能看错规格或不按作业标准操作。须检讨规格及作业标准
D	50% ≤ | Ca |	应采取紧急措施全面检讨所有可能影响之因素，必要时得停止生产

依据公式 Cp = T/6σ 计算出过程精密度 Cp 值。Cp 的评级标准及处理见表 8 – 3。

表 8 - 3　Cp 的评级标准及处理

等级	Cp 值	处理原则
A +	Cp ≥ 1.67	无缺点，可考虑降低成本
A	1.33 ≤ Cp ≤ 1.67	状态良好维持现状
B	1.00 ≤ Cp ≤ 1.33	改进为 A 级
C	0.67 ≤ Cp ≤ 1.00	制程不良较多，必须提升能力
D	Cp ≤ 0.67	制程能力差，应考虑重新整改设计制程

依据公式 CpK = Cp (1 - | Ca |) 计算出过程能力指数 CpK 值。CpK 的评级标准及处理见表 8 - 4。

表 8 - 4　CpK 的评级标准及处理

等级	CpK 值	处理原则
A + +	CpK ≥ 2.0	特优，可考虑成本的降低
A +	2.0 > CpK ≥ 1.67	优，应当保持之
A	1.67 > CpK ≥ 1.33	良，能力良好，状态稳定，但应尽力提升为 A + 级
B	1.33 > CpK ≥ 1.0	一般，制程因素稍有变异即有产生不良的危险，应利用各种资源及方法将其提升为 A 级
C	1.0 > CpK ≥ 0.67	差，过程不良较多，必须提升其能力
D	0.67 > CpK	不可接受，其能力太差，应考虑重新整改设计制程

CpK 和过程良率换算见表 8 - 5。

表 8 - 5　CpK 和过程良率换算

CpK	每一百万件之不良	合格率
0.33	317 310	68.3
0.67	45 500	95.5
1	2 700	99.73
1.33	63	99.993 7
1.67	0.57	99.999 95
2	0.002	100

（6）CpK 与 PPK 都是表示过程能力的参数，PPK 是指考虑过程特殊原因引起的偏差时，样本性能的指标，是描述过程性能的指标，是与 CpK 一起度量和确认一段时间内改进的优先次序，PPK 是 src 中控制图中用来计算工序能力或叫过程能力的指数，PPK 是整体

变差的影响，它不考虑采值的过程，可以连续采值也可以间断采值。PPK 是进入大批量生产前，对小批量生产的能力评价，一般要求≥1.67。

（7）统计工具：现代计算中多采用 Minitab 软件来实现，方便快捷。Minitab 软件当前最新版本为 R20，是通过提供全面一流的数据分析、预测分析和过程改进工具，可以帮助机构找出趋势、解决问题和从数据中发掘宝贵见解，是为质量改善、教育和研究应用领域提供统计软件和服务的先导，是全球领先的质量管理和六西格玛实施软件工具，更是持续改进的良好工具软件。

一千○九十七、数据统计分析在质量控制中常用术语"正态分布"的定义及特点是什么？

答：（1）正态分布也称高斯分布，正态分布是一种概率分布，是具有两个参数 μ 和 σ_2 的连续型随机变量的分布，第一参数 μ 是遵从正态分布的随机变量的均值，第二个参数 σ_2 是此随机变量的方差，所以正态分布记作 N（μ，σ_2）。遵从正态分布的随机变量的概率规律为取 μ 邻近的值的概率大，而取离 μ 越远的值的概率越小；σ 越小，分布越集中在 μ 附近，σ 越大，分布越分散。

（2）正态分布的密度函数特点是关于 μ 对称，在 μ 处达到最大值，在正（负）无穷远处取值为 0，在 $\mu \pm \sigma$ 处有拐点。它的形状是中间高两边低，图像是一条位于 X 轴上方的钟形曲线。当 $\mu = 0$，$\sigma_2 = 1$ 时，称为标准正态分布，记为 N（0，1）。μ 维随机向量具有类似的概率规律时，称此随机向量遵从多维正态分布。多元正态分布有很好的性质，例如，多元正态分布的边缘分布仍为正态分布，它经任何线性变换得到的随机向量仍为多维正态分布，特别它的线性组合为一元正态分布。

一千○九十八、正态分布的主要特征是什么？

答：（1）集中性：正态曲线的高峰位于正中央，即均数所在的位置。

（2）对称性：正态曲线以均数为中心，左右对称，曲线两端永远不与横轴相交。

（3）均匀变动性：正态曲线由均数所在处开始，分别向左右两侧逐渐均匀下降。

（4）正态分布有两个参数，即均数 μ 和标准差 σ，可记作 N（μ，σ）：均数 μ 决定正态曲线的中心位置；标准差 σ 决定正态曲线的陡峭或扁平程度。σ 越小，曲线越陡峭；σ 越大，曲线越扁平。

（5）u 变换：为了便于描述和应用，常将正态变量作数据转换。

一千○九十九、正态分布如何应用？

答：（1）估计正态分布资料的频数分布

例1：某地1993年抽样调查了100名18岁男大学生身高（cm），其均数 =172.70cm，标准差（S）=4.01cm。

①估计该地18岁男大学生身高在168cm以下者占该地18岁男大学生总数的百分数；

②分别求 $\overline{X} \pm 1S$、$\overline{X} \pm 1.96S$、$\overline{X} \pm 2.58S$ 范围内18岁男大学生占该地18岁男大学生总数的实际百分数，并与理论百分数比较。

本例，u、σ 未知，但样本含量 n 较大，按式 $u = \dfrac{X-\mu}{\sigma}$ 用样本均数 $\overline{X}$ 和标准差 S 分别代替 μ 和 σ，求得 u 值，u =（168 – 172.70）/4.01 = – 1.17。查附表标准正态曲线下的面积，在表的左侧找到 – 1.1，表的上方找到 0.07，两者相交处为 0.121 0 = 12.10%。该地18岁男大学生身高在168cm以下者，约占总数12.10%。其他计算结果见表8 – 6。

表8 – 6　1 100名18岁男大学生身高的实际分布与理论分布

$\overline{X} \pm S$	身高范围/cm	实际分布		理论分布/%
		人数	百分数/%	
$\overline{X} \pm 1S$	168.69 ~ 176.71	67	67.00	68.27
$\overline{X} \pm 1.96S$	164.84 ~ 180.56	95	95.00	95.00
$\overline{X} \pm 2.58S$	162.35 ~ 183.05	99	99.00	99.00

（2）制定医学参考值范围：亦称医学正常值范围。它是指所谓"正常人"的解剖、生理、生化等指标的波动范围。制定正常值范围时，首先要确定一批样本含量足够大的"正常人"，所谓"正常人"不是指"健康人"，而是指排除了影响所研究指标的疾病和有关因素的同质人群；其次需根据研究目的和使用要求选定适当的百分界值，如80%、90%、95%和99%，常用95%；根据指标的实际用途确定单侧或双侧界值，如白细胞计数过高过低皆属不正常须确定双侧界值，又如肝功中转氨酶过高属不正常须确定单侧上界，肺活量过低属不正常须确定单侧下界。

（3）根据资料的分布特点，选用恰当的计算方法，常用方法如下：

a）正态分布法：适用于正态或近似正态分布的资料。

双侧界值：$\overline{X} \pm uaS$ 单侧上界：$\overline{X} + uaS$，或单侧下界：$\overline{X} - uaS$

b）对数正态分布法：适用于对数正态分布资料。

双侧界值：antilg（$\overline{X}\mathrm{lgx} \pm ua\mathrm{Slgx}$）；单侧上界：antilg（$\overline{X}\mathrm{lgx} + ua\mathrm{Slgx}$），

或单侧下界：antilg（$\overline{X}\mathrm{lgx} - ua\mathrm{Slgx}$）

常用 u 值可根据要求由表8 – 7查出。

c）百分位数法：常用于偏态分布资料以及资料中一端或两端无确切数值的资料。双侧界值：$P2.5$ 和 $P97.5$；单侧上界：$P95$，或单侧下界：$P5$。

表 8 - 7　常用 u 值表

参考值范围/%	单侧	双侧
80	0. 842	1. 282
90	1. 282	1. 645
95	1. 645	1. 960
99	2. 326	2. 576

d）正态分布是许多统计方法的理论基础：如 t 分布、F 分布、x^2 分布都是在正态分布的基础上推导出来的，u 检验也是以正态分布为基础的。此外，t 分布、二项分布、Poisson 分布的极限为正态分布，在一定条件下，可以按正态分布原理来处理。

一千一百、数据正态分布检验 Q - Q 图的两种方法是什么？

答：要观察某一属性的一组数据是否符合正态分布，可以有两种方法（目前这两种方法只是直观观察，不是定量的正态分布检验）：

（1）在 spss（Statistical Package for the Social Sciences，即社会科学统计软件包）里的基本统计分析功能里的频数统计功能里，有对某个变量各个观测值的频数直方图中可以选择绘制正态曲线，具体操作如下：Analyze→Descriptive Statistics→Frequencies，打开频数统计对话框，在 Statistics 里可以选择获得各种描述性的统计量，如均值、方差、分位数、峰度、标准差等各种描述性统计量。在 Charts 里可以选择显示的图形类型，其中 Histograms 选项为柱状图也就是我们说的直方图，同时可以选择是否绘制该组数据的正态曲线（With norma curve），这样我们可以直观观察该组数据是否大致符合正态分布。见图 8 - 12。

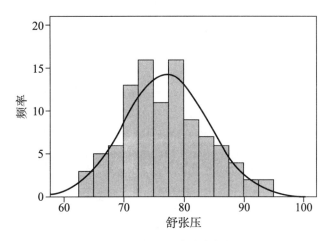

图 8 - 12　数据正态分布柱状图

从图 8 – 12 中可以看出，该组数据基本符合正态分布。

（2）正态分布的 Q – Q 图：在 spss 里的基本统计分析功能里的探索性分析里可以通过观察数据的 Q – Q 图来判断数据是否服从正态分布。

具体步骤如下：Analyze→Descriptive Statistics→Explore 打开对话框，选择 Plots 选项，选择 Normality plots with tests 选项，可以绘制该组数据的 Q – Q 图。图的横坐标为改变量的观测值，纵坐标为分位数。若该组数据服从正态分布，则图中的点应该靠近图中直线。

纵坐标为分位数，是根据分布函数公式 $F(x)=i/n+1$ 得出的，i 为把一组数从小到大排序后第 i 个数据的位置，n 为样本容量。若该数组服从正态分布则其 Q – Q 图应该与理论的 Q – Q 图（也就是图中的直线）基本符合。对于理论的标准正态分布，其 Q – Q 图为 $y=x$ 直线。非标准正态分布的斜率为样本标准差，截距为样本均值。见图 8 – 13。

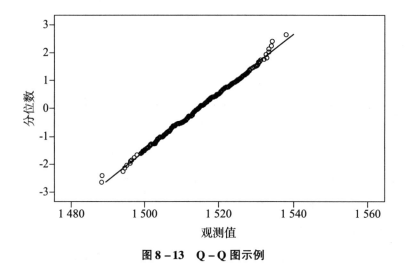

图 8 –13　Q – Q 图示例

第九章 《中华人民共和国药典》
（2020年版）相关要求

第一节 无菌检查法

一千一百〇一、《中华人民共和国药典》（2020年版）无菌检查法定义？

答：无菌检查法系用于检查药典要求无菌的药品、生物制品、医疗器械、原料、辅料及其他品种是否无菌的一种方法。若供试品符合无菌检查法的规定，仅表明了供试品在该检验条件下未发现微生物污染。

一千一百〇二、什么是无菌操作？

答：无菌操作是指在无菌环境条件下，在对无菌制品或无菌器械等进行检验的过程中，能防止微生物污染与干扰的一种常规操作方法。

一千一百〇三、什么是无菌技术？

答：无菌技术是指在微生物实验工作中，控制或防止各类微生物的污染及其干扰的一系列操作方法和有关措施，其中包括无菌环境设施、无菌实验器材及无菌操作。

一千一百〇四、什么是无菌环境？

答：无菌环境是用物理或化学的方法以某一可控的空间内使悬浮粒子、浮游菌数量降到最低限度，接近于"无菌"的一种空间。洁净室/区、净化工作台、隔离系统等就是按该设计要求创建的空间。

一千一百〇五、实验室布局和运行要求是什么？

答：洁净或无菌室应配备独立的空气机组或空气净化系统，以满足相应的检验要求，包括温度和湿度的控制，压力、照度和噪声符合工作要求，空气过滤系统应定期维护和更换，并保存相关记录，微生物实验室应划分成相应的洁净区域和活菌操作区域，同时应根据实验目的，在时间或空间上有效分隔不相容的实验活动，将交叉污染的风险降到最低，活菌操作区应配备生物安全柜，以避免有危害性的生物因子对实验人员和实验环境造成的危害。

一千一百〇六、无菌检查法试验环境和防止微生物污染措施有什么要求？

答：无菌检查应在无菌条件下进行，试验环境必须达到无菌检查的要求，洁净度在 B 级背景下的 A 级单向流区域内或隔离系统中进行，检验全过程应严格遵守无菌操作；防止微生物污染，防止污染的措施不得影响供试品中微生物的检出。

一千一百〇七、微生物限度检查环境要求有哪些？病原微生物的分离鉴定环境要求有哪些？

答：微生物限度检查应有不低于 D 级背景下的 B 级单向流空气区域内进行。病原微生物的分离鉴定工作应在二级生物安全实验室进行。

一千一百〇八、洁净环境监测控制依据是什么？隔离系统内部环境洁净度要求有哪些？

答：（1）单向流空气区、工作台面及环境应定期按医药工业洁净室（区）悬浮粒子、浮游菌和沉降菌的测试方法的现行国家标准进行洁净度确认；悬浮粒子按 GB/T 16292—2010《医药工业洁净室（区）悬浮粒子的测试方法》，浮游菌按 GB/T 16293—2010《医药工业洁净室（区）浮游菌的测试方法》，沉降菌按 GB/T 16294—2010《医药工业洁净室（区）沉降菌的测试方法》。

（2）隔离系统应定期按相关的要求进行验证，其内部环境的洁净度须符合无菌检查的要求，日常检验还需要对试验环境进行监控。

一千一百〇九、为什么病原微生物的分离鉴定工作应在二级生物安全实验室进行？

答：因为 100 级超净台只保护产品（样品），一级生安全柜保护工作人员和环境而不保护样品，二级生物安全柜不仅保护工作人员和环境还可以保护产品。

一千一百一十、无菌检查法培养基配制方法、贮藏和质量控制如何规定？

答：培养基可按培养基处方配制，也可使用按处方生产的符合规定的脱水培养基配制，或直接采用商品化的预制培养基，配制培养基最常用的溶剂是纯化水。

培养基应在适当条件下贮藏，如低温、干燥和避光，所有的容器应密封，尤其是盛放脱水培养基的容器。培养基储藏自配的培养基应标记名称、批号、配制日期、制备人等信息，并在已验证的条件下贮藏。商品化的预制培养基应根据培养基使用说明书上的要求进行贮藏，琼脂培养基不得在 0℃ 或 0℃ 以下存放，防止冷冻破坏凝胶特性，最好现用现配，如置冰箱保存，一般不超过一周，且应密闭包装，若延长保存需经验证确定，培养基灭菌后应立即取出，不得储存在高压灭菌器中。

培养基的质量控制，配制培养基时其分装容器一般应预先进行灭菌，以保证培养基的无菌性。配制时培养基应完全溶解混匀，再行分装与灭菌。若需要加热助溶，应注意不要过度加热，以避免培养基颜色变深。如需要添加其他组分时，加入后应充分混匀。

一千一百一十一、无菌检查法实验用哪种培养基？硫乙醇酸盐流体培养基氧化层高度要求如何？

答：硫乙醇酸盐流体培养基和胰酪大豆胨液体培养基。在供试品接种前，培养基氧化层高度不能超过培养基深度的 1/3，否则，须经 100℃ 水浴加热至粉红色消失（不超过 20min），迅速冷却，只限加热一次，并防止污染，且其装量与容器高度比例应符合培养结束后氧化层高度不超过培养基深度的 1/2。

一千一百一十二、配制后的硫乙醇酸盐流体培养基容易产生氧化层，配制时有哪些注意事项？

答：（1）培养基中有少量琼脂，因此在灭菌前需加热煮沸至培养基内琼脂完全溶解且均匀分布，方可进行分装、灭菌；

（2）培养基分装容器时，装量与容器比例要合适，选择细高型容器分装更有利于氧化层高度，若分装密闭容器中空气较多，可冲入氮气后再进行密封；

（3）使用前观察氧化层高度不能超过培养基深度的 1/3，否则，须经 100℃ 水浴加热至粉红色消失（不超过 20min），迅速冷却，只限加热一次，并防止污染；

（4）硫乙醇酸盐流体培养基不可震荡培养，只能静置培养，震荡会使培养基上下层产生液体对流，无法维持下层培养基的无菌状态，因此会导致厌氧菌不能生长。

一千一百一十三、硫乙醇酸盐流体培养基常见问题有哪些？

答：（1）制备好的培养基整瓶呈现淡黄色，看不到氧化层。

产生原因：通常在密闭容器里该培养基会出现这个现象，硫乙醇酸盐流体培养基上层只有接触氧气才会变红，若上层没有氧气接触，就会整体呈淡黄色，自制密闭灭菌后培养基，若容器内残留空气很少或灭菌前进行了充氮气排氧，灭菌后可能会看不到氧化层。

（2）灭菌后培养基氧化层是澄清的，冷却后出现部分白色絮状物。

产生原因：硫乙醇酸盐流体培养基内有少量琼脂，如果配制不当，琼脂未充分溶解分布均匀，灭菌冷却后聚集的琼脂凝固成团，就会出现白色絮状物，因此在灭菌前必须加热至琼脂完全溶解并充分搅拌，使琼脂在培养基中分布均匀，再进行高压灭菌，冷却后培养基就是澄清的淡黄色透明流体状。

（3）灭菌后的培养基颜色偏深黄，且 pH 偏低不合格。

产生原因：这种情况一般是灭菌过度造成，培养基中的酵母浸粉和葡萄糖在灭菌过度后易出现唐焦化现象，造成颜色偏深，pH 下降，严重时可能观察不到氧化层，因此在培养基灭菌结束后，需及时从灭菌锅中取出，避免长时间灭菌或保温，更不可重复高压灭菌。

（4）灭菌后的培养基分装试管使用时，整根试管变红色。

产生原因：此培养基建议先加热煮沸溶解，分装，再灭菌，如先灭菌后分装，分装过程中培养基接触氧气，则分装结束后部分培养基可能呈现全红色，一般室温静置 1h 左右可重新进见到分层现象，如静置后仍然整体培养基呈红色不分层，可沸水浴加热驱氧，冷却后可重新出现分层，重新分层的培养基可正常使用。

一千一百一十四、培养基适用性检查包括哪几项？

答：培养基适用性检查包括无菌检查和灵敏度检查。

一千一百一十五、硫乙醇酸盐流体培养基主要用于什么菌培养，灵敏度试验所用的菌是哪几种？胰酪大胨液体培养基主要用于什么菌培养，灵敏度试验所用的菌是哪几种？

答：硫乙醇酸盐流体培养基主要用于厌氧菌培养，也可用于需氧菌培养；灵敏度试验所用的菌包括金黄色葡萄球菌、铜绿假单胞菌和生孢梭菌；胰酪大豆胨液体培养基主要用于真菌和需氧菌的培养，灵敏度试验所用的菌包括枯草芽孢杆菌、白色念珠菌和黑曲霉。

一千一百一十六、《中华人民共和国药典》（2020 年版）无菌检查法包括哪几种方法？

答：无菌检查法有两种方法：直接接种法和薄膜过滤法。

一千一百一十七、《中华人民共和国药典》（2020 年版）无菌检查法培养的温度和时间是多少？

答：加硫乙醇酸盐流体培养基在 30℃ ~35℃ 培养不少于 14d。

加胰酪大豆胨液体培养基在 20℃ ~25℃ 培养不少于 14d。

接种生物制品供试品的硫乙醇酸盐液体培养基的容器应分成两等份，一份置 30℃ ~ 35℃ 培养，一份置 20℃ ~25℃ 培养，培养期间应定期观察并记录是否有菌生长。

一千一百一十八、《中华人民共和国药典》（2020 年版）无菌检查法阳性对照如何选择？

答：阳性对照应根据供试品特性选择阳性对照菌种：无抑菌作用及抗革兰氏阳性菌为主的供试品，以金黄色葡萄球菌为对照菌；抗革兰氏阴性菌为主的供试品以大肠埃希菌为对照菌；抗厌氧菌的供试品，以生孢梭菌为对照菌；抗真菌的供试品，以白色念珠菌为对照。

一千一百一十九、无菌检查法对阳性对照菌代数有何要求？

答：《中华人民共和国药典》（2020 年版）明确规定：培养基灵敏度、微生物限度检查法检查所用的菌株传代次数不得超过 5 代（从菌种保存中心获得的冷冻干燥菌种为第 0 代），并采用适宜的菌种保藏技术，以保证试验菌株的生物学特性。

一千一百二十、《中华人民共和国药典》（2020 年版）对菌种的要求如何规定？

答：允许使用标准菌株和商业派生菌株；标准菌株应按保藏机构提供的说明进行复活；标准储备菌株应进行纯度和特性确认；标准储备菌株建议采用低温冷冻干燥、液氮贮存或超低温冷冻保藏的方法；标准储备菌株可用于制备每月或每周一次转种的工作菌株；冷冻菌株解冻后不得重新冷冻和再次使用；工作菌株不可替代标准菌株，商业派生菌株仅可用作工作菌株。

一千一百二十一、《中华人民共和国药典》（2020 年版）增加了用于黑曲霉制备的培养基（马铃薯葡萄糖琼脂培养基）的原因是什么？

答：马铃薯葡萄糖琼脂培养基利于黑曲霉长孢子。

一千一百二十二、《中华人民共和国药典》（2015 年版）中阳性对照管培养时间为 72h 内，《中华人民共和国药典》（2020 年版）修改为阳性对照的培养时间不超过 5d，应生长良好的原因是什么？

答：目的是与产品无菌检查的方法适用性试验的培养时间一致。

一千一百二十三、《中华人民共和国药典》（2020 年版）修改了《中华人民共和国药典》（2015 年版）的培养 14d，逐日观察为培养时间不少于 14d，培养期间定期观察；《中华人民共和国药典》（2015 年版）培养液转种取适量，转种培养 3d，《中华人民共和国药典》（2020 年版）培养液转种则是不少于 1mL，转种培养是将原始培养物和新接种的培养基继续培养不少于 4d。原因是什么？

答：以上修改要与国外药典保持一致。

一千一百二十四、生物安全柜不用酒精灯，无菌检验时怎么更好的保证环境？有没有好的建议？

答：无菌检查样品检测用超净工作台或隔离器。生物安全柜可用一次性接种针、红外灭菌仪或电热玻璃珠灭菌剪刀等。

第二节　热原检查法

一千一百二十五、什么是热原？

答：热原（pyrogen）是指能引起恒温动物体温异常升高的致热物质。它包括细菌性热原、内源性高分子热原、内源性低分子热原及化学热原等。注射液中的热原主要是指细菌性热原，是某些细菌的代谢产物、细菌尸体及内毒素。致热能力最强的是革兰阴性杆菌的产物，其次是革兰阳性杆菌类，革兰阳性球菌则较弱，霉菌、酵母菌、甚至病毒也能产生热原。

一千一百二十六、什么是细菌内毒素？

答：细菌内毒素是革兰氏阴性菌的细胞壁成分，当细菌死亡或自溶后便会释放出内毒素。其化学成分本质是磷脂、脂多糖和蛋白质组成的复合物，复合物中的脂多糖是内毒素的主要成分，具有特别强的热原活性。

一千一百二十七、什么是热原反应？

答：内毒素与肝脏枯否细胞作用机理：内毒素对枯否细胞微丝和微管的影响，小剂量内毒素可以使枯否细胞微丝和微管显著增加，荧光增强，但随着剂量的增加此作用反而减弱，内毒素可使枯否细胞微丝表达增强，肌动蛋白含量显著增加，但剂量大作用反而减弱；内毒素对枯否细胞分泌功能的影响，可激活枯否细胞功能，但剂量过大作用时间过长则可抑制其功能，甚至导致凋亡，所以细菌内毒素小量入血后被肝脏枯否细胞灭活，不造成机体损害。但大量进入人体循环系统后可引起发热、微循环障碍、内毒素休克及播散性血管内凝血等反应即为热原反应。如临床上在进行静脉滴注大量输液时，由于药液中含有的热原进入人体循环系统后，病人会在 0.5h～1h 内出现冷颤、高热、出汗、昏晕、呕吐等症状，高热时体温可达 40℃，严重者甚至可休克等现象。

一千一百二十八、为什么要进行细菌内毒素检测？

答：细菌内毒素是革兰氏阴性菌的细胞壁成分，当细菌死亡或自溶后便会释放出内毒素。因此，细菌内毒素广泛存在于自然界中。如自来水中含内毒素的量为 1EU/mL～100EU/mL。当内毒素通过消化道进入人体时并不产生危害，但内毒素通过注射等方式进入血液时则会引起不同的疾病。注射液中如果含有内毒素，就会产生代谢产物，内毒素大量进入血液就会引起发热反应即热原反应。因此，生物制剂、注射剂、抗生素类、疫苗类、透析液等制剂以及医疗器材类（如一次性注射器、植入性生物材料）必须经过细菌内毒素检测试验合格后才能使用。

一千一百二十九、什么是热原检查法？

答：将一定剂量的供试品，静脉注入家兔体内，在规定时间内观察家兔体温升高的情况，以判定供试品中含热源的限度是否符合规定。

一千一百三十、热原检查为什么首选家兔热原试验法？

答：由于家兔对热原的反应与人基本相似，对热原比较敏感，所以半个世纪以来一直用家兔来检测热原，家兔为保障药品质量和用药安全发挥了重要作用，鲎试验在某些情况下，比如西药注射液、生理盐水等成分明确的药品，现在大多采用鲎试验来检测，但在一些中药注射剂、血液制品，抗毒素等由于自身特殊性无法通过稀释法消除干扰，还在使用家兔法来检测热原，因此鲎试验目前还无法完全取代家兔热原试验。

一千一百三十一、《中华人民共和国药典》（2020 年版）热原试验对家兔选择的要求如何？

答：供试用的家兔应健康合格，体重 1.7kg 以上（用于生物制品检查用的家兔体重为 1.7kg～3.0kg），雌兔应无孕。预测体温前 7 日即应用同一饲料饲养，在此期间内，体重应不减轻，精神、食欲、排泄等不得有异常现象。未曾用于热原检查的家兔；或供试品判定为符合规定，但组内升温达 0.6℃ 的家兔；或 3 周内未曾使用的家兔，均应在检查供试品前 7 日内预测体温，进行挑选。挑选试验的条件与检查供试品时相同，仅不注射药液，每隔 30min 测量体温 1 次，共测 8 次，8 次体温均在 38.0℃～39.6℃ 的范围内，且最高与最低体温相差不超过 0.4℃ 的家兔，方可供热原检查用。用于热原检查后的家兔，如供试品判定为符合规定，至少应休息 48h 方可再供热原检查用，其中升温达 0.6℃ 的家兔应休息 2 周以上。对用于血液制品、抗毒素和其他同一抗原性供试品检测的家兔可在 5 天内重复使用 1 次。如供试品判定为不符合规定，则组内全部家兔不再使用。

一千一百三十二、热原试验对家兔选择的注意事项有哪些？

答：（1）雌兔应无孕，家兔怀孕了会出现腹围会变大，体重也会增大，情绪变得多变，在试验固定台上不容易固定，怀孕后温度波动也会变得不敏感，药物反应小，影响检验结果的准确性。

（2）新兔使用前要预测体温，有的兔子本身体温就低，不符合试验要求，要挑出来，也有运动健将型的，在试验台上固定着老是动来动去的，由于运动频繁体温也自然升高，一旦注射药物，有时候会出现假阳性可能。

（3）有疾病的动物也不能使用，这些有病的动物可能本身就在发烧，如果注射药物后体温会降下来，就是药物发挥了治疗作用或急剧升高，加重病情，总之不确定性太多，所以我们要选择体重合格、体温合格、精神状态好的。

（4）大概的选择依据是这样的，兔身体匀称，肌肉结实丰满，背毛光滑。对外界反应表现出很机灵的样子。食欲旺盛是家兔健康的表现，粪便呈球形或椭圆形，大小均匀，外表光滑圆润，松散均匀，呈黑褐色，新鲜粪便略带光泽。试验前的体温预测（正常体温范围、温度波动）应符合药典规定。

一千一百三十三、《中华人民共和国药典》（2020 年版）热原试验对检查前准备及环境的要求如何？

答：（1）热原检查前 1～2 日，供试用家兔应尽可能处于同一温度的环境中，实验室和饲养室的温度相差不得大于3℃，且应控制在17℃~25℃，在试验全部过程中，实验室温度变化不得大于3℃，应防止动物骚动并避免噪声干扰。家兔在试验前至少1h开始停止给食并置于宽松适宜的装置中，直至试验完毕；

（2）测量家兔体温应使用精密度为±0.1℃的测温装置。测温探头或肛温计插入肛门的深度和时间各兔应相同，深度一般约6cm，时间不得少于1.5min，每隔30min测量体温1次，一般测量2次，两次体温之差不得超过0.2℃，以此两次体温的平均值作为该兔的正常体温。当日使用的家兔，正常体温应在38.0℃~39.6℃的范围内，且同组各兔间正常体温之差不得超过1.0℃；

（3）与供试品接触的试验用器皿应无菌、无热原。去除热原通常采用干热灭菌法（250℃、30min以上），也可用其他适宜的方法。

一千一百三十四、热原试验检查前准备及环境要求的注意事项有哪些？

答：（1）热原试验对环境的要求，饲养环境的试验环境温度应保持一致，我们做热原试验一般普通环境就能满足要求，药典所要求的也是普通环境的温度，相当于医药洁净区的温度，家兔长时间生活在一个相对恒温的环境中，也有助于保证检验结果的准确性；

（2）试验前禁食是这是为了降低由于饮食后导致的新陈代谢加快，体温升高，影响结果。本来动物试验就有很多不确定因素，我们所做的一切也是为了降低不确定度，增加检结果的准确度。

一千一百三十五、《中华人民共和国药典》（2020年版）热原试验检查法具体操作流程有哪些？

答：取适用的家兔3只，测定其正常体温后15min以内，自耳静脉缓缓注入规定剂量并温热至约38℃的供试品溶液，然后每隔30min按前法测量其体温1次，共测6次，以6次体温中最高的一次减去正常体温，即为该兔体温的升高温度（℃）。如3只家兔中有1只体温升高0.6℃或高于0.6℃，或3只家兔体温升高的总和达1.3℃或高于1.3℃，应另取5只家兔复试，检查方法同上。

一千一百三十六、热原试验测量家兔体温时操作注意事项有哪些？

答：测量家兔体温应使用精密度为±0.1℃的测温装置，药典对测温装置的统一要求为插入直肠深度为6cm，药典并未对体重做统一要求，没有要求体重一致，药典要求体重为1.7kg以上，那么1.7kg和3.0kg体重，差了接近一倍了，对于体型中等的兔子（一般2.2kg~2.5kg为试验最佳体重），插入直肠6cm正合适，对动物的刺激也最小，但对于体重大或体重小的，如对体型小的兔子，6cm 的深度太长，对动物的刺激过大，引起动物不安，对于体型大的来说，6cm 的深度又浅了，测量温度会略低于动物的实际体温，导致升温不显著，因此插入深度应因兔而异，即不影响检验结果又对动物伤害小，这是我们的原则，关爱人类的同时，人们也要保护动物。

一千一百三十七、《中华人民共和国药典》（2020 年版）热原试验检查法结果如何判定？

答：（1）在初试的 3 只家兔中，体温升高均低于 0.6℃，并且 3 只家兔体温升高总和低于 1.3℃；或在复试的 5 只家兔中，体温升高 0.6℃ 或高于 0.6℃ 的家兔不超过 1 只，并且初试、复试合并 8 只家兔的体温升高总和为 3.5℃ 或低于 3.5℃，均判定供试品的热原检查符合规定；

（2）在初试的 3 只家兔中，体温升高 0.6℃ 或高于 0.6℃ 的家兔超过 1 只；或在复试的 5 只家兔中，体温升高 0.6℃ 或高于 0.6℃ 的家兔超过 1 只；或在初试、复试合并 8 只家兔的体温升高总和超过 3.5℃，均判定供试品的热原检查不符合规定。

注：当家兔升温为负值时，均以 0℃ 计。

第三节　细菌内毒素检查法

一千一百三十八、细菌内毒素检查法定义是什么？

答：本法系利用鲎试剂来检测或量化由革兰氏阴性菌产生的细菌内毒素，以判定供试品中的细菌内毒素的限量是否符合规定的一种方法。

一千一百三十九、细菌内毒素检查方法有几种？试验注意事项是什么？

答：细菌内毒素检查包括两种方法，即凝胶法和光度测定法，后者包括浊度法和显色基质法。供试品检测时，可使用其中任何一种方法进行试验。当测定结果有争议时，除另有规定外，以凝胶限度试验结果为准。

本试验操作过程应防止内毒素的污染。

一千一百四十、细菌内毒素国家标准品的来源及用途有哪些？

答：细菌内毒素国家标准品系自大肠埃希菌提取精制，并以细菌内毒素国际标准品标定其效价。用于标定、复核、仲裁鲎试剂灵敏度、标定细菌内毒素工作标准品的效价，干扰试验及检查法中编号 B 和 C 溶液的制备、凝胶法中鲎试剂灵敏度复核试验、光度测定法中标准曲线可靠性试验。

注：《中华人民共和国药典》（2020年版）新增加内容"并以细菌内毒素国际标准品标定其效价"。

一千一百四十一、细菌内毒素工作标准品定义及用途是什么？

答：细菌内毒素工作标准品系以细菌内毒素国家标准品为基准标定其效价，用于干扰试验及检查法中编号B和C溶液的制备、凝胶法中鲎试剂灵敏度复核试验、光度测定法中标准曲线可靠性试验。

一千一百四十二、细菌内毒素检查用水的要求是什么？

答：细菌内毒素检查用水应符合灭菌注射用水标准，其内毒素含量小于0.015EU/mL（用于凝胶法）或小于0.005EU/mL（用于光度测定法），且对内毒素试验无干扰作用。

一千一百四十三、鲎、鲎试剂检查法来源及原理是什么？

答：（1）鲎是一种古老的栖身于沿海的海洋生物，节肢动物门，1956年美国人Bang发现美洲鲎血液遇革兰氏阴性菌时会产生凝胶。其后Levin和Bang又进一步发现微量革兰氏阴性菌内毒素也可以引起凝胶反应，从而创立了鲎试剂检测法。由于鲎试剂法简单、快速、灵敏、准确，已广泛用于临床、制药工业、药品检验等方面。鲎的来源目前主要有2大区域，除了美洲还有亚洲的中国鲎，在我国主要分布于浙江、福建及两广的沿海一带。

（2）鲎试剂是从鲎的血液中提取出的冻干试剂，利用鲎血液中的变性细胞，经裂解液和机械方式促使细胞而提取到的一种细胞溶解物，可以与细菌内毒素发生凝集反应。除了内毒素，鲎试剂还与某些β-葡聚糖反应，产生假阳性结果。如遇含有β-葡聚糖的样品，可使用去G因子鲎试剂或G因子反应抑制剂来排除鲎试剂与β-葡聚糖的反应，反应的速度和凝胶的坚固程度与内毒素浓度有关，是体外检测内毒素的敏感试剂。

注：原理部分为《中华人民共和国药典》（2020年版）新增加内容，明确相关反应的干扰因素，指明去除干扰的两种方法。

一千一百四十四、内毒素检查法试验前所用器具如何处理？

答：试验所用的器皿需经处理，以去除可能存在的外源性内毒素。耐热器皿常用干热灭菌法（250℃、至少30min）去除，也可采用其他确证不干扰细菌内毒素检查的适宜方法。若使用塑料器具，如微孔板和与微量加样器配套的吸头等，应选用标明无内毒素并且对试验无干扰的器具。

一千一百四十五、内毒素检查法供试品溶液如何制备？

答：某些供试品需进行复溶、稀释或在水性溶液中浸提制成供试品溶液。必要时，可调节被测溶液（或其稀释液）的 pH，一般供试品溶液和鲎试剂混合后溶液的 pH 在 6.0~8.0 的范围内为宜，可使用适宜的酸、碱溶液或缓冲液调节 pH。酸或碱溶液应用细菌内毒素检查用水在已去除内毒素的容器中配制。所用溶剂、酸碱溶液及缓冲液应不含内毒素和干扰因子。

注：《中华人民共和国药典》（2020 年版）新增修改内容"所用溶剂、酸碱溶液及缓冲液应不含内毒素和干扰因子"。

一千一百四十六、内毒素检查法细菌内毒素限值如何确定？

答：药品、生物制品的细菌内毒素限值（L）一般按以下公式确定：

$$L = \frac{K}{M}$$

式中 L 为供试品的细菌内毒素限值，一般以 EU/mL、EU/mg 或 EU/U（活性单位）表示；

K 为人每千克体重每小时最大可接受的内毒素剂量，以 EU/（kg·h）表示，注射剂 K = 5EU/（kg·h），放射性药品注射剂 K = 2.5EU/（kg·h），鞘内用注射剂 K = 0.2EU/（kg·h）；

M 为人用每千克体重每小时的最大供试品剂量，以 mL/（kg·h）、mg/（kg·h）或 U/（kg·h）表示。

人均体重按 60kg 计算，人体表面积按 1.62m² 计算。注射时间若不足 1 小时，按 1 小时计算。

供试品每平方米体表面积剂量乘以 0.027 即可转换为每千克体重剂量（M）。

按人用剂量计算限值时，如遇特殊情况，可根据生产和临床用药实际情况做必要调整，但需说明理由。

一千一百四十七、内毒素检查法如何确定最大有效稀释倍数（MVD）？

答：最大有效稀释倍数是指在试验中供试品溶液被允许达到稀释的最大倍数，在不超过此稀释倍数的浓度下进行内毒素限值的检测。

用以下公式来确定 MVD：

$$MVD = cL/\lambda$$

L 为供试品的细菌内毒素限值。

c 为供试品溶液的浓度，当 L 以 EU/mg 或 EU/U 表示时，c 的单位需为 mg/mL 或 U/mL，当 L 以 EU/mL 表示时，则 c 等于 1.0mL/mL。如需计算在 MVD 时的供试品浓度，即最小有效稀释浓度，可使用公式 $c = \frac{\lambda}{L}$。

λ 为在凝胶法中鲎试剂的标示灵敏度（EU/mL），或是在光度测定法中所使用的标准曲线上最低的内毒素浓度。

一千一百四十八、《中华人民共和国药典》(2020 年版) 凝胶法的定义是什么?

答:凝胶法系通过鲎试剂与内毒素产生凝集反应的原理进行限度检测或半定量检测内毒素的方法。

一千一百四十九、鲎试剂的标示灵敏度定义是什么?何时需要检测鲎试剂灵敏度?

答:(1) 鲎试剂灵敏度复核试验在本检查法规定的条件下,使鲎试剂产生凝集的内毒素的最低浓度即为鲎试剂的标示灵敏度,用 EU/mL 表示。

(2) 当使用新批号的鲎试剂或试验条件发生了任何可能影响检验结果的改变时,应进行鲎试剂灵敏度复核试验。

一千一百五十、内毒素标准溶液如何制备?内毒素检查具体操作流程、结果判定及计算公式是什么?

答:(1) 根据鲎试剂灵敏度的标示值(A),将细菌内毒素国家标准品或细菌内毒素工作标准品用细菌内毒素检查用水溶解,在旋涡混合器上混匀 15min 或参照标准品说明书中要求的混匀时间进行操作,然后制成 2λ、1λ、0.5λ 和 0.25λ 四个浓度的内毒素标准溶液,每稀释一步均应在旋涡混合器上混匀 30s 或参照标准品说明书中要求的混匀时间进行操作。

注:《中华人民共和国药典》(2020 年版) 新增加内容"或参照标准品说明书中要求的混匀时间进行操作"。

(2) 取不同浓度的内毒素标准溶液,分别与等体积(如 0.1mL)的鲎试剂溶液混合,每一个内毒素浓度平行做 4 管;另外取 2 管加入等体积的细菌内毒素检查用水作为阴性对照。将试管中溶液轻轻混匀后,封闭管口,垂直放入 37℃ ±1℃ 的恒温器中,保温 60min ±2min。将试管从恒温器中轻轻取出,缓缓将试管从恒温器中轻轻取出,缓缓倒转 180°;

(3) 若管内形成凝胶,并且凝胶不变形、不从管壁滑脱者为阳性;未形成凝胶或形成的凝胶不坚实、变形并从管壁滑脱者为阴性。保温和拿取试管过程应避免受到振动,造成假阴性结果;当最大浓度 $2A$ 管均为阳性,最低浓度 $0.25A$ 管均为阴性,阴性对照管为阴性,试验方为有效。

按下式计算反应终点浓度的几何平均值,即为鲎试剂灵敏度的测定值(λc)

$$\lambda c = \mathrm{an\,tilg}\left(\frac{\sum X}{n}\right)$$

式中 X 为反应终点浓度的对数值(lg) 反应终点浓度是指系列递减的内毒素浓度中最后一个呈阳性结果的浓度;

n 为每个浓度的平行管数。

当 λc 在 $0.5\lambda \sim 2\lambda$（包括 0.5λ 和 2λ）时，方可用于细菌内毒素检常用查，并以标示灵敏度 λ 为该批鲎试剂的灵敏度。

一千一百五十一、凝胶法干扰试验操作流程、结果判定及计算方法有何规定？

答：干扰试验按表 9-1 制备溶液 A、B、C 和 D，使用的供试品溶液应为未检验出内毒素且不超过最大有效稀释倍数（MVD）的溶液，按鲎试剂灵敏度复核试验项下操作。

只有当溶液 A 和阴性对照溶液 D 的所有平行管都为阴性，并且系列溶液 C 的结果符合鲎试剂灵敏度复核试验要求时，试验方为有效。按下式计算系列溶液 C 和 B 的反应终点浓度的几何平均值（Es 和 Et）

$$Es = \text{antilg}\left(\frac{\sum Xs}{4}\right)$$

$$Et = \text{antilg}\left(\frac{\sum Xt}{4}\right)$$

式中 Xs、Xt 分别为系列溶液 C 和溶液 B 的反应终点浓度的对数值（1g）。

当 Es 在 $0.5\lambda \sim 2\lambda$（包括 0.5λ 和 2λ）及 Et 在 $0.5Es \sim 2Es$（包括 $0.5Es$ 和 $2Es$）时，认为供试品在该浓度下无干扰作用。

当系列溶液 B 的结果符合鲎试剂灵敏度复核试验要求时，认为供试品在该浓度下无干扰作用。其他情况则认为供试品在该浓度下存在干扰作用。若供试品溶液在小于 MVD 的稀释倍数下对试验有干扰，应将供试品溶液进行不超过 MVD 的进一步稀释，再重复干扰试验。

表 9-1　凝胶法干扰试验溶液的制备

编号	内毒素浓度/配制内毒素的溶液	稀释用液	稀释倍数	所含内毒素的浓度	平行管数
A	无/供试品溶液	—	—	—	2
B	2λ/供试品溶液	供试品溶液	1 2 4 8	2λ 1λ 0.5λ 0.25λ	4 4 4 4
C	2λ/检查用水	检查用水	1 2 4 8	2λ 1λ 0.5λ 0.25λ	4 4 4 4
D	无/检查用水	—	—	—	2

注：A 为供试品溶液；B 为干扰试验系列；C 为鲎试剂标示灵敏度的对照系列；D 为阴性对照。

可通过对供试品进行更大倍数的稀释或通过其他适宜的方法（如过滤、中和、透析或加热处理等）排除干扰。为确保所选择的处理方法能有效地排除干扰且不会使内毒素失去活性，要使用预先添加了标准内毒素再经过处理的供试品溶液进行干扰试验。

一千一百五十二、什么情况需要进行干扰试验？

答：（1）当进行新药的内毒素检查试验前，或无内毒素检查项的品种建立内毒素检查法时，须进行干扰试验。

（2）当鲎试剂、供试品的处方、生产工艺改变或试验环境中发生了任何有可能影响试验结果的变化时，须重新进行干扰试验。

一千一百五十三、凝胶限量试验操作流程和结果判定有何规定？

答：（1）按表 9－2 制备溶液 A、B、C 和 D。使用稀释倍数为 MVD 并且已经排除干扰的供试品溶液来制备溶液 A 和 B。按鲎试剂灵敏度复核试验项下操作。

表 9－2　凝胶限量试验溶液的制备

编号	内毒素浓度/配制内毒素的溶液	平行管数
A	无/供试品溶液	2
B	2λ/供试品溶液	2
C	2λ/检查用水	2
D	无/检查用水	2
注：A 为供试品溶液；B 为供试品阳性对照；C 为阳性对照；D 为阴性对照。		

（2）结果判断：保温 60min ± 2min 后观察结果。若阴性对照溶液 D 的平行管均为阴性，供试品阳性对照溶液 B 的平行管均为阳性，阳性对照溶液 C 的平行管均为阳性，试验有效。

若溶液 A 的两个平行管均为阴性，判供试品符合规定；若溶液 A 的两个平行管均为阳性，判供试品不符合规定。若溶液 A 的两个平行管中的一管为阳性，另一管为阴性，需进行复试。复试时，溶液 A 需做 4 支平行管，若所有平行管均为阴性，判供试品符合规定；否则判供试品不符合规定。

一千一百五十四、细菌内毒素检查法建立的注意事项有哪些？

答：（1）建立品种的细菌内毒素检查法时，为验证样品和不同生产厂家鲎试剂反应的一致性，应使用两个生产厂家的鲎试剂对至少三批样品进行干扰试验；

（2）建立品种的细菌内毒素检查法时，若无法排除供试品对细菌内毒素检查的干扰作用，或只能使用最高鲎试剂灵敏度试剂（凝胶法为 0.03EU/mL，光度法为 0.001EU/mL）才能排除干扰，则该品种不宜建立细菌内毒素检查项。

一千一百五十五、细菌内毒素检查法其他注意事项有哪些？

答：（1）实验时当使用规格大于 0.1mL/支装量的鲎试剂时，为避免鲎试剂支间活性差异带来的影响，应将鲎试剂复溶后混合，再分装到反应容器中使用。凝胶法常用的反应容器为 10mm×75mm 的玻璃小试管或空安瓿等；光度法常用反应容器为测定仪专用试管或酶标板。

（2）在凝胶法检验时，如果计算出的 MVD 值不是整数，可以使用小于 MVD 的整数进行实验。当出现阳性结果时，为判断产品是否合格，需采用计算的 MVD 重新测试。

（3）目前新的细菌内毒素检测方法不断出现，以适应特殊品种细菌内毒素检查的需要，或减少鲎试剂的使用量。如重组 C 因子法、微量凝胶法等。当采用细菌内毒素检在法（通则 1143）中未收载的方法检测产品的细菌内毒素时，应符合《中华人民共和国药典》（2020 年版）凡例中相关规定。

主要参考文献

［1］消毒剂使用指南，国卫办监督函〔2020〕147 号.

［2］医疗器械生产质量管理规范无菌医疗器械现场检查指导原则，食药监械监〔2015〕218 号.

［3］消毒技术规范 2002 版，卫法监发〔2002〕282 号.

［4］《中华人民共和国药典》2020 年版（四部）.

［5］张功臣. 制药用水［M］. 北京：化学工业出版社，2021.

［6］杨虎，杨国忠，胡逸民. 临床医学工程教程［M］. 北京：人民卫生出版社，2006.

［7］武迎红，李元春. 医疗机构最终灭菌包装应用手册［M］. 北京：人民卫生出版社，2018.

［8］杨华明，易滨. 现代医院消毒学［M］. 北京：人民军医出版社，2013.

［9］刘秉阳. 医学细菌学（上册）［M］. 北京：中国科学技术出版社，1989.

［10］GB/T 3358.1—2009 统计学词汇及符号 第 1 部分：一般统计术语与用于概率的术语［S］.

［11］GB/T 3358.2—2009 统计学词汇及符号 第 2 部分：应用统计［S］.

［12］GB 4086.1—1983 统计分布数值表 正态分布［S］.

［13］GB 4086.2—1983 统计分布数值表 X^2 分布［S］.

［14］GB 4086.3—1983 统计分布数值表 t 分布［S］.

［15］GB 4086.4—1983 统计分布数值表 F 分布［S］.

［16］GB 4086.5—1983 统计分布数值表 二项分布［S］.

［17］GB 4086.6—1983 统计分布数值表 泊松分布［S］.

［18］GB/T 4087—2009 数据的统计处理和解释 二项分布可靠度单侧置信下限［S］.

［19］GB/T 4889—2008 数据的统计处理和解释 正态分布均值和方差的估计与检验［S］.

［20］GB/T 4890—1985 数据的统计处理和解释 正态分布均值和方差检验的功效［S］.

［21］GB 18279.1—2015 医疗保健产品灭菌 环氧乙烷 第 1 部分：医疗器械灭菌过程

的开发、确认和常规控制的要求［S］.

［22］ GB 18280.1—2015　医疗保健产品灭菌　辐射　第1部分：医疗器械灭菌过程的开
发、确认和常规控制要求［S］.

［23］ GB 18280.2—2015　医疗保健产品灭菌　辐射　第2部分：建立灭菌剂量［S］.

［24］ GB 18282.1—2015　医疗保健产品灭菌　化学指示物　第1部分：通则［S］.

［25］ GB/Z 19027—2005　GB/T 19001—2000 的统计技术指南［S］.

［26］ GB/T 19633.1—2015　最终灭菌医疗器械包装　第1部分：材料、无菌屏障系统和
包装系统的要求［S］.

［27］ GB/T 19633.2—2015　最终灭菌医疗器械包装　第2部分：成形、密封和装配过程
的确认的要求［S］.

［28］ GB/T 26373—2020　醇类消毒剂卫生要求［S］.

［29］ GB 27948—2020　空气消毒剂通用要求［S］.

［30］ GB 27949—2020　医疗器械消毒剂通用要求［S］.

［31］ GB 27950—2020　手消毒剂通用要求［S］.

［32］ GB 27952—2020　普通物体表面消毒剂通用要求［S］.

［33］ GB 27953—2020　疫源地消毒剂通用要求［S］.

［34］ GB 27954—2020　黏膜消毒剂通用要求［S］.

［35］ GB 27955—2020　过氧化氢气体等离子体低温灭菌器卫生要求［S］.

［36］ GB 28232—2020　臭氧消毒器卫生要求［S］.

［37］ GB 28233—2020　次氯酸钠发生器卫生要求［S］.

［38］ GB 28234—2020　酸性电解水生成器卫生要求［S］.

［39］ GB 28235—2020　紫外线消毒器卫生要求［S］.

［40］ GB/T 33418—2016　环氧乙烷灭菌化学指示物检验方法［S］.

［41］ GB/T 38497—2020　内镜消毒效果评价方法［S］.

［42］ GB/T 38498—2020　消毒剂金属腐蚀性评价方法［S］.

［43］ GB/T 38499—2020　消毒剂稳定性评价方法［S］.

［44］ GB/T 38502—2020　消毒剂实验室杀菌效果检验方法［S］.

［45］ GB/T 38504—2020　喷雾消毒效果评价方法［S］.

［46］ GB 38850—2020　消毒剂原料清单及禁限用物质［S］.

［47］ GB/T 42061—2022　医疗器械　质量管理体系　用于法规的要求［S］.

［48］ GB/T 42062—2022　医疗器械　风险管理对医疗器械的应用［S］.

［49］ WS 310.1—2016　医院消毒供应中心　第1部分：管理规范［S］.

［50］ WS 310.2—2016　医院消毒供应中心　第2部分：清洗消毒及灭菌操技术操作规范 ［S］.

［51］ WS 310.3—2016　医院消毒供应中心　第3部分：清洗消毒及灭菌效果监测标准 ［S］.

［52］ WS/T 367—2012　医疗机构消毒技术规范 ［S］.

［53］ YY 0033—2000　无菌医疗器具生产管理规范 ［S］.

［54］ YY/T 0679—2016　医用低温蒸汽甲醛灭菌器 ［S］.

［55］ YY/T 0681.1—2018　无菌医疗器械包装试验方法　第1部分：加速老化试验指南 ［S］.

［56］ YY/T 0681.2—2010　无菌医疗器械包装试验方法　第2部分：软性屏障材料的密封 强度 ［S］.

［57］ YY/T 0681.4—2021　无菌医疗器械包装试验方法　第4部分：染色液穿透法测定透 气包装的密封泄漏 ［S］.

［58］ YY/T 0681.5—2010　无菌医疗器械包装试验方法　第5部分：内压法检测粗大泄漏 （气泡法） ［S］.

［59］ YY/T 0681.6—2011　无菌医疗器械包装试验方法　第6部分：软包装材料上印墨和 涂层抗化学性评价 ［S］.

［60］ YY/T 0681.7—2011　无菌医疗器械包装试验方法　第7部分：用胶带评价软包装材 料上印墨或涂层附着性 ［S］.

［61］ YY/T 0681.8—2011　无菌医疗器械包装试验方法　第8部分：涂胶层重量的测定 ［S］.

［62］ YY/T 0681.10—2011　无菌医疗器械包装试验方法　第10部分：透气包装材料微生 物屏障分等试验 ［S］.

［63］ YY/T 0681.11—2014　无菌医疗器械包装试验方法　第11部分：目力检测医用包装 密封完整性 ［S］.

［64］ YY/T 0681.12—2022　无菌医疗器械包装试验方法　第12部分：软性屏障材料抗揉 搓性 ［S］.

［65］ YY/T 0681.14—2018　无菌医疗器械包装试验方法　第14部分：透气包装材料湿性 和干性微生物屏障试验 ［S］.

［66］ YY/T 0681.15—2019　无菌医疗器械包装试验方法　第15部分：运输容器和系统的 性能试验 ［S］.

［67］ YY/T 0681.16—2019　无菌医疗器械包装试验方法　第16部分：包装系统气候应变

能力试验［S］.

［68］YY/T 0681.17—2019 无菌医疗器械包装试验方法 第17部分：透气包装材料气溶胶过滤法微生物屏障试验［S］.

［69］YY/T 0884—2013 适用于辐射灭菌的医疗保健产品的材料评价［S］.

［70］YY/T 1263—2015 适用于干热灭菌的医疗器械的材料评价［S］.

［71］YY/T 1264—2015 适用于臭氧灭菌的医疗器械的材料评价［S］.

［72］YY/T 1265—2015 适用于湿热灭菌的医疗器械的材料评价［S］.

［73］YY/T 1266—2015 适用于过氧化氢灭菌的医疗器械的材料评价［S］.

［74］YY/T 1267—2015 适用于环氧乙烷灭菌的医疗器械的材料评价［S］.

［75］YY/T 1302.1—2015 环氧乙烷灭菌的物理和微生物性能要求 第1部分：物理要求［S］.

［76］YY/T 1302.2—2015 环氧乙烷灭菌的物理和微生物性能要求 第2部分：微生物要求［S］.

［77］YY/T 1402—2016 医疗器械蒸汽灭菌过程挑战装置适用性的测试方法［S］.

［78］T/CAMDI 009.1—2020 无菌医疗器械初包装洁净度 第1部分：微粒污染试验方法 气体吹脱法［S］.

［79］T CAMDI 009.2—2020 无菌医疗器械初包装洁净度 第2部分：微粒污染试验方法 液体洗脱法［S］.

［80］T/CAMDI 058—2020 最终灭菌医疗器械包装—GB/T 19633.1 和 GB/T 19633.2 应用指南［S］.

［81］ISO 11135：2014 Sterilization of health-care products—Ethylene oxide—Requirements for the development, validation and routine control of a sterilization process for medical devices［S］.

［82］ISO 11607-1：2019 Packaging for terminally sterilized medical device – Part 1：Requirements for materials, sterile barrier systems and packaging systems［S］.